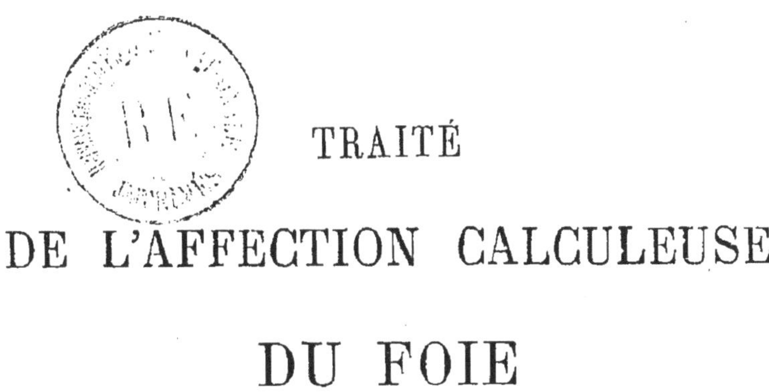

TRAITÉ

DE L'AFFECTION CALCULEUSE

DU FOIE

DU MÊME AUTEUR.

Anatomie pathologique des rétrécissements de la trachée, in-4° avec figures. Paris, 1866.

Traité de l'alimentation, in-8° de 576 pages, 1869 ; 2° édition, augmentée d'une introduction, 1881.

De la mort subite ou très rapide dans le diabète (*Archives de médecine*, décembre 1877 et janvier 1878 ; et tirage à part in-8° de 40 pages).

MURCHISON, *Leçons cliniques sur les maladies du foie*, suivies des *Leçons sur les troubles fonctionnels du foie*, traduites sur la deuxième édition et annotées. Grand in-8° de 660 pages avec figures. 1878.

Étiologie et pronostic de la glycosurie et du diabète, mémoire récompensé par l'Académie de médecine. In-8° de 172 pages. 1879.

Impressions et Aventures d'un diabétique à travers la médecine et les médecins, in-18 de 300 pages, 1879 ; 2° édit.. 1881.

Étude critique sur quelques travaux récents concernant l'anatomie pathologique du diabète (*Gazette hebdomadaire*, 1880, n°s 13 et 15).

Le Diabète expérimental et la clinique (*Archives de médecine*, avril 1880).

Contribution à l'étude de la cirrhose hépatique (*Gazette hebdomadaire*, 1881).

Note sur le diagnostic des coliques hépatiques (*Union médicale*, avril 1882).

Rapports des coliques hépatiques avec la grossesse et l'accouchement (*Annales de gynécologie*, avril 1883).

De la périodicité de certains symptômes hépatiques (*Archives de médecine*, mai 1883).

Paris. — Typographie A. HENNUYER, rue Darcet, 7.

TRAITÉ

DE

L'AFFECTION CALCULEUSE

DU FOIE

PAR

LE DOCTEUR JULES CYR

MÉDECIN INSPECTEUR ADJOINT A VICHY

PARIS

V. DELAHAYE ET LECROSNIER, ÉDITEURS

PLACE DE L'ÉCOLE-DE-MÉDECINE

1884

TRAITÉ

DE

L'AFFECTION CALCULEUSE

DU FOIE

PAR

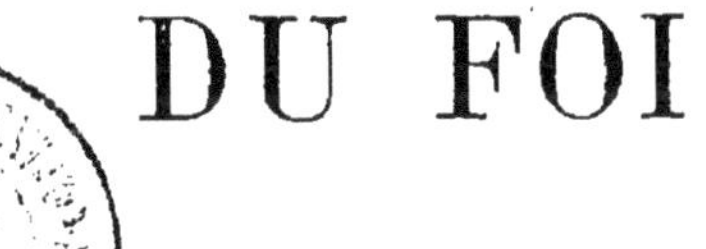

LE DOCTEUR JULES CYR

MÉDECIN INSPECTEUR ADJOINT A VICHY

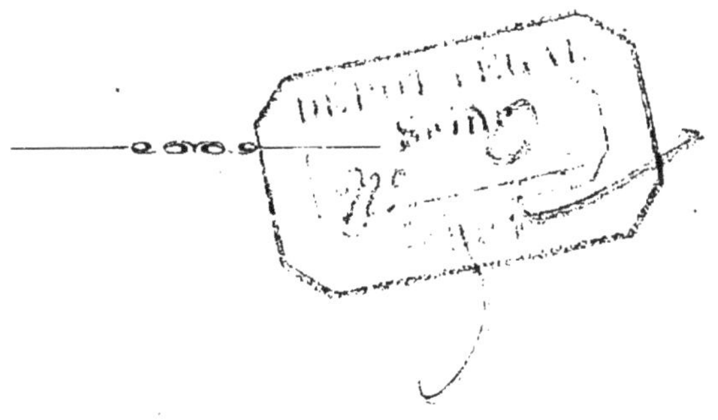

PARIS

V. DELAHAYE ET LECROSNIER, EDITEURS

PLACE DE L'ÉCOLE-DE-MÉDECINE

—

1884

PRÉFACE

Les conditions particulières de notre pratique nous ayant mis à même d'observer, soit dans notre clientèle, soit dans notre service de l'hôpital thermal de Vichy, un nombre assez considérable de cas d'affection calculeuse hépatique, nous avons essayé de condenser, dans une sorte de monographie, le résultat de notre expérience sur ce sujet.

Ce livre est donc plutôt une œuvre personnelle qu'un résumé de l'état actuel de la science sur ce point ; en d'autres termes, il est bien certain que nous n'avons pas dit là-dessus tout ce qu'il y avait à dire, mais nous pouvons du moins avancer que presque tout ce qui y a été dit a été vu.

Quelque expérience, cependant, que l'on ait d'une maladie, nul ne peut se flatter d'en avoir observé toutes les manifestations possibles, et on est bien forcé de puiser un peu à toutes les sources, pour tâcher de compléter ses connaissances sur la question même la plus limitée. Aussi, bien que nous n'ayons pas abusé de la bibliographie, on verra que nous avons eu fréquemment recours à la littérature médicale, pour que notre œuvre présentât moins de lacunes, mais sans nous croire obligé, à propos de chaque point traité, de donner l'opinion de tous les auteurs.

Nous aurions pu aisément grossir ce volume en y intercalant quantité d'observations ; nous avons pensé que ces documents ont de l'importance surtout quand il s'agit d'une maladie peu connue, ce qui n'est plus le cas de l'affection calculeuse du foie. Du reste, les observations abondent dans les ouvrages de Pujol, de Portal, de Fauconneau-Dufresne, de Frerichs, de Murchison, de Willemin, de Sénac, et nous ne voyons pas qu'il y ait utilité à les multiplier à l'infini.

Il se peut que, sur certaines questions, nous nous trouvions en désaccord avec d'autres confrères ; nous ne sommes nullement sûr d'avoir mieux vu qu'eux ; tout ce que nous pouvons dire, c'est que nous avons observé sans parti pris et écrit comme nous avons observé.

TRAITÉ

DE L'AFFECTION CALCULEUSE

DU FOIE

CHAPITRE I.

CARACTÈRES CHIMIQUES ET PHYSIQUES DES CALCULS.
MODE DE FORMATION.

Beaucoup plus répandue qu'on ne le croit généralement, souvent méconnue, surtout à ses débuts, presque toujours de très longue durée et parfois fort grave par les accidents auxquels elle peut donner lieu, l'affection calculeuse est la maladie de l'appareil biliaire qui offre le plus d'intérêt au praticien : aussi croyons-nous suffisamment justifiée l'importance que nous attribuons à ce sujet et les développements que nous lui avons donnés.

La lithiase biliaire n'est assez bien connue que depuis une cinquantaine d'années. Son existence a cependant été signalée dès la plus haute antiquité, mais plutôt peut-être par analogie avec ce qu'on a observé chez quelques animaux, chez le bœuf notamment, que par l'étude directe de l'homme. Il faut arriver jusqu'au dix-septième siècle pour trouver des connaissances assez précises, du moins quant aux caractères extérieurs des calculs. Il n'entre pas dans notre plan de nous occuper de cet historique qui a été très bien traité par Thudichum dans le premier chapitre de son ouvrage : *On Gall Stones* (London, Churchill, 1863). On peut cependant, à ce propos, regretter que l'auteur n'ait pas suffisamment fait ressortir l'importance de l'ouvrage de Portal, si riche en faits personnels, ainsi que le mérite du mémoire de Pujol où se révèle un rare talent d'observation. Du reste, le côté clinique du livre de Thudichum laisse beaucoup à désirer, ce qui n'a rien d'extraordinaire, l'auteur étant beaucoup plus chimiste que médecin : mais l'histoire naturelle et chimique des calculs y est présentée d'une façon assez complète ; aussi ferons-nous à cette partie de l'ouvrage de nombreux emprunts.

ARTICLE I.

Caractères physiques.

§ 1. CALCULS PROPREMENT DITS.

1º Aspect extérieur.

En général, les caractères physiques des calculs sont éminemment variables sous tous les rapports et prêtent peu à des considérations d'ensemble, ou à des déterminations précises, qu'il s'agisse de la couleur ou de la forme, du volume ou de la densité, de la consistance, etc.

Couleur. — Depuis le blanc perlé, à reflets brillants ou mat, jusqu'au noir de jais, en passant par toutes les nuances du jaune et du vert, les calculs biliaires peuvent offrir les colorations les plus variées : on en a même vu qui avaient des reflets rouge vif et même bleus ; parfois aussi ils sont tachetés. La couleur qui est la plus habituelle est le jaune roux, ou tirant sur le vert, un peu foncé : mais, encore une fois, cette coloration n'a rien de caractéristique ; elle n'est d'ailleurs pas la même à l'intérieur qu'à l'extérieur, car, d'une façon générale, les couches extérieures sont plus foncées, et cette différence de coloration tient à la différence de composition qu'offrent les diverses portions d'un calcul, ainsi que nous l'exposerons tout à l'heure à propos de la structure et de la composition chimique.

La *forme* présentée par les calculs, bien qu'assez variable et susceptible d'offrir des anomalies assez bizarres, peut néanmoins être ramenée à deux types principaux : le type ovalaire et le type cubique. Cette différence de forme s'explique d'ailleurs par les conditions dans lesquelles s'opère le développement des calculs. S'il est unique, le calcul prendra la forme de la cavité dans laquelle il siège et s'accroît, que cette cavité soit un conduit biliaire ou bien la vésicule ; plutôt cylindrique dans le premier cas, et plutôt ovalaire ou pyriforme dans le second. Si plusieurs calculs se développent simultanément côte à côte, ils s'aplatiront par pression réciproque, et présenteront des facettes qui correspondront les unes aux autres. Ces facettes peuvent être planes ou plus ou moins excavées, comme les surfaces articulaires : on a vu en effet des calculs qui s'articulaient littéralement entre eux, ce qui prouve bien que ces facettes se produisent bien plutôt par la pression que par le frottement.

La formation des facettes par l'effet de la pression qu'exercent les calculs les uns sur les autres sous l'influence des contractions de la poche musculeuse qui les renferme est bien, croyons-nous, l'explication la plus vraisemblable et qui s'applique au plus grand nombre des cas. Aubert (de Lyon), en présentant à la *Société médicale* de cette ville (*Lyon médical*, t. Iᵉʳ, 1869) 272 calculs trouvés à l'autopsie dans une vésicule biliaire, invoquait à l'appui de ce mode de formation des facettes l'uniformité de la couche périphérique déposée régulièrement et dans une égale épaisseur. Cette particularité de structure est suffisamment démonstrative pour nous dispenser de discuter ce mode de production des facettes ; mais elle n'est pas toujours présente. Nous avons observé un calcul rendu par une femme de notre service de l'hôpital thermal de Vichy, calcul qui avait 1ᶜ,3 dans toutes ses dimensions, à peu près cubique, et avec quatre facettes très nettes, offrant une coloration beaucoup plus claire (jaune sale) que le reste de la surface, c'est-à-dire sur les angles qui étaient couleur acajou. On aurait dit une bille dont l'intérieur aurait été jaunâtre, l'extérieur roux, et sur laquelle on eût scié plusieurs segments de sphère. On peut en conclure que la masse primitive était composée de cholestérine avec très peu de pigment, et que plus tard, le calcul se trouvant comprimé par les concrétions voisines juxtaposées, la matière colorante ne s'est alors déposée que sur les parties qui n'étaient pas en contact. Il est probable que c'est sur des calculs présentant cette particularité de coloration que s'est appuyé Cruveilhier pour admettre que les facettes se formaient par l'usure résultant du frottement continuel ou fréquent des calculs les uns contre les autres dans la vésicule. Sans nier la possibilité de ce mode de production des facettes, que rend cependant peu probable la friabilité, le peu de cohésion des calculs; nous venons de montrer qu'on peut s'expliquer autrement l'inégalité d'épaisseur de la couche périphérique.

En dehors des deux types principaux que nous avons signalés, le type ovalaire et le type cubique, les calculs peuvent présenter toutes les formes possibles : prismatiques, aplatis comme des feuilles, ou rubanés, ou conoïdes, ou présentant des excroissances plus ou moins régulières, ou autres formes encore.

Parmi les formes exceptionnelles, il faut signaler celle qui représente la disposition dichotomique des conduits biliaires et dont Thudichum a publié un exemple fort remarquable figuré dans son livre. Une autre forme assez exceptionnelle, et qui n'est qu'une variété de la précédente, c'est la disposition arborescente, ou mieux coralliforme, dont Laboulbène a observé deux cas assez curieux, présentés à la Société médicale des hôpitaux en 1875. Ces concrétions canaliculées, ou rameuses, ou coralloïdes, se distinguent des vrais calculs, ou plutôt des cholélithes les plus ordinaires, par plusieurs caractères : elles sont généralement un peu plus denses, plus foncées intérieurement, souvent pourvues d'une cavité ; de plus, leur composition montre que les pigments biliaires en constituent la majeure partie, ce qui fait qu'elles n'ont pas l'aspect cristallin des concrétions où la cholestérine prédomine.

Dans ces cas, la matière biliaire paraît s'être déposée le long des canaux, comme pour en prendre le moule, et reproduit, ainsi concrétée, la disposition de ces conduits avec leur lumière centrale, ainsi que Glisson l'avait déjà observé sur un bœuf. Ce sont de vrais moules des conduits biliaires.

Enfin L. Brocq a publié (*Journal de médecine de Paris*, 5 mai 1883) un cas qui offre beaucoup d'analogie avec celui de Laboulbène, en ce sens que les calculs avaient bien l'apparence rameuse ou coralloïde, mais ils en différaient par leur aspect brillant et leur texture cristalline et aussi par l'absence de cavité centrale. Leur mode de formation avait donc probablement été tout différent.

Nous n'insistons pas ici sur la nature des curieuses concrétions rencontrées dans ce cas, d'autant plus que bien qu'elles aient été trouvées dans un abcès du foie en rapport de continuité avec la vésicule par perforation de cette dernière, il ressort de l'examen et de l'analyse chimique de ces calculs que leur origine biliaire n'est rien moins que démontrée.

S'il est assez rare de rencontrer des calculs paraissant s'être moulés sur les conduits biliaires, il ne l'est nullement d'en voir qui ont pris exactement la forme de la vésicule, dont ils remplissent la cavité.

La composition des calculs a une certaine influence sur leur forme, en ce sens que ceux où la cholestérine domine ont presque toujours une surface lisse, tandis que s'il y a une forte proportion de sels terreux, sels de chaux par exemple, il n'est pas rare qu'ils offrent un aspect rugueux, inégal, mamelonné, presque de végétation, ce qui leur a fait donner par Bouisson le nom de *calcul mûriforme*.

Le *nombre* de calculs qu'on peut trouver dans les voies biliaires est tout ce qu'il y a de plus variable : depuis un jusqu'à plusieurs centaines et même plus de mille. Naturellement, plus ils sont nombreux, plus ils sont petits, et plus l'élimination est aisée. Souvent, peut-être dans la majorité des cas, on rencontre un calcul relativement d'un certain volume, une petite noisette par exemple, ou un gros pois, et puis un certain nombre de concrétions plus petites. D'autres fois c'est un calcul paraissant unique au premier abord et qui, examiné de plus près, se trouve constitué par une grande quantité de petits calculs agglomérés par une sorte de gangue qui n'est que du mucus épaissi.

Cette particularité s'observe surtout dans la vésicule ; cependant on a rapporté des cas où des calculs ainsi agglutinés ont été rencontrés dans les canaux biliaires ; James Martin rapporte un cas où l'on trouva à l'autopsie de sa malade, morte de péritonite, le canal cholédoque rempli par une masse cylindrique et dentelée, formée par la réunion de quantité de calculs pisiformes agglutinés (*Dublin Journ. of med. sc.*, juillet 1876) ; la vésicule, le canal cystique et l'hépatique en renfermaient du reste aussi des centaines de même forme. D'ailleurs, pour le nombre comme aussi pour le volume, il faut s'attendre à toute espèce de surprise : il est rare cependant de voir coexister en grand nombre des calculs d'un volume assez notable, comme en a rencontré un cas H. Henrot (*Société médicale de Reims*, juin 1879), cas dans lequel, à la suite d'une violente crise qui avait duré trente-six heures, la malade rendit en deux selles 40 à 45 calculs biliaires de la grosseur d'une petite noisette.

Volume et *poids*. — On trouve à ce sujet dans les auteurs des évaluations très exagérées qu'on ne saurait accepter qu'avec la plus grande réserve : ainsi, on a parlé de calculs ayant plusieurs pouces et pesant plusieurs onces. Il est certain que la vésicule peut se distendre considérablement de façon à acquérir la dimension du poing et au-delà, et par suite être à même de contenir un calcul approximativement de même volume ; mais ce sont là des cas tout à fait exceptionnels. Il a dû arriver aussi qu'on a considéré comme volume et poids réel d'un calcul qui avait traversé les voies biliaires le volume et le poids trouvés à ce calcul après son expulsion de l'intestin dans lequel un séjour plus ou moins prolongé avait pu contribuer à l'accroître très notablement. Nous ferons cependant remarquer que le cholédoque est susceptible de se distendre dans des proportions assez considérables de manière à livrer passage à des cholélithes d'un volume déjà assez surprenant : ainsi, dans un cas, on a trouvé dans ce canal un calcul gros comme une olive qu'on pouvait y faire circuler sans l'oblitérer complètement.

Ce volume et par suite le poids sont d'ailleurs encore plus variables que la forme : depuis le volume du pouce et même au-delà jusqu'à celui d'un grain de chènevis ou d'une tête d'épingle, depuis 25 à 30 grammes jusqu'à quelques milligrammes, on rencontre toutes les diversités de volume et de poids : c'est là ce qui a fait distinguer les concrétions biliaires en calculs proprement dits, en gravelle et en sable, de même que pour celles qu'on observe dans les voies urinaires. Pour notre part, le plus gros que nous ayons encore vu, et qui avait été rendu le surlendemain d'une violente crise hépatique, avait 3 centimètres et demi de long sur environ 2 centimètres de diamètre ; il avait tout à fait la forme d'un bouchon, mais arrondi à ses extrémités. Nous en avons observé un autre de 58 millimètres de long sur 25 de large ; mais comme il avait séjourné dans l'intestin pendant un délai difficile à déterminer, assez long toutefois, on peut contester qu'il ait eu ce volume au moment où il a franchi les voies biliaires.

Un fait assez remarquable, au point de vue du volume des calculs, c'est la régularité de dimension qu'affectent assez souvent les cholélithes chez le même sujet. Ainsi, tel malade rendra en une ou plusieurs fois une quinzaine de calculs, tous pareils comme s'ils avaient été fabriqués dans le même moule. Sur dix vésicules qu'on ouvrira, si elles contiennent un certain nombre de calculs, on en trouvera cinq ou six qui offriront cette particularité dont nous parlons. Dans un cas dont le professeur Brouardel a eu à faire l'autopsie et sur lequel nous reviendrons au chapitre des *complications,* la vésicule contenait 71 calculs ayant tous environ le volume d'un pois, avec les facettes très nettes. Nous citons ce cas au hasard entre une foule d'autres de même genre. Nous essayerons plus loin d'interpréter la cause de cette régularité de volume que nous ne faisons ici que signaler, parce qu'elle est réellement curieuse.

Pour en finir avec cette question du volume, nous dirons que les calculs d'un volume moyen, c'est-à-dire de la grosseur d'un pois, sont ceux qu'on rencontre le plus fréquemment.

La *densité* est en rapport inverse avec la proportion de cholestérine que renferme un calcul : elle varie entre 0,8 et 1,5 et même plus; par conséquent, s'il y en a qui peuvent surnager, le plus grand nombre tombe au fond, surtout s'ils ont un certain volume, parce que plus ils sont volumineux, plus ils sont susceptibles de contenir de l'humidité. Toutefois, en les conservant, ils perdent de leur humidité et leur densité diminue, si bien qu'on en a vu, qui tombaient au fond de l'eau au moment de leur expulsion, surnager plus tard au bout d'un certain temps de conservation. D'une manière générale, les calculs biliaires sont plus légers que leur volume ne le ferait croire; ils sont bien moins denses que les calculs urinaires, ce qui s'explique par la différence complète de composition.

La *consistance* des cholélithes est très variable; d'ordinaire ils sont assez friables, surtout quand ils renferment une forte proportion de matière colorante. Leur friabilité augmente quand ils sont hors du corps par suite de l'évaporation de l'eau qu'ils renferment, ce qui contribue à les désagréger. C'est en vertu de cette consistance, qui n'est que relative, qu'ils s'aplatissent par contact réciproque.

1.

La friabilité des calculs explique qu'ils puissent se fragmenter spontanément, c'est-à-dire sous la seule influence des pressions qu'ils subissent les uns par les autres, soit sous l'influence de la pression exercée par les parois de la vésicule ou des conduits biliaires. Le fait de la fragmentation, dont quelques auteurs ont douté, est indiscutable. Barth en a publié un cas remarquable ; d'autres auteurs en ont pareillement observé ; nous en avons aussi vu deux cas qui ne pouvaient laisser place à une méprise, car dans un de ces cas les fragments, bien que légèrement érodés, se juxtaposaient parfaitement, et dans l'autre les surfaces de cassure étaient des plus nettes. On comprend l'importance de ce fait qui permet d'expliquer comment l'organisme peut se débarrasser par les voies normales de concrétions très volumineuses dont l'issue en bloc souvent ne se ferait pas sans de graves dangers.

Bien que la fragmentation des calculs s'explique le mieux par l'effet de la pression qu'ils subissent, l'influence mécanique n'est pas la seule qui soit capable de la produire ; les calculs peuvent en outre se fragmenter, s'émietter, simplement par suite de l'instabilité chimique des matériaux qui les constituent et peut-être aussi par suite des changements survenus dans leur état hygrométrique, ou enfin par l'effet d'une action réciproque des éléments de la bile sur ceux du calcul.

Nous aurons à revenir plus tard sur cette question de la fragmentation ou de l'émiettement des calculs et nous examinerons, au chapitre du *traitement*, quels sont les moyens qui favorisent cet effet et facilitent aussi leur élimination.

Pour en finir avec ces caractères extérieurs, ajoutons que les calculs biliaires donnent au toucher la sensation d'un corps comme onctueux ou savonneux, qu'ils se laissent facilement rayer avec l'ongle, qu'ils sont parfois presque translucides quand ils sont très minces, mais que le plus ordinairement ils sont opaques et que souvent ils sont susceptibles de brûler avec flamme. Ce dernier caractère est un de ceux qu'on recherche le plus fréquemment pour vérifier l'origine biliaire d'un calcul.

2° Aspect intérieur.

A l'intérieur, les cholélithes présentent à peu près autant de variations d'aspect qu'à l'extérieur, ce qui tient surtout aux différences de composition. A ce point de vue, on pourrait, d'après Hein (*Henle und Pfeufer Zeitschr.*, IV, 352, cité d'après Thudichum), diviser les calculs en deux grandes classes :

1° Ceux qui sont simples ou homogènes ;

2° Ceux qui sont composés.

Les premiers peuvent être formés soit de cholestérine, soit de matières colorantes ou bien calcaires. Les seconds sont composés de plusieurs matériaux qui peuvent s'y trouver mélangés uniformément, ou bien être disposés par couches stratifiées. En réalité, il est rare qu'un calcul soit constitué par une seule matière, quelle qu'elle soit : par conséquent, la division qui précède n'a qu'un intérêt purement théorique.

Si on examine une coupe de calcul, qu'on a du reste souvent de la peine à obtenir très régulière, on y distingue au centre un *noyau*, puis une *portion intermédiaire*, et enfin la couche superficielle ou *écorce*.

Le noyau est parfois constitué par du mucus concrété (plus rarement par de la bile épaissie), généralement mélangé d'un peu de matière colorante ; mais, le plus souvent, c'est cette dernière seule qui forme la matière du noyau, autour duquel est ensuite venu se déposer la cholestérine et les autres substances biliaires qui l'accompagnent.

La cholestérine se dépose d'abord sous forme sphérique, ou finement divisée ; ce n'est que peu à peu qu'elle prend la forme radiée ou en aiguilles, entre lesquelles se répand la matière colorante. Au début de la formation du calcul, le pigment et la cholestérine sont intimement mêlés, et ce n'est que graduellement et à la longue que ces deux substances se séparent, tout en restant juxtaposées. La séparation se fait d'autant plus lentement qu'il y a prédominance du pigment ; aussi voit-on dans les calculs les plus colorés la prédominance des lamelles concentriques de couleur foncée, tandis que les moins colorés sont presque uniquement composés de cristaux radiés.

Nous pourrions insister plus longuement sur le mécanisme intime de la formation du calcul et sur le rôle qu'y joue la cholestérine avec les modifications successives qu'elle présente dans ce processus de cristallisation : mais nous craindrions de nous laisser entraîner dans des détails trop abstraits et trop du domaine de la minéralogie. Nous ne saurions cependant trop engager ceux que ce sujet intéresserait plus particulièrement à lire la note communiquée par Ord en 1880 à la Société pathologique de Londres (*Pathological Society Transact.*, t. XXXI), note à laquelle nous avons emprunté maints détails, et surtout l'important ouvrage du même auteur : *On the influence of colloids upon crystalline form and cohesion*, London, 1879.

Rappelons enfin que le noyau peut être constitué par de la chaux, ou plutôt le carbonate de chaux, qui, pour Frerichs, proviendrait surtout des glandes de la vésicule biliaire et en quantité d'autant plus grande que la vésicule serait plus ou moins atteinte de catarrhe ; d'où le rôle important qu'il attribue à cette substance dans la pathogénie ou le mode de formation des calculs.

Le noyau est ordinairement unique, et si l'on a rencontré parfois deux, trois et jusqu'à quatre noyaux dans le même calcul, c'est qu'on avait affaire à autant de concrétions, isolées au début de leur formation, et ultérieurement réunies en une seule. Exceptionnellement, on a trouvé le noyau constitué par les corps les plus hétérogènes, tels que des moules de canalicules biliaires ou des débris d'épithélium de ces conduits, un petit caillot sanguin, une aiguille, un lombric desséché, des globules de mercure, etc., etc.

La portion intermédiaire ou corps du calcul offre généralement dans sa cassure un aspect cristalloïde assez remarquable, où l'on peut aussi constater une disposition stratifiée de la substance du calcul, qui en démontre le mode d'accroissement, ainsi que des stries radiées qui partent du noyau et vont en ondulant aboutir à l'écorce. D'autres fois cette disposition intérieure du cholélithe est moins régulière et n'affecte aucune forme normale, tout en montrant l'apparence radiée due aux cristaux de cholestérine.

L'*écorce* ou croûte du calcul a une épaisseur variable suivant que le calcul a plus ou moins séjourné dans la cavité où il s'est formé et parfois aussi suivant le point de sa circonférence qu'on examine. Dans les calculs oblongs, l'écorce est habituellement plus épaisse aux extrémités qu'aux parties moyennes. Quant aux autres caractères que peut présenter l'écorce, nous les avons suffisamment signalés précédemment en examinant les caractères extérieurs des concrétions biliaires.

§ 2. SABLE BILIAIRE.

Nous ne parlerons pas spécialement de la *gravelle biliaire,* parce qu'au-delà d'un certain volume on peut l'assimiler aux vrais calculs, et en deçà ce n'est autre chose que du sable plus ou moins grenu. Nous ne consacrerons donc un paragraphe séparé qu'au sable biliaire, dont l'histoire clinique offre en effet quelques particularités intéressantes.

Le sable biliaire est aux cholélithes ce que le sable urique est aux graviers et aux calculs urinaires. Il se présente sous la forme de poussière grenue, un peu analogue à de la graine de fraise, de couleur assez foncée, peu dense, surtout quand elle est bien desséchée. Examinée au microscope, on y constate de légères facettes et un aspect cristalloïde, plus apparent surtout quand on l'écrase. C'est qu'en effet cette poussière constitue en réalité une quantité de petits calculs. Il est rare que cette poussière n'accompagne pas les vrais calculs ; du moins, dans les autopsies, n'est-il pas rare de la constater conjointement avec les calculs. D'ailleurs, nous l'avons rencontrée maintes fois chez des sujets affectés de coliques hépatiques à qui nous avions recommandé de faire des recherches dans leurs garde-robes et qui y trouvaient tantôt du sable biliaire, tantôt de vrais calculs, et tantôt les deux réunis.

Le sable biliaire siège un peu partout, mais surtout dans la vésicule et dans les canalicules biliaires. Son abondance, dans certains cas, a été telle qu'on aurait pu croire que la glande avait été injectée avec cette poussière. Pour notre part, nous avons vu rendre, à la suite de crises hépatiques, de la gravelle biliaire de quoi remplir presque un verre. Deux confrères nous ont également signalé des cas analogues.

Quelque fin que soit le sable biliaire, il est susceptible de provoquer, par son accumulation et son passage à travers les canaux excréteurs, des coliques hépatiques et de l'ictère. On trouve dans Fr. Hoffmann une observation de ce genre, avec ce titre : *Sævissimæ dolores in hypochondrio dextro ab amurca biliosa.* (*Med. rat. syst.*, t. VI, p. 279, obs. 4). On a vu en effet des cas où des sujets affectés de coliques hépatiques ou d'ictère, et même des deux, n'ont rendu de leur vivant ou n'ont présenté à l'autopsie que du sable en plus ou moins grande abondance. Handfield Jones notamment en rapporte un cas. Nous ne dissimulerons pas cependant que ces faits sont passibles d'une grave objection, savoir qu'un calcul, cause plus indiscutable de ces symptômes, peut très bien avoir été éliminé sans qu'on ait eu la possibilité de le constater ; ceux qui se sont occupés de ce genre de recherches savent en effet combien il faut parfois de persévérance et de patience pour découvrir ce corps du délit. Néanmoins, il ne nous paraît nullement impossible que chez des sujets très impressionnables, très nerveux, il suffise du passage d'un amas de sable à travers les voies biliaires pour déterminer des coliques hépatiques, d'autant mieux que ce sable se trouve en suspension dans une bile épaissie et susceptible ainsi de former un bouchon obturateur, simplement moins résistant qu'une concrétion ordinaire.

Le sable biliaire en effet se présente parfois amalgamé avec du mucus ou de la bile épaissie, et forme ce qu'on appelle de la boue biliaire, qui a généralement une teinte plus ou moins foncée. Barth et Besnier ont vu un cas où cette espèce de boue était blanchâtre, assez semblable à du mastic de vitrier, et remplissait la vésicule ; c'était de la cholestérine presque pure.

On connaît mal les conditions qui président à la formation de cette boue : mais il est probable que les déperditions d'eau brusques et considérables, comme par exemple dans le choléra, doivent y disposer singulièrement.

Quant à la production du sable lui-même, elle est naturellement liée aux mêmes causes qui amènent la formation des calculs : sous ce rapport, on pourrait distinguer le sable biliaire primitif, c'est-à-dire celui qui se forme sous l'influence de conditions générales, les mêmes que pour les calculs, et le sable biliaire secondaire, c'est-à-dire qui s'est produit par suite du ralentissement du cours de la bile dû à la présence de calculs. Nous ne voyons pas qu'au point de vue clinique cette distinction ait une importance considérable, mais, puisqu'elle a été faite, nous croyons utile de la signaler.

ARTICLE II.

Composition chimique.

Voici quelles sont, et par ordre d'importance, les principales substances qui entrent dans la composition des calculs :

La cholestérine, la cholochrome (ensemble des matières colorantes de la bile), des sels de chaux et de magnésie, des acides biliaires, du mucus, etc., etc. Nous allons indiquer tout à l'heure dans quelles proportions ces diverses substances s'y trouvent contenues.

Au point de vue de leur composition chimique, Thudichum a classé les calculs en sept catégories :

1° Calculs de cholestérine pure ;

2° Avec prédominance de cholestérine ;

3° Avec prédominance de matière colorante ;

4° Avec prédominance de matière colorante modifiée ;

5° Avec prédominance d'acides biliaires ;

6° Avec prédominance d'acides gras ;

7° Enfin avec prédominance de carbonate de chaux.

Les calculs appartenant à la première catégorie sont blanchâtres ou très peu colorés, et plus ou moins translucides, du moins s'ils sont minces. Tous les autres sont plus ou moins colorés, ceux de la quatrième catégorie très foncés même. Cette classification n'a d'ailleurs qu'un intérêt purement descriptif, attendu que les neuf dixièmes des calculs appartiennent à la deuxième catégorie, c'est-à-dire celle où prédomine la cholestérine. L'analyse chimique y constate, quand ils sont desséchés, en moyenne 85 pour 100 de cholestérine, 7 pour 100 de matière colorante, 2,50 de sels de chaux et de magnésie ; les autres éléments (mucus, chlorure de sodium, fer, eau qu'on ne peut enlever, etc.), assez variables et en moindre quantité, n'ont qu'une très médiocre importance, du moins au point de vue chimique.

Le sable biliaire présente une composition analogue à celle des calculs, avec cette différence que la matière colorante y est d'ordinaire prédominante, ce qui se conçoit très bien, puisque c'est de cette matière qu'est constitué le noyau de bon nombre des calculs.

ARTICLE III.

Mode de formation des calculs.

C'est à Thénard qu'on doit la première théorie rationnelle de la formation des calculs. Ce chimiste a, en effet, remarqué que c'est grâce à la soude contenue dans la bile que la cholestérine se maintient en dissolution dans ce liquide. Il en conclut que si la proportion normale de soude renfermée dans la bile vient à diminuer, par le fait de diverses circonstances qui restent à déterminer, la cholestérine doit tendre à se précipiter de sa solution biliaire et par suite former des calculs. On comprend que le même effet se produire si la proportion de cholestérine augmente trop, celle de soude restant la même. D'autre part, la cholépyrrhine, ou matière colorante fondamentale de la bile, très instable, n'est également maintenue en dissolution qu'à la faveur de la soude des sels biliaires, et dès que la bile, de neutre ou légèrement alcaline qu'elle est, tend à devenir acide, ce pigment se précipite généralement à l'état de combinaison avec la chaux. Il est probable cependant que la précipitation de la cholépyrrhine précède et entraîne celle de la cholestérine, par cette bonne raison que le pigment forme souvent le noyau des calculs. Telle est, on peut dire dans la majorité des cas, l'origine, le point de départ des calculs ; mais ce n'est pas le seul, et, en dehors des corps étrangers accidentels dont la présence dans la bile peut favoriser la précipitation du pigment et de la cholestérine, il y a encore d'autres causes, probablement plus fréquentes qu'on ne le suppose, qui président à la formation des calculs.

Au nombre de ces causes doit figurer la présence d'un

excès de chaux dans la bile, circonstance sur laquelle nous aurons à revenir dans le chapitre de la pathogénie. Frerichs attache une certaine importance à cette condition, et le professeur Bouchard qui la signale s'exprime ainsi à ce sujet : pour que la cholestérine soit maintenue en dissolution, « il faut que le milieu soit alcalin ; il faut de plus que ce milieu ne renferme que de faibles proportions de chaux ; sans quoi, par le fait d'une double décomposition, la chaux, s'emparant des acides gras, formerait des savons insolubles ; de même, en se fixant sur les acides biliaires, elle formerait encore des cholates insolubles ». (*Maladies par ralentissement de la nutrition*, p. 79.)

Ajoutons aux causes précédentes susceptibles de favoriser la formation des calculs le degré de concentration de la bile duquel dépendent la solubilité ou l'insolubilité de ses principes constituants les plus importants et ensuite sa fluidité, c'est-à-dire sa facilité à circuler ou sa disposition à être stagnante. Il y a, d'ailleurs, relation réciproque entre le degré de concentration et la rapidité de la circulation. Ainsi, Bidder et Schmidt ont constaté que la bile fraîchement excrétée, sans avoir séjourné dans la vésicule, ne renferme que 5 pour 100 de résidu solide, tandis que celle qui y est restée plus ou moins longtemps en contient deux et même quatre fois plus. Les expériences de Ranke, ainsi que celles de Nasse et Jacobsen, confirment cette assertion. On voit donc le rôle que pourra jouer dans la pathogénie de la lithiase toute entrave apportée à la circulation de la bile.

Une fois formé, le calcul tend à s'accroître par l'effet de deux causes : 1° par sa présence même ; 2° en vertu de la persistance des conditions qui ont déterminé sa production ; mais il peut s'accroître soit aux dépens des éléments de la bile, soit aux dépens des éléments du mucus (principalement les sels), ou encore aux dépens de la bile et du mucus en même temps, suivant les circonstances pathologiques du moment. Du reste, en examinant une coupe d'un calcul, on voit très bien, du moins dans nombre de cas, le mode d'accroissement et l'ordre de succession des principaux éléments constituants. On peut aussi constater que parfois l'épaisseur d'une couche, quand on a affaire à un calcul stratifié, n'est pas la même sur toute sa circonférence.

On peut dire que l'augmentation de volume d'un calcul n'a en quelque sorte d'autres limites que le volume de la cavité qui le contient, volume assez variable d'ailleurs, puisque cette cavité est susceptible de se laisser distendre très notablement. Il ne faudrait pas croire cependant que, du moment qu'il existe, il n'y a pas d'autre alternative pour le calcul que de s'accroître. Il est probable — il est rationnel d'admettre, bien qu'on n'en ait pas une preuve matérielle indiscutable — qu'un calcul peut ne plus grossir à un moment donné, bien que la cavité qui le contient le lui permette, si les conditions qui ont favorisé sa formation sont complètement changées, résultat dont il n'est pas *à priori* impossible d'obtenir la réalisation. Bien mieux, et ici on s'appuie sur des faits plus positifs, un calcul peut spontanément sinon se dissoudre, du moins se fragmenter, s'émietter, comme nous l'avons montré plus haut. Nous n'entrons pas ici dans de nouveaux détails sur ce point intéressant, qui se représentera, du reste, en même temps que la question de la dissolution des calculs, à l'occasion du traitement.

CHAPITRE II.

ÉTIOLOGIE ET PATHOGÉNIE.

Considérations préliminaires.

Avant d'exposer l'état de la science sur l'étiologie et la pathogénie de la lithiase, il nous paraît utile de dire un mot de son *degré de fréquence*.

Cette question est des plus difficiles à résoudre: sur quoi, en effet, se baser? Sur la statistique des causes de décès, comme on fait habituellement pour rechercher le degré de fréquence de bien des maladies? Il est à peine besoin de faire remarquer que le plus grand nombre des sujets atteints de lithiase biliaire meurent de toute autre chose que de cette affection, et que, par conséquent, les renseignements fournis par la statistique des causes de décès seraient complètement défectueux à ce point de vue. On ne serait pas mieux édifié sur cette fréquence en compulsant les documents émanés de l'Assistance publique sur la statistique des maladies constatées dans les divers hôpitaux et hospices de Paris; en effet, bien des cas de lithiase n'arrivent pas jusqu'à l'hôpital, parce que cette maladie reste souvent assez légère pour ne pas forcer le patient à interrompre tout travail. D'autre part, que de cas de lithiase rencontrés dans les hospices sur des sujets entrés pour cause d'affections dites *incurables*, et qui échappent ainsi à la statistique!

En définitive, l'affection calculeuse du foie est assez répandue, probablement même beaucoup plus qu'on ne le croit ; mais il serait impossible de traduire par des chiffres tant soit peu exacts son degré de fréquence.

On trouve, il est vrai, cité partout ce fait, que sur 230 cadavres pris au hasard soit dans les hôpitaux, soit parmi les criminels suppliciés, et autopsiés à l'amphithéâtre de Gœttingue, Haller avait trouvé dix fois des cholélithes dans la vésicule biliaire, ce qui ferait un peu plus de 4 pour 100. Mais serait-on bien en droit de tirer une conclusion rigoureuse d'un nombre de cas relativement aussi restreint? Nous ne le croyons pas ; cependant, sans attacher aux chiffres de Haller une trop grande importance, on peut les invoquer à l'appui de l'opinion que nous émettions tout à l'heure sur la fréquence de la lithiase biliaire.

D'après ce que nous avons exposé dans le chapitre précédent sur le mécanisme de la formation des calculs, il paraît établi que si la bile a une réaction plus ou moins alcaline ou tout au moins neutre, si la proportion d'eau y est assez élevée et la proportion de cholestérine assez faible, s'il n'y a pas un excès de chaux, si aucun obstacle n'en entrave le cours dans les canalicules, de même que dans les gros conduits et dans la vésicule, il y a de grandes chances pour qu'il n'y ait précipitation d'aucun de ses éléments, par suite, pas de production de calculs. Si, au contraire, la bile a une réaction manifestement acide, si elle n'est pas suffisamment aqueuse, si la proportion de cholestérine ou de chaux est trop forte, si sa circulation est ralentie ou entravée, les circonstances sont éminemment favorables à la formation des cholélithes. Il y a probablement d'autres conditions pathogéniques — peut-être aussi importantes que les précédentes — qui nous échappent : nous ne signalons que celles qui semblent les plus efficaces et sont généralement admises.

Parmi les conditions que nous venons d'énumérer, les unes concernent la composition chimique de la bile, les autres se rapportent à sa circulation : il s'agit donc de rechercher, d'abord, les circonstances physiologiques ou pathologiques qui sont susceptibles de modifier la composition de la bile ; puis celles qui peuvent en ralentir ou entraver le cours ; enfin, nous signalerons les conditions générales qu'on ne peut aisément faire rentrer dans ces deux catégories, telles que l'âge, le sexe, le climat, les causes morales, etc. Cette classification n'a évidemment rien d'absolu, en ce sens que telle condition pathogénique rangée dans une catégorie pourra avoir également quelques droits à être placée dans une autre ; quelque critiquable qu'elle soit, elle a cependant l'avantage de rapprocher des conditions ayant un mode d'action analogue, ce qui satisfait mieux l'esprit qu'un groupement de hasard.

ARTICLE I.

Conditions susceptibles de modifier la composition de la bile.

§ 1. CONDITIONS PHYSIOLOGIQUES.

1° Alimentation.

On a pensé, pour ainsi dire de tout temps, que le genre de nourriture n'était pas sans influence sur la composition de la bile. Cette opinion a-t-elle pris naissance dans ce fait, constaté par les bouchers, qu'on trouve des calculs biliaires chez les bœufs surtout pendant l'hiver, c'est-à-dire une saison où ils n'ont pas ou n'ont guère de pâturage et où ils sont nourris de paille, de foin, de tourteaux, de betterave, et qu'on n'en trouve pas l'été, époque à laquelle les pâturages fournissant une nourriture plus aqueuse et moins forte doivent diminuer la plasticité de la bile? C'est ce que nous ne saurions préciser. A ce propos, on est allé jusqu'à dire que la bile fabriquée sous l'influence des pâturages avait la propriété de dissoudre les calculs formés pendant l'hiver, ce qui ne nous paraît nullement prouvé, bien que la chose ne soit peut-être pas impossible. Thudichum ne l'admet pas, parce qu'il a lui-même deux fois rencontré des calculs chez des bœufs pendant l'été, et parce que, d'après lui, les bouchers n'examineraient généralement pas la vésicule biliaire pendant cette saison.

Quoi qu'il en soit, dans cette action de la nourriture sur la bile, il faut distinguer : ainsi on admet généralement qu'une alimentation fortement animalisée rend la bile plus abondante, plus dense, plus riche en sels biliaires, et qu'une nourriture végétale la rend plus aqueuse, mais plus riche en sels minéraux, de même que l'abus des sucreries et des corps gras passe pour y faire augmenter la proportion de cholestérine et de pigment, probablement à cause de leur richesse en carbone. Ces relations entre les aliments et les qualités de la bile sont peut-être un peu empiriques ; aussi ne les signalons-nous qu'avec des réserves. Ce qu'il y a de plus positif, c'est que nous avons plus d'une fois constaté chez des sujets affectés de lithiase biliaire un goût exagéré et invétéré pour les corps gras ou pour les sucreries. G. Harley raconte dans son livre (*Diseases of the liver*, etc., p. 578) qu'ayant constaté le même jour, par une bizarre coïncidence, l'abus du lard salé pratiqué de longue date par deux malades affectés de lithiase biliaire, il n'a pas manqué depuis lors de s'enquérir des préférences alimentaires des sujets atteints de cette maladie, et a été étonné du nombre de

malades qui avaient fait un véritable abus non seulement
de lard, mais de toutes sortes d'aliments gras, ou huileux,
ou sucrés, ou farineux. Or, comme la cholestérine présente l'aspect et plusieurs des propriétés des corps gras
(bien qu'elle n'en ait pas la constitution chimique), on a
pensé que l'ingestion de corps gras en excès ne pouvait
que faire augmenter la proportion de cholestérine dans la
bile et par suite favoriser sa précipitation, d'où formation
de calculs. Nous reviendrons encore sur ce point en traitant de l'influence des climats. L'exemple des oies que la
suralimentation graisseuse, aidée de l'inactivité la plus
complète, amène à la dégénérescence graisseuse du foie
plutôt qu'à l'affection calculeuse, montre au moins que
cette conception pathogénique n'est pas à l'abri de toute
critique.

Tout cela est donc un peu hypothétique, et, si l'on conseille aux personnes atteintes de lithiase biliaire, ou pré-
disposées à cette maladie, d'éviter autant que possible les
corps gras et les sucreries, c'est surtout par empirisme,
ou, si l'on aime mieux, parce qu'on a cru remarquer,
comme nous le disions tout à l'heure, chez nombre de
personnes atteintes de lithiase biliaire, un goût très prononcé pour ces aliments dont elles avaient fait un abus
prolongé. *Ce n'est pas que nous voulions — tant s'en faut
— protester contre cette pratique qui, à d'autres points
de vue, nous paraît très sage;* nous croyons seulement
devoir faire remarquer qu'elle manque encore de consé-
cration expérimentale. Nous reviendrons du reste sur ce
sujet à l'occasion du régime.

A propos de l'alimentation, il nous paraît utile de signaler l'*abus des acides* comme une des causes possibles
de lithiase. On ne saisit pas très bien le mécanisme intime
de l'influence exercée sur le foie par des acides introduits

en excès dans l'alimentation ; mais puisque la réaction de la bile est susceptible de varier, il n'est pas irrationnel d'admettre que les substances ingérées par la voie gastrique puissent modifier cette réaction dans le sens acide. On sait que c'est là une des causes de la précipitation de la cholestérine et des matières colorantes biliaires ; pour Frerichs même, l'acidité de la bile serait la cause de beaucoup la plus importante de la lithiase biliaire.

La question de l'alimentation nous amène à dire un mot de LA BOISSON en général, dont l'influence sur la bile peut être admise *à priori* sans qu'une expérimentation rigoureuse l'ait établie. On comprend en effet que les humeurs de l'économie soient plus ou moins aqueuses suivant la quantité d'eau journellement introduite dans l'organisme, toutes les autres conditions physiologiques restant normales. Il est bien entendu que nous n'appliquerons ici ce terme de *boisson* qu'à l'eau, ou au vin très étendu, ou encore au lait, qui n'est que la plus nourrissante des boissons.

Dans un fort intéressant article sur les *coliques hépatiques* (*Union médicale et scientifique du Nord-Est*, 1879, p. 327), le docteur Bax (de Corbie) attribue la fréquence de la lithiase biliaire qu'il a constatée dans sa localité à la forte proportion de chaux contenue dans l'eau qui sert à la consommation générale, eau de puits et eau de fontaine, par suite de son passage à travers d'épaisses couches de craie ; et comme cet observateur n'a trouvé aucune autre cause rationnelle de cette fréquence particulière à la région de Corbie, il y a tout lieu d'admettre cette influence pathogénique, d'autant plus que si la quantité de chaux contenue dans la bile dépasse la minime proportion qui s'y trouve normalement, il y a de grandes chances, ainsi que nous l'avons indiqué au chapitre précédent, pour qu'il

y ait précipitation de cholestérine par suite de la double
décomposition opérée par la chaux sur les sels à acides biliaires ou à acides gras de la bile. On sait d'ailleurs que la
chaux entre dans la composition de certains calculs biliaires dont elle constitue surtout le noyau. Le docteur
Bax signale bien encore l'humidité du sol comme jouis-
sant d'une certaine action sur la production de la lithiase :
nous n'avons pas d'argument à opposer contre cet élément pathogénique, mais nous n'en comprenons pas très
bien le mécanisme ; il nous paraît un peu hypothétique ;
aussi, jusqu'à ce que nous possédions des motifs plus sérieux de conviction, nous donnerons beaucoup plus d'importance à l'influence de l'eau calcaire.

2° Suppression de la lactation.

En présence de la plus grande fréquence de l'affection
calculeuse chez la femme que chez l'homme, on s'est demandé si la suppression brusque du lait chez les nouvelles
accouchées qui ne veulent ou ne peuvent pas nourrir
n'était pas une cause de lithiase biliaire par la transformation directe ou indirecte de la matière grasse et de la lactose
du lait en cholestérine et en pigment biliaire. Au premier
abord, cette vue théorique a quelque chose de séduisant
et aussi de rationnel, et les faits sembleraient même en
apparence lui donner raison. Il n'est pas rare, en effet,
de constater, chez des femmes affectées de coliques hépatiques et qui n'ont pas nourri, que le début de la maladie
remonte à une époque voisine d'un accouchement. Nous
avons maintes fois constaté cette coïncidence ; mais, depuis
cinq ans (1883) que nous sommes chargé d'un service à
l'hôpital thermal de Vichy, service composé uniquement
de femmes, nous avons trop souvent vu des femmes qui

avaient nourri un ou plusieurs enfants être néanmoins prises de coliques hépatiques, pour continuer à attacher grande importance à la suppression de la lactation, au point de vue qui nous occupe. Ce qui a achevé de nous convaincre, c'est que chez ces malades de l'hôpital, lithiasiques bien qu'ayant été bonnes nourrices, l'affection remontait souvent aussi vers l'époque d'un accouchement. Il y avait donc là un autre facteur étiologique qui, s'appliquant aux femmes de l'hôpital, pouvait bien s'appliquer aussi aux femmes de la clientèle particulière qui ne nourrissent pas. C'est un point que nous éclaircirons tout à l'heure.

Nous ne voudrions cependant pas nier la possibilité d'une influence pathogénique quelconque par le fait de la lactation supprimée : mais nous tenons à faire remarquer que cette influence est, dans tous les cas, fort discutable et qu'elle est encore à démontrer.

§ 2. CONDITIONS PATHOLOGIQUES.

1° Hérédité. — Arthritisme.

On ne saurait mettre en doute l'hérédité *directe* de la lithiase biliaire : elle est admise par tous les auteurs qui se sont particulièrement occupés de cette affection; G. Harley l'a même observée chez trois générations successives, la grand'mère, la mère et le fils. Néanmoins, et bien que nous ayons vu quelques exemples dans lesquels nulle autre cause apparente que l'hérédité ne pouvait être invoquée, nous croyons que, dans la généralité des cas, la transmission héréditaire de l'affection calculeuse du foie est singulièrement favorisée par la coopération d'autres conditions pathogéniques dont il est difficile de bien préciser la portée, mais auxquelles on ne saurait refuser une certaine efficacité. Ainsi, nous avons donné des soins en 1882 à une cliente du docteur Huchard chez laquelle l'hérédité était des plus manifestes, son père ayant eu longtemps une maladie de foie dont il était mort, et sa mère étant affectée depuis plus de vingt ans de gravelle urique, et nous nous sommes demandé si la lithiase biliaire se serait jamais déclarée chez cette personne sans l'aide de circonstances éminemment favorables. Or, cette jeune femme avait eu, à la suite de son premier accouchement, une déchirure du périnée compliquée de fistule recto-vaginale qui avait résisté à plusieurs tentatives opératoires et avait condamné cette femme à une vie forcément sédentaire, à un régime exclusivement animal, pour combattre une diarrhée opiniâtre liée à cet état, sans compter la désolation continuelle dans laquelle une pareille infirmité avait plongé la malade. Tout se trouvait donc réuni, dans ce cas, pour amener l'affection calculeuse du foie : régime, inaction complète et chagrin prolongé, en plus de l'hérédité. Tout récemment, nous avons donné des soins à un client du docteur Duhomme, jeune homme de vingt ans, affecté de coliques hépatiques depuis quinze à dix-huit mois, et dont la mère est atteinte de cette maladie depuis une vingtaine d'années. En interrogeant les antécédents, nous avons trouvé une jaunisse à l'âge de sept à huit ans, non précédée de crises douloureuses, et une seconde jaunisse vers l'âge de quinze ans, toujours sans crises. Pourrait-on affirmer que ces deux jaunisses n'ont pas joué un rôle aussi important que l'hérédité dans la production de la lithiase biliaire qui s'est déclarée plus tard, et serait-il facile, dans tous les cas, de faire la part exacte qui revient à l'hérédité dans le développement de cette maladie? On voit que la question ne laisse pas que d'être un peu embarrassante.

2.

Du reste, l'influence de l'hérédité se manifeste plus souvent d'une façon indirecte que directe, c'est-à-dire que la prédisposition à la lithiase paraît procéder d'une affection reconnue de la même famille (goutte, gravelle, eczéma, etc.) que de la lithiase elle-même.

Ceci nous amène à parler des *rapports des coliques hépatiques avec l'arthritisme.*

Sans entrer dans la question de doctrine, sans vouloir discuter la nature de l'arthritisme, pas plus que la légitimité du domaine étendu qu'on lui attribue, nous mentionnerons comme chose banale, et par conséquent assez fréquente, la coexistence et surtout l'alternance de la lithiase biliaire avec les manifestations que l'on considère généralement comme de nature arthritique (goutte, gravelle, eczéma, rhumatisme, névralgies, asthme, etc.). Cette coexistence — ou cette alternance — est infiniment plus fréquente dans la clientèle de la ville qu'à l'hôpital, à tel point qu'on la constate chez la majorité des clients de la ville, tandis qu'elle ne se voit que sur une petite minorité des malades de l'hôpital, particularité qui nous paraît avoir assez d'importance au point de vue de la question des rapports pathogéniques de la lithiase biliaire.

La constatution soit actuelle, soit antérieure de manifestations dites *arthritiques* chez des lithiasiques, suffit-elle pour faire de la cholélithiase une manifestation arthritique? Toute la question est là. Si l'on considère cependant, d'une part, que dans bien des cas on voit les manifestations énumérées plus haut (gravelle, migraine, goutte) paraître quand des coliques hépatiques ont cessé brusquement, ou inversement ces dernières éclater inopinément à la suite de la disparition brusque de quelqu'une des autres manifestations qui s'était auparavant fait remarquer par une opiniâtreté rare; d'autre part, qu'on a maintes fois l'occasion de constater — et à Vichy plus aisément que partout ailleurs — dans la même famille les principales manifestations dites arthritiques, y compris l'affection calculeuse hépatique, on comprend que bon nombre d'auteurs aient soutenu la nature arthritique de cette dernière maladie.

Cette idée de la nature arthritique de la lithiase biliaire a été défendue surtout par Bazin, et si elle a depuis gagné du terrain, il n'est que juste de reconnaître que c'est surtout aux travaux de notre distingué confrère le docteur Sénac qu'elle le doit. Mais cet auteur nous semble avoir été trop exclusif en ce sens qu'il ne voit toujours dans les coliques hépatiques — si toutefois nous avons bien saisi la portée de ce qu'il a écrit — qu'une manifestation de l'arthritisme, ou mieux, de la *diathèse congestive*, suivant l'heureuse expression qu'il a dernièrement substituée à celle d'*arthritisme*. Pour nous, nous croyons que cette dernière diathèse est loin de constituer le seul mode pathogénique de l'affection calculeuse, et plus nous avancerons dans ce chapitre, plus nous espérons être à même de corroborer cette opinion.

Quelque rationnelles que puissent paraître les vues théoriques que nous venons d'exposer relativement à la nature arthritique de l'affection calculeuse hépatique, nous devons dire qu'elles sont loin d'être adoptées par tout le monde. Ainsi, Durand-Fardel (*Traité des maladies chroniques*, t. II), le professeur Jaccoud (*Pathologie interne*, 5ᵉ édit., t. II, p. 290) et plusieurs éminents auteurs étrangers ne voient dans la coexistence ou l'alternance de la lithiase biliaire et des manifestations dites arthritiques qu'un pur effet du hasard.

Il y aurait peut-être un moyen de concilier deux opinions aussi diamétralement opposées, celle qui affirme et celle qui nie la nature arthritique de la lithiase biliaire, et ce moyen, c'est de s'entendre d'abord sur le terme *arthritique* et sur l'arthritisme en général, et le moyen de s'entendre, ce serait d'accepter de l'arthritisme la conception qu'en a donnée le professeur Bouchard, qui n'y voit qu'une des nombreuses modalités de la nutrition retardante, une maladie par ralentissement de la nutrition. Dans cet ordre d'idées, l'affection calculeuse du foie serait, comme les diverses manifestations arthritiques déjà énumérées, une des conséquences, un des résultats du ralentissement de la nutrition.

2° Dyspepsie.

En voyant l'extrême fréquence des prodromes dyspeptiques précédant les crises de coliques hépatiques, on pourrait se demander si ces troubles gastriques sont tout simplement un des premiers signes de la lithiase, comme on l'admet généralement, ou s'ils ne seraient pas indépendants de cette dernière, qu'ils prépareraient par la dyscrasie que ne peuvent manquer d'amener des perturbations dans le processus nutritif. En somme, il n'y a rien que de rationnel à prétendre que le sang de la veine porte recevant, par le fait de digestions habituellement défectueuses, des matériaux mal élaborés, peut finir par vicier la composition de la bile et favoriser ainsi la séparation de ses éléments, d'où lithiase. Ce qu'il y a de certain, c'est qu'en recherchant avec soin les antécédents des lithiasiques au sujet de l'état de leurs voies digestives, nous en avons trouvé bon nombre qui nous ont affirmé avoir eu de tout temps, et de longues années avant d'avoir eu leurs premières crises, « l'estomac délicat », bien que sans douleur. Il n'y aurait donc rien d'irrationnel à ad-

mettre que, dans ces cas, cet état dyspeptique habituel a
pu exercer à la longue une influence sérieuse sur la bile et
préparer l'affection calculeuse.

Cette dernière opinion devient encore plus vraisemblable s'il s'agit d'une de ces formes de la dyspepsie caractérisée par une hypersécrétion acide, dyspepsie acide
ou pituiteuse. Ce que nous avons dit précédemment de
l'abus des acides dans l'alimentation nous dispense de nous
appesantir sur ce point. Ajoutons néanmoins que dans
bien des cas il est difficile de s'assurer si la dyspepsie constatée au début de la lithiase est cause ou effet.

3° Catarrhe des voies biliaires.

Il est un état pathologique des voies biliaires dont l'influence sur la composition de la bile doit être, bien que
mal connue, considérable : nous voulons parler du catarrhe. Le catarrhe agit en effet d'abord par l'hypersécrétion
de mucus qui modifie la composition des éléments constituants de la bile, ce qui suffit pour troubler leur stabilité
et en favoriser la précipitation, et ensuite en provoquant la
chute d'éléments épithéliaux plus ou moins abondants qui
vont servir de noyaux sur lesquels se déposent les principes de la bile. Le mucus apporte d'ailleurs sa part à la
constitution des dépôts qui se font autour de ces débris épithéliaux par les sels de chaux qu'il contient. Le catarrhe des
voies biliaires facilite encore la formation des calculs par le
ralentissement dans le cours de la bile qui résulte de l'augmentation de la viscosité de ce liquide par suite de l'excès
de mucus, de l'engorgement sous-muqueux des conduits,
et enfin de l'hypersécrétion muqueuse. C'est là d'ailleurs
un des modes de production les plus fréquents de l'ictère,
désigné dans ces cas sous le nom d'*ictère catarrhal*. C'est

précisément dans ces cas que l'on peut observer ces concrétions biliaires qui reproduisent la forme dichotomique des canaux de deuxième ou troisième ordre sur lesquels elles se sont moulées, et dont Thudichum a figuré dans son livre, avec observation à l'appui, un exemple des plus remarquables, mais moins rare que ne l'a semblé croire cet auteur, car d'autres cas plus ou moins analogues ont été publiées avant son ouvrage (ceux de Plater et de Fauconneau-Dufresne, par exemple).

La pathogénie de la lithiase biliaire par angiocholite catarrhale est peut-être plus fréquente chez les hommes que chez les femmes : sur cinq cas que nous retrouvons dans nos notes ayant une pareille origine, quatre ont été observés en effet chez des hommes ; mais d'autres cas semblables ont dû certainement nous échapper.

De même que les canaux biliaires, la vésicule peut également être affectée de catarrhe, et l'on comprend que cet état morbide soit d'autant plus capable d'agir sur la bile que ce liquide y subit un ralentissement dans sa circulation. Cette influence pathogénique est indiscutable ; mais il nous paraît bien difficile de préciser dans quels cas elle doit s'exercer, d'autant mieux que le catarrhe de la vésicule est d'un diagnostic peu aisé, si tant est même que cette affection puisse se produire autrement qu'avec le catarrhe des conduits biliaires avec lequel elle doit se confondre. Nous n'en parlons d'ailleurs ici que parce que, d'après Frerichs, Hein et Meckel l'ont signalée tout spécialement et lui ont attribué une importance relativement considérable dans la formation des calculs.

Il faut rapprocher de cet état pathologique des voies biliaires, qui a toujours pour conséquence une modification plus ou moins profonde dans la composition de la bile, une autre condition morbide dont Thudichum a fait un mode pathogénique fréquent de la lithiase, c'est-à-dire ce qu'il a appelé la *putréfaction de la bile*. D'après cet auteur, sous l'influence d'une cause qui reste à préciser, mais qui est probablement un ferment putride provenant du canal intestinal, une certaine quantité d'acide taurocholique ou glycocholique est séparée de la soude avec laquelle il se trouve combiné, soit par de l'acide acétique, soit par de l'acide valérianique résultant de ce processus de putréfaction (ou peut-être simplement de fermentation), et alors la cholestérine, qui n'est maintenue en dissolution ou en suspension que par la présence surtout du taurocholate de soude, se dépose soit sur des granulations pigmentaires, soit sur des débris épithéliaux, ou autres substances susceptibles de servir de noyaux.

Reste à savoir si ce mode de formation des calculs, rationnel en théorie, et assez analogue à ce qui s'observerait fréquemment chez les ruminants, représente exactement ce qui se passe chez l'homme. La question que nous traitons ici est encore tellement environnée d'obscurité, elle est d'ailleurs si difficile à élucider, qu'on ne peut guère que signaler les hypothèses les plus vraisemblables, sans prétendre à une démonstration plus explicite, que ne comporte nullement l'état actuel de la science. Ce qui semblerait cependant donner quelque appui à cette théorie de l'influence possible des produits putrides, ou de fermentation, sur la décomposition de la bile, c'est que, chez bon nombre des sujets atteints de lithiase biliaire, l'affection calculeuse a été précédée — de même qu'elle est accompagnée — de constipation habituelle, ce qui implique un ralentissement dans le cours des matières et par suite favorise la résorption des produits septiques dont nous parlions tout à l'heure. Nous croyons cependant que, pour l'admettre définitivement, il faudrait faire valoir des arguments un peu plus probants que ceux que nous venons d'indiquer.

Y a-t-il d'autres affections du foie ou des voies biliaires susceptibles de déterminer une altération particulière de la bile qui soit favorable à la formation des calculs ? C'est ce qu'il serait difficile d'établir, faute de données suffisamment précises. Le cancer pourrait peut-être être rangé dans cette catégorie ; mais comme il nous paraît agir, à ce point de vue, plutôt mécaniquement, nous en parlerons dans le cours de l'article suivant.

ARTICLE II.

Conditions susceptibles d'entraver le cours de la bile.

§ 1. CONDITIONS PHYSIOLOGIQUES.

1° Situation de la vésicule.

Par le seul fait qu'elle sert de réservoir à la bile, l'existence de la vésicule est par elle-même une condition favorable à la formation des calculs, on pourrait presque ajouter une condition faite à souhait et en quelque sorte *sine qua non*. En effet, toutes les circonstances susceptibles de ralentir le cours de la bile se trouvent réunies dans le mode de circulation de ce liquide chez l'homme : mouvement un peu rétrograde que la bile est obligée de suivre pour pénétrer dans la vésicule, par suite arrêt plus ou moins passager ou tout au moins ralentissement dans son cours ; sinuosités et plicatures du col de la vésicule qui entravent la sortie du liquide hors du réservoir ; loges de la vésicule qui favorisent la stagnation de la bile ; enfin stagnation normale et périodique de la bile dans la vésicule, d'où elle n'est expulsée en effet que pendant la période digestive ; il importe donc, pour faire que le séjour de la bile dans la vésicule soit le moins prolongé possible et éviter ainsi la tendance à la précipitation de ses éléments, qu'il n'y ait pas un trop grand intervalle entre les repas.

2⁰ Vie sédentaire.

Quelque banale que soit cette condition pathogénique qu'on retrouve dans l'étiologie d'affections très diverses, mais avec plus ou moins d'opportunité, nous la signalons ici et nous n'hésitons pas à lui attribuer une certaine importance, non qu'elle soit peut-être à elle seule capable de produire la lithiase biliaire, mais à titre au moins d'auxiliaire efficace. Il est bien certain en effet que sous l'influence d'une vie sédentaire tous les actes nutritifs doivent perdre de leur énergie, et toutes les fonctions également (circulation de tous les liquides, assimilation et désassimilation, etc.). La position la plus habituelle des gens menant une vie sédentaire est la station assise (travail de bureau, travail de couture, etc.), dans laquelle le corps est ordinairement un peu ployé en avant. Or, il est évident que dans cette situation le foie se trouve comprimé et la circulation porte plus ou moins ralentie.

Il y a pourtant une distinction à faire dans cette question : il y a à considérer en effet si la vie sédentaire a été une habitude dès longtemps prise, un genre de vie en quelque sorte normal, ou si, comme on le voit parfois, cette inactivité a succédé, brusquement et vers le milieu de la vie, à une existence très affairée, très active. Dans le premier cas, ce genre de vie peut n'avoir que des conséquences insignifiantes et qui se trouvent perdues au milieu d'autres accidents plus significatifs dans lesquels il n'a qu'une part très effacée, et même contestable. Si, au contraire, la transition se fait brusquement, les conséquences sont tout autres, et d'autant mieux que ce passage de l'activité à l'inactivité s'accompagne généralement d'un accroissement de bien-être, d'un plus grand confortable dans l'alimentation, toutes choses qui concourent assez efficacement à amener le même résultat, augmentation de l'apport nutritif, diminution concomitante dans l'intensité des phénomènes de combustion, d'où nutrition ralentie avec tous ses effets. Dans ces conditions, il n'est pas rare de voir survenir chez les hommes plutôt le diabète, chez les femmes plutôt les coliques hépatiques. Nous avons observé deux cas où la lithiase biliaire est survenue consécutivement à un changement dans le genre de vie (deux personnes à la tête d'un commerce actif et qui s'étaient retirées des affaires de bonne heure), et sans qu'il y eût aucune autre circonstance qui fût de nature à favoriser cette affection.

Comme exemple de transition brusque de l'activité à l'inactivité la plus complète, on peut donner un cas de fracture de jambe sans complication, laissant le plus souvent à l'appétit son intensité habituelle. A ce point de vue, et s'il ne fallait faire la part du traumatisme et de l'ébranlement nerveux, qui ont pu modifier les conditions de sécrétion de la bile, le fait de cette femme observée par Handfield Jones (*Pathol. Transact.*, t. V, p. 150, cité d'après Murchison), morte quelque temps après s'être fracturé la jambe, et à l'autopsie de laquelle on trouva un bouchon de gravelle biliaire obstruant le cholédoque, offrirait beaucoup d'intérêt.

Voici du reste un autre cas très analogue.

Au mois de juin 1880, nous avons eu dans notre service de l'hôpital thermal de Vichy une femme de Vougeot (Côte-d'Or), âgée de cinquante-neuf ans, qui, affectée de coliques hépatiques, avait vu ses crises disparaître sous l'influence d'un traitement approprié. Survient une fracture de jambe qui nécessite un séjour prolongé au lit, et, peu de temps après, les crises reparaissent plus intenses que jamais, et cette fois avec une périodicité remarquable par sa persistance. Frerichs a observé des calculs biliaires chez une fillette de sept ans affectée de coxalgie, qu'on avait dû très probablement maintenir longtemps dans le décubitus dorsal, et qui avait en même temps une dégénérescence amyloïde du foie. Nous avons vu, en mars 1883, dans le service du professeur Peter, une jeune femme qui, obligée de garder le lit pour un mal de Pott, avait été prise, au bout d'un certain nombre de mois de décubitus, de coliques hépatiques bientôt suivies d'ictère et dont les crises se sont reproduites fréquemment depuis. On n'avait jamais auparavant observé chez cette malade aucun symptôme de ce genre, et rien non plus d'analogue dans sa famille, du moins à sa connaissance. A l'appui de ce fait, nous ajouterons que, dans quelques cas observés par nous, il nous a été impossible de trouver d'autre cause occasionnelle qu'une fièvre typhoïde qui avait nécessité un séjour au lit de quatre à cinq semaines, probablement chez des sujets sérieusement prédisposés. Enfin, le cas que nous avons signalé plus haut en parlant de l'hérédité peut également venir à l'appui de ce que nous venons de dire. Ajoutons encore que Bouisson et surtout Sœmmering ont constaté que la lithiase biliaire était relativement très fréquente chez les sujets qui ont subi un emprisonnement plus ou moins long. Thudichum ne trouve pas que l'opinion de ces auteurs soit appuyée par des faits assez précis :

il est certain que de nouvelles recherches sur ce point seraient utiles ; mais, jusqu'à plus ample informé, on peut admettre que Sœmmering et Bouisson n'ont pas eu affaire à de simples coïncidences et que le défaut d'exercice, joint peut-être à l'anxiété, a pu chez ces sujets déterminer la formation des calculs.

3° Constriction exagérée de la taille.

On comprend *à priori* que la constriction exagérée de la taille par le corset, dont tant de femmes abusent, puisse apporter une gêne sérieuse dans la circulation de la glande hépatique. Ce qui le prouve bien d'ailleurs, ce sont les cas, moins rares qu'on ne croit, de déformation du foie attribuables uniquement à cette cause. Cruveilhier a maintes fois insisté sur ce point dans ses ouvrages et cité des faits à l'appui ; Murchison en rapporte également, et ces auteurs ne sont pas les seuls à avoir constaté les fâcheux effets de la compression habituelle d'un organe aussi important que le foie, condition pathogénique qui peut, avec plusieurs autres, rendre compte de la plus grande fréquence des coliques hépatiques chez la femme.

4° Constipation habituelle.

La constipation habituelle peut contribuer à la production de l'affection calculeuse en forçant la bile à séjourner plus longtemps dans l'intestin (ce qui favorise en même temps sa stase dans les voies biliaires), et en augmentant ainsi la proportion déjà considérable de ce liquide qui est résorbée dans l'intestin et par suite revient au foie, d'où tendance à la cholémie et trouble dans la composition de la bile. Il est à remarquer d'ailleurs que la majorité des lithiasiques sont plutôt constipés. Nous ne voudrions pas donner à cet état plus d'importance qu'il n'en mérite, mais il était à signaler.

5° Grossesse.

Parmi les autres conditions particulières à la femme, il en est une qui nous paraît en effet plus efficace que les autres, et qui n'a pas été autant mise en lumière qu'elle mérite de l'être : nous voulons parler de la grossesse ; aussi allons-nous insister plus longuement sur ce point, en reproduisant ici la plus grande partie de la note que nous avons publiée l'an dernier (*Annales de gynécologie,* avril 1883, et *Union médicale,* 24 et 29 avril 1883).

En recherchant l'étiologie ou la pathogénie des nombreux cas de lithiase biliaire que les conditions particulières de notre pratique nous mettaient à même d'observer, nous remarquâmes tout d'abord que plusieurs fois, et sans qu'il y eût d'autre cause bien manifeste, cette affection était survenue peu de temps après l'accouchement chez des femmes qui n'avaient pas nourri. Nous vîmes dans ce fait une confirmation de ce rapport pathogénique émis depuis longtemps entre la suppression d'une sécrétion dont la matière grasse forme environ le vingtième et la manifestation d'une maladie où l'excès de cholestérine joue un rôle important : il y avait là comme une sorte de métastase graisseuse qui était bien de nature à séduire l'esprit, car elle semblait donner pleine satisfaction à la théorie et à la pratique. C'est précisément en cherchant à confirmer ces vues par de nouveaux faits que nous avons été amené à une opinion toute différente, ainsi que cela arrive souvent quand on n'a d'autre parti pris que celui de rechercher la vérité.

En effet, nous ne tardâmes pas à rencontrer, surtout dans la pratique hospitalière, nombre de cas de lithiase biliaire où ce rapport pathogénique faisait complètement défaut, mais dans lesquels figurait un autre élément pathogénique, commun également aux faits de suppression de la lactation, c'est-à-dire la gestation. Nous nous demandâmes alors si ce dernier facteur n'était pas beaucoup plus important au point de vue pathogénique que le précédent, et s'il ne devait pas être rangé parmi les causes prédisposantes ou déterminantes les plus sérieuses de l'affection calculeuse du foie.

La suite de nos recherches sur ce point nous a confirmé dans cette idée.

Avant d'aller plus loin, nous devons déclarer que la question des rapports des coliques hépatiques avec la grossesse et l'accouchement n'est pas absolument nouvelle; mais on peut dire du moins qu'elle a été jusqu'ici peu étudiée. La plupart des ouvrages généraux de pathologie sont muets sur cette question, de même du reste que les traités d'obstétrique, dans lesquels une large place est toujours faite aux accidents pathologiques de la grossesse et aux suites de couche. Quant aux auteurs qui ont écrit plus spécialement sur les maladies du foie ou sur la lithiase biliaire, sauf M. Durand-Fardel, qui admet formellement l'influence de la grossesse comme cause prédisposante, et M. Willemin, qui donne, à ce sujet, dans son livre sur les coliques hépatiques, une dizaine d'observations à l'appui, ils ne nous fournissent pas non plus de renseignements, ou tellement vagues, qu'ils n'ont pas grande importance. Nous devons enfin rappeler que, l'an dernier, notre savant collègue M. Huchard a publié dans l'*Union médicale* (18 et 25 avril 1882) un article dans lequel il rapportait trois observations personnelles et plusieurs autres qui lui avaient été communiquées par différents confrères et par nous-même.

Il nous a donc semblé que de nouvelles observations n'étaient pas inutiles pour mieux établir un fait encore aussi peu connu ou aussi peu vulgarisé que celui des rapports des coliques hépatiques avec la grossesse et l'accouchement. Nous aurions pu emprunter aux auteurs divers cas isolés où on trouverait ce rapport manifeste, bien qu'il n'y ait pas été spécialement signalé : Murchison, Fauconneau-Dufresne, Frerichs, Thudichum, Th. Cole, Bax (de Corbie) et autres nous en auraient fourni un certain nombre ; mais nous avons pensé que les faits observés par nous formaient un contingent assez sérieux pour pouvoir nous passer de cet appoint.

Nous ne rapporterons pas ici les 51 observations résumées que nous avons données dans notre mémoire, puisque nous avons pris le parti de ne pas intercaler, autant que possible, d'observation dans cette monographie : nous passons donc aux commentaires.

Une petite remarque tout d'abord : Pour M. Huchard, les coliques hépatiques de la grossesse et de l'accouchement seraient plus fréquentes chez les femmes du monde que chez les femmes du peuple. D'après ce que nous avons observé, nous ne serions pas tout à fait d'accord avec notre distingué collègue. Ce qui pourrait l'avoir induit en erreur, c'est que tout naturellement il a basé son opinion sur ce qu'il a vu dans sa pratique hospitalière comparée à la pratique de la ville. Or, il faut tenir compte de ce fait, c'est que si les femmes du monde font appel au médecin dès qu'elles éprouvent des douleurs tant soit peu intenses, les femmes du peuple ne se décident guère à entrer à l'hôpital, dans le cas de lithiase biliaire, pour une simple crise de colique hépatique, mais seulement lorsqu'il y a des accidents sérieux ou que les crises se renouvellent très fréquemment. On peut donc en conclure que bien des cas de cette classe de malades doivent échapper à l'observation des médecins d'hôpitaux.

Si nous procédons maintenant à l'analyse des faits rapportés dans notre mémoire, on voit que, dans 11 cas sur 51, la première crise hépatique a été observée pendant la grossesse, et on peut dire aussi bien à une époque qu'à une autre de cet état; que dans 4 cas elle est survenue à la suite de fausse couche, et dans les 36 cas restants à la suite de l'accouchement. Quant au délai qui s'est écoulé entre l'accouchement et la manifestation des crises hépatiques, il a considérablement varié depuis un jour jusqu'à onze et douze mois. Il n'est pas indifférent cependant de faire remarquer que, sur ces 36 cas, le délai en question a été de un jour à un mois dans 22 cas, par conséquent dans les deux tiers environ de ces cas. Nous ferons encore remarquer que parmi les 51 faits que nous avons rapportés s'en trouvent 3 de grossesse ou d'accouchement gémellaire ; or, on sait que la proportion normale est de 1 cas sur 92, d'après Tarnier et Chantreuil. L'influence pathogénique de la gestation, que nous cherchons à mettre en évidence, se traduit donc ici par un détail assez caractéristique.

En définitive, voilà une cinquantaine de cas dans lesquels il y a eu une relation au moins apparente entre la gestation et les coliques hépatiques. Cette relation n'a-t-elle été qu'apparente? Y a-t-il eu d'autres facteurs dont l'influence était de nature à primer celle de la gestation ou d'en atténuer singulièrement la portée? C'est ce que nous allons examiner.

On peut faire successivement valoir :

1° La *lactation supprimée*, ainsi que nous l'indiquions au début de ce travail;

2° Le *défaut* ou la *diminution d'activité* qu'entraîne généralement l'état de gravidité, soit que la marche de la gestation y force, soit qu'on le fasse par prudence ou même par exagération de prudence ;

3° Les *écarts de régime* qu'explique cette situation et que facilitent la fortune et l'oisiveté ;

4° Enfin les *antécédents héréditaires*.

Toutes ces circonstances qui, assurément, sont susceptibles d'exercer une certaine influence pathogénique au point de vue de la lithiase biliaire, perdent beaucoup de leur importance si l'on considère que c'est surtout chez les femmes de la classe pauvre, tant de la campagne que de la ville, que nous avons observé les faits rapportés ici, que ces femmes allaitent presque toutes, sauf empêchement majeur, qu'elles allaitent même plutôt trop, qu'elles travaillent d'ordinaire jusqu'au dernier jour, que rien n'est changé dans leurs conditions d'existence et que, par conséquent, à peu près la seule influence pathogénique — ou au moins la plus manifeste — qu'on puisse mettre en avant, c'est le fait de la grossesse et de l'accouchement.

Nous venons de dire *à peu près* la seule influence ; il y a en effet à tenir compte dans quatre cas de l'hérédité hépatique, dans un cas de l'hérédité arthritique, dans 5 cas d'accidents arthritiques antérieurs ou concomitants, et dans 3 cas de circonstances telles qu'une frayeur ou un refroidissement. Nous ne voudrions pas garantir qu'en recherchant avec le plus de soin possible les signes d'arthritisme chez toutes les autres malades, on n'aurait pas trouvé à augmenter le nombre des cas où cette diathèse figure comme élément pathogénique possible ; nous croyons cependant l'avoir signalée au moins toutes les fois qu'elle était bien évidente, soit d'après les phénomènes pathologiques présentés par les malades, soit d'après leurs antécédents morbides ou héréditaires. L'arthritisme est d'ailleurs bien moins fréquent, comme on sait, dans les classes pauvres

3.

et laborieuses que dans les classes riches ; c'est aussi pour réduire cet élément pathogénique à son minimum d'importance dans la question en litige, que nous n'avons introduit dans ce travail qu'un petit nombre de faits tirés de la pratique civile.

On pourra nous objecter encore que, dans quelques cas où la lithiase biliaire était déjà établie, on l'a vue s'améliorer pendant les grossesses suivantes, comme nous en avons donné un exemple : cela n'infirme nullement les vues que nous cherchons à faire prévaloir, mais rentre dans cette catégorie de faits, d'observations courantes, où l'on voit des femmes débiles ou habituellement maladives, auxquelles une grossesse donne une force et une santé qui leur étaient complètement inconnues auparavant. M. Willemin avait du reste signalé également des cas où des femmes sujettes à des crises hépatiques en étaient complètement exemptes pendant toute la durée de leur grossesse. Encore une fois, ces faits peuvent d'abord s'expliquer comme nous venons de le faire ; ils prouvent ensuite une chose indiscutable, c'est que dans la pathogénie de la lithiase biliaire, et de bien d'autres affections, il n'y a pas d'élément absolu, spécifique.

Resterait maintenant à donner l'explication du mode d'action de la grossesse dans la production de la lithiase.

Nous avons déjà fait remarquer que l'arthritisme pouvait être incriminé dans quelques cas : la grossesse a très bien pu dans ces circonstances provoquer le réveil de cette diathèse, comme l'admet M. Huchard, et servir ainsi de cause déterminante chez des sujets prédisposés, réveil qui s'est traduit par des coliques hépatiques.

Nous admettons parfaitement ce mode pathogénique ; mais nous croyons aussi qu'on ne peut le faire intervenir que dans un nombre très restreint des observations que nous avons rapportées, pour cette excellente raison que nous n'avons constaté de manifestations ou d'antécédents arthritiques que tout au plus dans un sixième des cas. Si donc la grossesse n'a pas agi de cette façon dans les autres cas, nous avons à déterminer comment s'est exercée cette influence pathogénique.

D'une manière générale, et sans entrer dans une étude détaillée du sujet, on peut admettre que les calculs biliaires ont surtout tendance à se former soit par suite de modification dans la composition de la bile, soit par ralentissement dans sa circulation, ou obstacle apporté à son libre cours à travers les voies biliaires. La grossesse est-elle à même de réaliser ces conditions? C'est ce qu'il importe d'examiner.

Et d'abord, se produit-il une modification appréciable de la composition de la bile, et cette modification est-elle de nature à favoriser la formation des cholélithes ?

Sur ce point, nous n'avons que des données fort vagues et nous ne pouvons procéder en quelque sorte que par induction. Nous ne connaissons pas d'analyse de la bile faite pendant la grossesse ; nous ne croyons même pas qu'il en existe. Dans tous les cas, nous en avons cherché en vain dans les ouvrages les plus complets sur la matière. Mais si nous ne pouvons démontrer directement qu'il se produise une certaine modification de la bile, une démonstration indirecte n'est pas impossible. On ignore complètement ce que les modifications dans la composition du sang pendant la gestation peuvent faire sur la bile, mais on sait que la grossesse exerce sur la glande hépatique une influence dont le mécanisme peut être discutable, mais qui se traduit par un certain degré de dégénérescence graisseuse sur lequel Blot et Tarnier ont les premiers appelé l'attention, et qui explique en partie la plus grande fréquence de l'ictère grave dans la grossesse ou l'état puerpéral. Si donc l'organe qui est le laboratoire de la bile est altéré à un certain degré, il n'est nullement inadmissible que le produit qu'il fabrique n'ait pas ses qualités normales. De quelle nature sont ces modifications de la bile ? Sont-elles favorables à la formation des calculs ? Il est impossible actuellement de répondre à ces questions, pas plus dans un sens que dans l'autre; mais il était intéressant d'en faire au moins une mention.

Il y a maintenant à se demander si la compression dont les organes abdominaux sont le siège par le fait du développement de l'utérus gravide n'atteint pas le foie et si elle ne détermine pas alors un certain degré de stase ou de ralentissement du cours de la bile, condition éminemment favorable, comme on sait, à la formation des cholélithes. Bien que ce fait de la compression directe ou indirecte du foie par l'utérus dans les derniers mois de la grossesse paraisse incontestable, il est très diversement apprécié. Un certain nombre d'auteurs l'ont signalé sans commentaires ; d'autres l'ont passé sous silence; quelques-uns enfin, comme Matthews Duncan, le contestent. Il est probable que si les gynécologistes ont, en général, négligé de s'appesantir sur ce point, c'est probablement parce qu'il ne rentrait pas assez dans le cadre de leurs préoccupations habituelles.

En somme, on comprend très bien que cette compression de l'appareil biliaire et d'une partie du système porte, compression dont le degré peut varier mais dont le fait est indéniable, et à laquelle est peut-être dû ce léger état graisseux dont nous parlions tout à l'heure, constaté chez les femmes pendant la grossesse, puisse avoir pour résultat le ralentissement de la circulation de la bile, et par suite tendance à la séparation des éléments de ce liquide et à la précipitation de la cholestérine. S'il est vrai, ainsi que l'avance Wickham Legg, que la quantité de bile augmente sous l'influence des vomissements, c'est encore une circonstance qui donne plus d'importance au fait de la compression. Faut-il ajouter que la constipation, assez habituelle pendant la gestation, et qui a même origine, est aussi une condition adjuvante dont il y a lieu de tenir compte ?

Après l'accouchement, les phénomènes de compression cessant, la circulation biliaire et sanguine reprend son activité normale et imprime ainsi à tout l'appareil hépatique une vive impulsion qui favorise singulièrement l'engagement des calculs, ce qui explique la fréquence relative des crises dans les quelques jours qui suivent l'accouchement.

La question des rapports des coliques hépatiques avec la grossesse et l'accouchement n'a pas seulement d'intérêt au point de vue étiologique ou pathogénique. Il suffira en effet de faire remarquer que dans trois ou quatre cas il y a eu erreur de diagnostic et que l'on a cru tantôt à une métrite ou une péri-métrite, tantôt à une péritonite, ou encore à un accouchement prématuré, alors qu'on n'avait affaire qu'à une crise de colique hépatique. Il faut donc être prévenu de la possibilité et même de la fréquence relative des crises de colique hépatique par le fait de la grossesse et dans les premiers temps qui suivent l'accouchement, pour ne pas s'exposer à une interprétation erronée avec les conséquences qu'elle peut entraîner.

Le pronostic de la grossesse, heureusement, n'est guère influencé par le fait des coliques hépatiques : sauf dans le cas où il se produit de l'ictère, ce qui est toujours une complication sérieuse, les coliques hépatiques ne nous ont pas paru compromettre la marche naturelle de la gestation.

Enfin la connaissance de l'influence possible de la gestation sur la production de la lithiase biliaire permettra au médecin d'insister sur certaines précautions hygiéniques relatives soit à l'exercice, soit à l'alimentation ou à d'autres objets, précautions dont la portée prophylactique pourra n'être pas sans valeur.

Depuis que le travail dont nous venons de reproduire la plus grande partie a été rédigé, plusieurs confrères à qui nous en avions communiqué le sujet nous ont fait part de cas analogues à ceux que nous avons rapportés, ainsi que de la surprise qu'ils en avaient éprouvée, n'étant pas familiarisés avec les relations entre la lithiase et la gestation. Depuis lors également nous avons encore observé nombre de faits tout aussi démonstratifs et qui ne font que corroborer l'influence de la grossesse sur la production de la lithiase biliaire.

Parmi les autres conditions pathologiques susceptibles de déterminer un ralentissement ou un arrêt du cours de la bile, nous ne voyons guère que les *tumeurs du foie,* surtout celles qui siègent dans la région du hile, celles du pancréas, du duodénum, du pylore et même du rein droit. H. Bennet rapporte, dans sa *Médecine clinique* (obs. LXXX, t. II), le fait d'un homme de cinquante ans chez lequel on trouva, à l'autopsie, un cancer du foie et de la tête du pancréas, et qui, pendant les derniers mois, avait éprouvé les douleurs caractéristiques des coliques hépatiques. Il avait, en effet, des calculs dans la vésicule, et chez lui la lithiase paraissait bien avoir été consécutive à l'altération organique du foie et du pancréas. Quant à décider si l'affection cancéreuse n'avait pas pu provoquer une modification dyscrasique de la bile capable de favoriser la dissociation de ses éléments, plutôt que le ralentissement dans le cours de ce liquide par obstacle mécanique, c'est ce que nous ne sommes pas tout à fait à même de faire. Signalons à ce propos l'opinion de Hénoch qui dans son ouvrage sur les affections abdominales admet que la cachexie cancéreuse paraît favoriser la formation des calculs biliaires, et ajoutons enfin que, sur 379 cas d'affections cancéreuses, Rokitansky a trouvé 53 fois des cholélithes.

On comprend aussi qu'un *kyste hydatique,* par la compression qu'il exerce sur les voies biliaires intra-hépatiques ou même extra-hépatiques, puisse devenir aussi une cause de lithiase. Thudichum rapporte un cas de coexistence de kyste hydatique et de calcul biliaire, sans cependant soulever la relation de cause à effet entre ces deux affections (*loc. cit.,* p. 216).

Une autre cause pathologique de lithiase, c'est la *présence d'un premier calcul* dans les voies biliaires, ailleurs que dans la vésicule. Même s'il n'obstrue pas le point du canal où il se trouve arrêté, il constitue un obstacle au cours libre de la bile, et par ce seul fait facilite la précipitation des éléments de ce liquide. A cette action mécanique peut s'ajouter l'hypersécrétion muqueuse résultant de l'irritation subinflammatoire des conduits, irritation qui, partie du point où le calcul est enclavé, se propage à une plus ou moins grande étendue de l'arbre biliaire. A l'appui de cette influence de la présence d'un calcul sur la formation de nouvelles concrétions biliaires, on pourrait peut-être faire valoir que, à la suite de l'expulsion d'un calcul, on voit souvent dans les garde-robes une quantité variable de gravelle biliaire ; toutefois, ce dernier fait perd beaucoup de son importance si l'on considère qu'il est susceptible d'une interprétation toute différente.

Il nous reste à signaler, parmi les causes pathologiques, le *traumatisme*.

Il ne nous paraît pas facile d'expliquer comment un traumatisme sur la région du foie peut devenir le point de départ de l'affection calculeuse. On peut admettre une modification dans la composition de la bile consécutive à la commotion nerveuse produite par l'accident traumatique ; ou bien encore une obstruction complète ou incomplète d'un ou plusieurs conduits biliaires par quelque caillot sanguin résultant de la rupture d'un petit vaisseau, caillot qui arrête la circulation de la bile dans une portion restreinte de la glande : cette condition suffit pour amener la formation d'un calcul. Ou bien encore le caillot en question peut être entraîné dans la vésicule, et, pour peu que d'autres circonstances soient favorables, y devenir le noyau d'un cholélithe. Quoi qu'il en soit de ces explications plus ou moins discutables, la science possède quelques rares cas d'affection calculeuse dans lesquels le traumatisme paraît avoir été l'agent pathogénique le plus probable. Gibson a publié dans les *Medical Essays and Observ.*, t. II, observation 30 (cité d'après Thudichum), un cas de ce genre survenu chez un garçon de douze ans. Un deuxième cas ayant même origine est rapporté par Voisin dans son Mémoire sur la physiologie du foie, Paris, 1853 : « En 1826 mourut à l'hôpital de la Charité, service de Chomel, un homme de cinquante ans, atteint depuis six mois d'un ictère intense qui était survenu à la suite d'une chute sur le côté droit. A l'autopsie, on trouva le tissu du foie ramolli et plein de calculs. Un des plus gros obturait le canal hépatique. » Nous trouvons enfin un troisième cas dans l'ouvrage de Willemin sur les coliques hépatiques, p. 53.

ARTICLE III.

Conditions étiologiques particulières.

§ 1. AGE.

Sur 737 cas de coliques hépatiques observés par nous jusqu'à ce jour, tant dans notre service hospitalier que dans notre clientèle privée, nous avons, dans 558 cas seulement, noté l'âge auquel remontait très probablement le début de l'affection (gastralgie ou crampes d'estomac, quand il y en avait eu, cas de beaucoup les plus nombreux, ou première crise quand il n'y avait pas eu de période prodromique bien appréciable) ; voici quelle a été la répartition suivant les âges :

De 1 à 10 aus......................	2 cas
De 11 à 20 —	18 —
De 21 à 30 —	208 —
De 31 à 40 —	185 —
De 41 à 50 —	91 —
De 51 à 60 —	48 —
Au-dessus de 60 ans................	6 —

Ces chiffres ne représentent qu'une moyenne, et si nous séparons les cas de l'hôpital de ceux observés en ville, nous trouvons, en ne considérant que ces derniers, que la proportion de cas de 21 à 30 ans a un peu diminué ; celle de 31 à 40 reste à peu près la même, tandis que celle de 40 à 50 a sensiblement augmenté. Nous ne donnons là que le résultat de notre observation personnelle, qui ne s'accorde pas avec tous les auteurs. Si l'on tient compte cependant que dans cette statistique figurent des malades de l'hôpital, en bon nombre même, et des malades de la ville, on admettra peut-être qu'elle est de nature à représenter une moyenne aussi exacte que possible.

Le chiffre relativement considérable de cas de lithiase après l'âge de cinquante ans, chiffre beaucoup plus important et prédominant même dans certaines statistiques, celle de Fauconneau-Dufresne par exemple, s'explique parfaitement par le ralentissement que subissent les actes nutritifs en général à cette période de la vie. Ce ralentissement de la nutrition rendrait compte de l'augmentation proportionnelle de la cholestérine dans le sang des vieillards, signalée par Luton (art. Voies biliaires du *Dictionnaire* de Jaccoud).

On peut signaler comme des faits exceptionnels les cas de lithiase biliaire chez les nouveau-nés dont Lieutaud *in* Portal (*op. cit.*, p. 125), Cruveilhier (*Anatomie patholog.*, 12e livr., pl. IV, fig. 2), Valleix (*Clinique des nouveau-nés*, 1838, p. 316), Bouisson (*De la Bile*, etc., p. 187), et Cuffer (*Bull. Société anatom.*, juillet 1877) rapportent des exemples. Tout récemment (*Brit. Med. Journ.*, 22 avril 1882), Dunbar Walker a rapporté un cas de lithiase biliaire chez un enfant de trois mois, habituellement bien portant, sauf qu'il avait eu un ictère pendant le premier mois. A la suite d'une crise douloureuse, on lui administra un peu d'huile de ricin, et on trouva dans les langes trois calculs de cholestérine, vert foncé, pesant l'un 1ᵍ,25 et les autres beaucoup moins. Les selles avaient leur aspect habituel.

§ 2. SEXE.

Il est admis par la plupart des auteurs, et conforme — croyons-nous — à la réalité, que l'affection calculeuse du foie est beaucoup plus fréquente chez la femme que chez l'homme, au moins dans la proportion de 3 pour 2. Notre statistique, d'après la clientèle de la ville seulement, donnerait même une proportion beaucoup plus forte en faveur de la femme, 4 pour 1, proportion qui se trouverait d'ailleurs renversée pour la goutte. Le rôle important joué par la grossesse dans la pathogénie de la lithiase biliaire, et sur lequel nous avons longuement insisté plus haut, explique suffisamment cette prédominance de l'affection calculeuse hépatique chez la femme.

§ 3. TEMPÉRAMENT.

Le *nervosisme*, ou tempérament nerveux exagéré, dont sont affectés nombre de sujets parmi ceux qui ont la vie la plus sédentaire, est une condition qui peut avoir pour résultat le ralentissement du cours de la bile par la contraction spasmodique fréquemment répétée des voies biliaires. L'explication physiologique que nous donnons là peut laisser à désirer ; mais le fait de la fréquence du nervosisme chez les lithiasiques n'en est pas moins réel.

On a attribué au *tempérament bilieux* une influence prédisposante, plutôt, ce nous semble, au point de vue théorique qu'en se basant sur des faits. Ce que nous avons vu ne nous permet pas de décider si réellement l'affection calculeuse est plus fréquente chez les sujets à tempérament bilieux ; peut-être même serions-nous plutôt porté à croire le contraire.

§ 4. CLIMAT.

Ce qui nous confirmerait dans l'opinion que nous venons d'émettre, c'est que dans les pays chauds, où le tempérament bilieux est le plus habituel, l'affection calculeuse est rare, autant qu'on peut en juger par les travaux des médecins anglais qui ont pratiqué dans l'Inde, et des médecins français qui ont exercé en Algérie ou dans les colonies. Ainsi Powell (*On the Bile and its diseases*, London, 1810), accorde au climat une certaine influence sur la production de la lithiase ; mais il croit que cette affection doit être très rare dans les pays chauds. Les observations d'Annesley sur ce sujet manquent un peu de netteté ; quant à Twining, dans son ouvrage sur les maladies du Bengale, il constate qu'il a rencontré parfois des concrétions dans les conduits biliaires, et plus souvent dans le lobe gauche que dans le lobe droit ; mais il fait remarquer qu'en somme c'est une maladie rare dans ce pays.

Pour les autres pays, nous n'avons que des assertions vagues, lancées parfois un peu légèrement par des hommes considérables, comme Haller, mais qui, dans ces circonstances, ne faisaient que propager une sorte de tradition qu'ils ne prenaient pas la peine de vérifier. Thudichum, tout en critiquant ces opinions sur la prétendue fréquence plus grande de la lithiase biliaire dans telle petite ville d'Allemagne que dans une autre, pense que cependant il faut les accueillir avec quelque considération, attendu qu'elles pourraient être basées sur une *épidémie* (*sic*) qui aurait régné à un certain moment. Et pour que le lecteur ne se récrie sans doute pas trop à l'idée de lithiase épidémique, il rappelle qu'un auteur de la fin du siècle dernier a observé le diabète à l'état épidémique ! Malgré l'estime incontestable que mérite l'ouvrage de l'auteur anglais, nous ne nous arrêterons pas à discuter la possibilité de la lithiase biliaire épidémique.

Dans un voyage fait par M. G. Harley (*op. cit.*, p. 579), en Russie, en 1874, cet auteur a été frappé de la quantité de spécimens de calculs biliaires qu'on trouve dans les musées anatomiques de Moscou et de Saint-Pétersbourg, ainsi que du volume énorme de bon nombre de ces concrétions. Il attribue la fréquence de l'affection calculeuse dans ce pays au genre de nourriture particulier au peuple russe, nourriture où les corps gras (graisse et suif) entrent pour une part prépondérante, ainsi qu'au manque de soins médicaux. Ainsi, pour Harley, ce n'est pas le froid ni l'humidité des pays septentrionaux qui est la principale cause de la fréquence de la cholélithiase en Russie, mais bien la surabondance de substances grasses dans l'alimentation, surabondance qui favorise la production en excès de cholestérine — substance grasse cristalline — dans la bile, d'où sa précipitation.

Une particularité qui vient, jusqu'à un certain point, à l'appui de cette manière de voir, c'est que les calculs biliaires observés par G. Harley en Russie et en Finlande étaient généralement blanchâtres, par suite de la prédominance de la cholestérine (on sait que la cholestérine pure est blanche) ; cette particularité pourrait tenir aussi à ce que les gens de ces pays ne consomment que très peu ou pas de viande, substance qui a pour effet d'augmenter la proportion des matières colorantes de la bile.

§ 5. CAUSES MORALES.

Quelque banal que soit cet élément étiologique, qui figure comme cause prédisposante ou déterminante dans la plupart des maladies, il semble que, pour les affections du foie en particulier, il ait une importance réelle. Nous ne voudrions pas nous appesantir ici outre mesure sur cette question pathogénique envisagée au point de vue de la pathologie hépatique en général ; nous nous en tiendrons à l'affection calculeuse.

La plupart des auteurs qui ont écrit sur cette maladie ont mentionné les émotions violentes, les chagrins prolongés, les tracas d'affaires, parmi les causes prédisposantes ou déterminantes de la lithiase biliaire, et il serait aisé de citer un certain nombre de faits pris dans leurs ouvrages. Pour ce qui est de notre expérience personnelle, nous avons observé quelques cas où, après avoir fouillé en vain les antécédents héréditaires ou acquis, nous n'avons pu trouver d'autre cause vraisemblable que des peines morales, de vives émotions, des inquiétudes graves longtemps continuées, de grands chagrins (une fois, perte d'un mari ; deux fois, perte d'un enfant ; une fois, tracas prolongés de ménage ; une fois, affaires d'argent ; trois fois, les émotions causées par le bombardement pendant le siège de Paris ou de Strasbourg). On comprend d'ailleurs que, dans la plupart des cas dont il s'agit là, il n'y a pas qu'une influence nerveuse en jeu, bien que ce soit sans doute la principale : les circonstances que nous venons d'énumérer impliquent en effet une modification plus ou moins profonde dans les habitudes de vie, existence plus sédentaire, alimentation irrégulière, processus nutritif moins actif, etc., etc. On peut, ce nous semble, admettre tout cela sans se lancer dans le domaine de l'hypothèse, et la conséquence est une influence pathogénique complexe favorisant la production de l'affection calculeuse.

L'influence des causes morales sur la lithiase biliaire est peut-être encore plus remarquable, plus frappante, envisagée au point de vue des crises de colique hépatique. Étant donné, en effet, un terrain préparé, c'est-à-dire un sujet atteint de lithiase, on comprend qu'une émotion vive, en amenant une contraction brusque des fibres musculaires des voies biliaires, favorise le déplacement d'un calcul situé, par exemple, dans la vésicule, où il ne donnait lieu à aucun symptôme bien net, et soit ainsi l'occasion d'une crise hépatique. Quelle que soit l'explication du mécanisme de l'influence morale dans ces cas, nous pouvons assurer que maintes fois la crise de colique hépatique est déterminée par quelque émotion.

Nous croyons avoir énuméré les conditions les plus importantes qui président à la formation des calculs et apprécié dans une certaine mesure leur efficacité relative. Cependant nous ne nous flattons pas d'avoir épuisé le sujet, d'autant mieux qu'il y a plus d'un point qui ne nous paraît pas élucidé d'une façon satisfaisante.

Il faut dire d'ailleurs que bien souvent, trop souvent même, on ne trouve dans les anamnestiques aucune circonstance qu'on puisse légitimement invoquer comme cause de l'affection, et cela se voit surtout chez les malades de l'hôpital, généralement peu habitués à s'observer et dont l'intelligence ne vient pas toujours suffisamment en aide aux recherches du médecin. Aussi, dans nombre de cas sommes-nous obligé de consigner *cause inconnue* sur les notes qui résument l'histoire des malades.

Si maintenant nous avions à indiquer quel est l'élément étiologique qui nous semble avoir le plus d'importance, nous ne pourrions que donner les chiffres de notre statistique qui, bien que très incomplète (car dans bien des cas nous avons négligé de rechercher la cause) englobe cependant un nombre de faits assez considérable, 309 :

Grossesse et accouchement	146
Causes morales	24
Hérédité directe	21
Hérédité indirecte, arthritisme	47

Nous ferons remarquer cependant qu'il ne faudrait pas attribuer à ces chiffres une valeur trop absolue en ce sens que, dans bien des cas, la plupart peut-être, plusieurs conditions pathogéniques ont été en jeu, et que si nous n'avons tenu compte dans cette statistique que de celle qui, dans chaque cas, nous a paru prédominante, nous n'entendons nullement refuser aux autres une certaine part d'action qu'il serait par trop difficile de préciser, mais qu'il faut savoir reconnaître et qui rend d'ailleurs si difficile à débrouiller cette question extrêmement complexe de l'étiologie et de la pathogénie de la lithiase biliaire.

CHAPITRE III.

Considérations préliminaires.

Nous venons de passer en revue les diverses circonstances qui paraissent favoriser ou déterminer la formation des calculs : il s'agit d'examiner maintenant quels seront les phénomènes auxquels donnera lieu leur présence dans les voies biliaires et par suite à quels symptômes on reconnaîtra la cholélithiase.

La symptomatologie de la lithiase biliaire est assez variable suivant les circonstances : d'abord elle ne présente pas les mêmes caractères dans l'état chronique, c'est-à-dire dans les intervalles des crises, que dans l'état aigu, pendant la crise. Dans l'une ou l'autre de ces conditions même, elle peut différer dans sa manière d'être suivant le volume des concrétions, leur siège, etc. Enfin il peut ne pas y avoir du tout de symptômes, ou du moins rien de bien manifeste. Tous ces points méritent d'être étudiés successivement et constituent autant de divisions dans ce chapitre.

Un autre mode d'exposition très acceptable, très rationnel même, consisterait à établir dans l'étude de l'affection calculeuse trois grandes divisions, suivant que la maladie se présente : 1° sans obstruction ; 2° avec obstruction incomplète ; 3° avec obstruction complète. Mais d'abord ces trois manières d'être de l'affection calculeuse présentent certains caractères communs, dont la description amènerait forcément pas mal de répétitions. Ensuite, nous ferons observer que la lithiase biliaire peut évoluer complètement sans entraîner fatalement de l'obstruction qui en constitue plutôt une complication qu'un symptôme habituel. Cette obstruction est si bien, en effet, une complication qu'elle est le point de départ de nombreux accidents, plus sérieux les uns que les autres. Pour ces diverses raisons, il nous a paru préférable de renvoyer l'étude de l'obstruction et de ses conséquences au chapitre qui sera consacré aux complications de la lithiase biliaire.

Enfin, puisque les calculs peuvent se former dans tous les points des voies biliaires et que la vésicule est leur siège le plus fréquent, il semblerait qu'il y eût intérêt à étudier d'abord les symptômes produits par les calculs dans la vésicule, et puis ceux auxquels ils donnent lieu dans les autres points des voies biliaires. Mais cette façon de procéder nous exposerait encore à des redites fréquentes : nous avons donc pensé qu'un tableau d'ensemble vaudrait mieux, sauf à indiquer, chemin faisant, les particularités symptomatiques qui caractérisent la présence des calculs dans tel ou tel point des voies biliaires.

Nous allons donc exposer la symptomatologie de la lithiase biliaire d'abord dans la période chronique, ou entre les crises, et puis dans la période aiguë, ou pendant les crises.

ARTICLE I.

Période chronique.

§ 1. ABSENCE DE SYMPTOMES.

Bien que la lithiase biliaire soit une affection des plus douloureuses et donne généralement lieu à des sym-

ptômes assez accentués, sinon toujours absolument caractéristiques, il n'est nullement rare d'observer des cas où
elle passe complètement inaperçue, ne déterminant aucun
phénomène assez intense pour éveiller l'attention du
malade et légitimer l'intervention du médecin. Martin
Solon (*Bull. de thérap.*, t. XXXVI, p. 298) a trouvé un
calcul de cholestérine gros comme un œuf de pigeon et
de la forme de la vésicule chez un sujet qui n'avait jamais
présenté de troubles biliaires. En 1869, le docteur Aubert
montrait à la Société des sciences médicales de Lyon
272 calculs, ayant tous même volume et même forme,
tous extraits de la vésicule d'un sujet chez lequel rien
pendant la vie n'avait pu en faire soupçonner l'existence.
Nous avons donné des soins en 1882 à une dame qui,
quelques années auparavant, avait été prise de symptômes
très graves d'iléus, et avait fini par rendre un énorme
cholélithe qui était passé dans l'intestin, probablement par
une perforation de la vésicule, sans que la malade s'en
fût doutée et qui n'avait donné signe de sa présence et de
sa migration que dans l'intestin, c'est-à-dire là où généralement on ne s'aperçoit plus guère de leur existence.

Nous citons ces trois cas tout à fait au hasard parmi
une foule d'autres du même genre qu'il serait aisé de
rapporter si cela était nécessaire. Qui ne sait d'ailleurs
que dans tous les hôpitaux de vieillards, et surtout à la
Salpêtrière, comme le professeur Charcot l'a fait remarquer, on n'en est plus à considérer comme surprise d'autopsie la constatation, devenue presque banale, de calculs
volumineux chez des sujets qui n'avaient manifesté aucun
symptôme de ce genre de maladie ? Ce sont là des faits en
quelque sorte de tous les jours, et dont l'explication n'offre
aucune difficulté.

Cette absence de symptômes dans une affection aussi

douloureuse, en général, est assurément discutable : on peut objecter en effet que plus d'une fois elle a dû être méconnue et que dans certains des cas où on a découvert des cholélithes posthumes, un examen plus attentif du malade aurait peut-être fait recconnaître quelque symptôme susceptible de mettre sur la voie de la maladie. Dans d'autres cas, il existait peut-être des symptômes assez rationnels ; mais alors ils pouvaient être masqués par les symptômes d'une maladie plus nette, plus manifeste, qui primait de beaucoup la lithiase, de façon que cette dernière restait inaperçue jusqu'à l'autopsie.

Il faut faire remarquer cependant que l'anatomie et la physiologie pathologiques expliquent parfaitement que des calculs séjournent dans les voies biliaires sans y donner signe de leur existence. On sait en effet que, dans la grande majorité des cas, c'est dans la vésicule que se développent les calculs. La plupart peut-être n'y prennent pas naissance ; mais du moins ils y arrivent ou à l'état de noyaux en quelque sorte, ou très petits, et c'est dans cette cavité qu'ils prennent la plus grande partie du volume qu'on leur trouve plus tard. Or, la vésicule biliaire est un organe dont la sensibilité est assez faible et qui peut supporter longtemps le contact de corps étrangers sans réagir d'une façon bien appréciable. N'oublions pas d'ailleurs que les cholélithes ne s'y développent que très graduellement, qu'ils se moulent généralement sur sa cavité, toutes conditions qui favorisent et expliquent la tolérance de cet organe, dont les fonctions n'ont du reste pas une telle importance qu'elles ne puissent être entravées ou même à peu près abolies sans que l'organisme en subisse une atteinte sérieuse.

Enfin, il y a à tenir compte d'un élément sur lequel nous aurons à revenir plus d'une fois, c'est le degré d'impressionnabilité ou de sensibilité des malades, qui est essentiellement variable, et qui fait que plus d'un endure, sans accuser une gêne considérable, des souffrances qui inquiéteraient d'autres personnes plus susceptibles, ou plus soucieuses de leur santé. Il peut donc arriver qu'une douleur obtuse, qui est survenue presque insensiblement et qui atteint des gens très insouciants ou très durs pour eux-mêmes, n'attire guère l'attention, ou n'inquiète nullement. Il y a là une influence réciproque du physique et du moral, très aisée à saisir et sur laquelle il est inutile de s'appesantir, qui explique très bien non pas l'absence absolue de symptômes (bien que celle-là soit possible) mais une absence relative, c'est-à-dire par défaut de réaction, non objective peut-être, mais du moins subjective. Au point de vue clinique, il est assez important d'être au courant de ce fait qui peut donner l'explication de certains états morbides assez vagues et qu'on ne sait trop à quoi rattacher.

Nous devons encore faire remarquer que cette absence complète ou à peu près complète de symptômes a été surtout observée sur des personnes âgées, chez lesquelles la sensibilité générale est atténuée par suite d'un certain degré d'obnubilation cérébrale, ou dont les manifestations symptomatiques d'ordre subjectif présentent un tel vague qu'il est impossible d'en faire la base ou même le point de départ de la moindre enquête diagnostique.

Il est des cas enfin où un et même plusieurs calculs ont passé directement de la vésicule dans les intestins, sans traverser le canal cystique ni le cholédoque, par un trajet fistuleux qui s'est frayé à l'aide d'un travail ulcératif lent et sans grand appareil inflammatoire. Dans des cas de ce genre, sans compter que les crises de colique hépatique manquent habituellement, les manifestations symptoma-

4.

tiques peuvent être assez obscures pour que le médecin ne soupçonne même pas de quoi il s'agit, et, si l'on ne trouve pas, par hasard, le corps du délit dans les garde-robes, l'existence de la lithiase biliaire pourra parfaitement et a dû en effet être plus d'une fois méconnue. Feltz, entre autres, a publié (*Gaz. hebdom. des sc. méd. de Montpellier*, 1882) un cas rentrant dans cette catégorie, et qui offre plusieurs particularités intéressantes.

§ 2. PÉRIODE DE DÉBUT, OU PRODROMIQUE.

La question de la période de début ou prodromique de la lithiase biliaire, ou encore ce que l'on a appelé des *coliques hépatiques frustes,* est assez controversée. Ce n'est pas qu'il y ait beaucoup de médecins aussi incrédules que Beau relativement à cette affection que cet auteur, très systématique comme l'on sait, assurait être infiniment moins fréquente qu'elle n'est : mais cette période de début est souvent si peu nette, et les malades eux-mêmes tendent si bien la plupart du temps à en augmenter l'obscurité, qu'il n'est nullement étonnant de la voir passer inaperçue, ou confondue avec d'autres manifestations symptomatiques.

Dans cette période de début, les principaux phénomènes que nous avons constatés sont : la douleur épigastrique, du gonflement après les repas, des digestions souvent difficiles ou très lentes, et enfin un certain degré de constipation. Un mot sur chacun de ces symptômes.

La douleur épigastrique, ou *pseudo-gastralgie,* ou *dyspepsie douloureuse de la lithiase biliaire* (Cornillon), vulgairement appelée crampe d'estomac, est d'ordinaire de très courte durée, de quelques secondes à quelques minutes au plus, et d'intensité assez modérée. Parfois ce ne sont que des pincements ; d'autres fois la sensation douloureuse est plus accentuée, mais très rarement violente. Elle ne survient guère à jeun, en quoi elle se distingue de la vraie gastralgie ; le plus souvent, c'est après le repas, non pas immédiatement après la première bouchée, bien que nous en ayons vu quelques cas, mais plutôt au bout d'une à deux heures, et plus souvent même plus tard. Il est probable qu'il y a déjà dès lors de petits graviers de formés, et les premières portions de bol alimentaire qui passent de l'estomac dans le duodénum provoquant par leur contact avec l'ampoule de Vater la contraction des voies biliaires, déterminent en même temps une tentative d'engagement de ces concrétions et causent ainsi ces douleurs passagères. Si ces calculs sont encore très petits, comme c'est probable, ils s'engagent et traversent les voies biliaires sans donner lieu à des symptômes plus caractéristiques, ou retombent dans la vésicule pour continuer à s'y développer.

La douleur épigastrique est un symptôme presque constant dans l'affection calculeuse du foie à son début ; c'est à peine si nous l'avons vu manquer dans un dixième des cas : nous croyons donc qu'on devrait lui donner plus d'importance qu'on ne l'a fait jusqu'à présent, et, quand on vient à le constater, surveiller attentivement l'état des voies biliaires et même prescrire dès lors une hygiène et un traitement en rapport avec la présomption que ce signe doit éveiller. A. Leared, et Pujol (de Castres) bien avant lui, avait insisté vivement sur ce point dans un excellent article publié en janvier 1869 dans le *Medical Press and Circular :* il y a, dit-il, de grandes probabilités pour qu'une douleur épigastrique qui survient après le repas, qui ne cède pas à un traitement anti-névralgique et qu'on constate chez une personne non hystérique,

tienne soit à des calculs biliaires, soit à une rétention
biliaire. Dans ces cas, la douleur peut être assez légère,
ou du moins nullement violente. Ajoutons que, dans la
plupart des cas, cette épigastralgie est considérée comme
pur symptôme dyspeptique ou nerveux, et non comme liée
à une affection calculeuse dans sa période de début, ce
qui explique que tant de sujets affectés de lithiase biliaire
soient longtemps traités par des antipériodiques ou des
antinévralgiques.

Les autres phénomènes que nous avons signalés plus
haut comme faisant partie des symptômes initiaux de la
lithiase biliaire, gonflement après les repas, digestion
lente ou difficile, constipation, ont moins d'importance
que le précédent, dont ils contribuent cependant à préciser la signification. Ils n'ont pas encore l'intensité qu'ils
sont susceptibles d'acquérir par la suite : aussi n'entre-
rons-nous pas dans de plus longs détails sur ce point,
puisque nous aurons à y revenir en traitant de la période
d'état.

§ 3. PÉRIODE D'ÉTAT.

En dehors de deux ou trois symptômes très significatifs, les autres manifestations symptomatiques auxquelles
donne lieu la lithiase biliaire dans la période d'état ne
sont guère caractéristiques et ne prennent de l'importance
que par leur coïncidence avec d'autres phénomènes sé-
méiotiques qui en précisent la portée et permettent d'en
trouver l'origine. Il y a donc intérêt à passer en revue les
principaux symptômes observés dans l'affection calculeuse
du foie, sauf à n'insister que sur ceux qu'on rencontre
dans la majorité des cas.

1° Système nerveux.

Du côté de l'encéphale, nous avons tout d'abord à
mentionner la *migraine*, assez fréquente chez les lithiasiques, mais surtout au début de l'affection calculeuse
hépatique. Nous avons observé une dame qui a eu pendant six à huit ans une migraine périodique, accompagnée de vomissements, avant d'avoir la moindre crise
de colique hépatique, et du moment où les crises de
colique hépatique sont survenues, la migraine a d'abord
perdu de sa régularité, et son intensité a été en s'atténuant graduellement. Il est évident que dans ce cas, ainsi
d'ailleurs que dans bien d'autres du même genre, la migraine n'était qu'une manifestation de l'arthritisme dont
le sujet était atteint et dont la lithiase biliaire a été plus
tard un autre témoignage. L'un et l'autre sont l'expression
de troubles dyscrasiques qui forment un des traits les plus
constants de la diathèse arthritique.

Dans d'autres cas cependant, la migraine, ou la céphalalgie en général, est en relation plus étroite avec l'affection calculeuse hépatique : ainsi on la voit faire partie du
cortège des symptômes les plus ordinaires, ou bien précéder et servir de symptôme prémonitoire des crises.
D'autres fois enfin, bien que très rarement, l'accès de
céphalalgie remplace la crise hépatique en ce sens que la
douleur épigastrique ou cystique est alors à peu près
insignifiante, tandis que la douleur céphalique est vio
lente. Nous ne nous rappelons pas avoir observé ce fait,
mais le professeur Potain nous a dit avoir vu un cas de
ce genre on ne peut plus net dans lequel, au début de la
crise, la douleur se manifestait à la tempe droite, et se
terminait par la tempe gauche en décrivant un demi-

cercle au-dessus de la tête : chez cette dame, la douleur dans la région du foie était presque nulle, alors que la céphalalgie était très intense et paraissait ainsi constituer la vraie crise.

Ce que nous venons de dire de la migraine s'applique également aux *vertiges*, qui doivent avoir les mêmes relations pathogéniques, et qu'il n'est pas très rare de rencontrer chez les lithiasiques, moins fréquemment cependant que la migraine. Dans ces cas, ils n'ont généralement pas de rapports avec l'estomac; du moins nous en avons observé dans lesquels il n'y avait aucune espèce de trouble digestif.

Nous rapprocherons du symptôme précédent un phénomène qu'on ne saurait ranger dans le cadre séméiologique de la lithiase et qui serait plutôt corrélatif ou concomitant que symptomatique : nous voulons parler d'un certain degré de surdité du côté droit que nous avons observé trois fois, sans que rien dans les anamnestiques pût nous rendre compte de cette bizarre coïncidence. Dans tous les cas il s'agissait de lithiase biliaire déjà un peu ancienne, bien que chez des sujets d'âge moyen. La ménopause très prochaine aurait pu, à la rigueur, être incriminée dans un de ces cas.

2° Voies digestives.

Du côté de l'estomac, nous avons à signaler quelques symptômes plus fréquents et plus caractéristiques aussi que les précédents, mais dont l'origine et l'interprétation peuvent fournir matière à discussion. On voit bon nombre de lithiasiques manifester une *inappétence relative*, qui ne les empêche nullement de manger, mais qui est cause qu'ils ne se mettent presque jamais à table avec une sensation nette et franche d'appétit. Ce phénomène tient-il réellement à la lithiase, ou n'est-il que le résultat d'un état dyspeptique plus ou moins latent qui fait que l'estomac n'est jamais complètement débarrassé au moment où va commencer une nouvelle digestion ? Nous pencherions volontiers pour cette dernière explication.

Un autre symptôme dont se plaignent fréquemment les sujets atteints de lithiase biliaire, c'est de ressentir presque constamment un *goût amer*, phénomène qui va assez souvent avec un certain degré, d'habitude très léger, d'état sabural. Ce symptôme peut, comme le précédent, être l'effet d'un peu de dyspepsie ; mais nous croyons plutôt qu'il est causé par la résorption d'une certaine quantité de bile, résorption facilitée par le ralentissement habituel de la circulation biliaire dans le cas de lithiase.

La *dyspepsie* est très commune chez les sujets atteints de cholélithiase, et souvent précède de très longtemps cette affection : que de fois avons-nous entendu ces malades nous dire que de tout temps ils se sont connu un mauvais estomac ! Aussi ne faudrait-il pas mettre absolument et dans tous les cas la dyspepsie sur le compte de l'affection calculeuse. Ce n'est pas qu'on ne puisse trouver d'excellentes raisons pour la faire dériver de cette dernière par le trouble de la sécrétion biliaire qu'implique la lithiase; mais on peut aussi retourner la question, et se demander, comme nous l'avons fait au chapitre de la pathogénie, si la dyspepsie observée dans ces cas n'est pas plutôt la cause, ou une des causes probables de la maladie, qu'un résultat, une conséquence plus ou moins directe de cette dernière ? Il est certain qu'on voit dans nombre de cas les symptômes dyspeptiques précéder les premiers phénomènes douloureux indices de l'affection calculeuse ; mais cela ne prouve pas suffisamment en faveur de la précession absolue des premiers, attendu que les troubles biliaires qui amènent la formation des calculs doivent eux-mêmes précéder d'assez longtemps l'apparition des phénomènes douloureux. La question est donc assez complexe et ne nous paraît pas aisée à résoudre. Du reste, au point de vue des rapports de la dyspepsie avec l'affection calculeuse hépatique, on observe trois catégories de cas : ceux dans lesquels les troubles dyspeptiques ont de longtemps précédé les premiers signes positifs de la lithiase, ceux dans lesquels ces troubles sont concomitants avec la lithiase et à peu près constants, et enfin ceux dans lesquels on ne constate de dérangement de l'estomac que pendant la période des crises. D'une façon générale, on peut dire que la majorité des sujets affectés de lithiase biliaire sont plus ou moins dyspeptiques. Les troubles de la fonction digestive sont donc un symptôme assez important de cette affection dont l'amélioration se traduit généralement et tout d'abord par la disparition ou l'atténuation de ces troubles.

Bien que la *flatulence* ne soit qu'un signe de dyspepsie, nous en faisons une mention spéciale ici à cause de l'importance symptomatique qu'elle prend chez nombre de lithiasiques. S'il est vrai que, le plus souvent peut-être, elle est liée à quelque trouble dans les phénomènes complexes qui constituent la digestion, il est non moins exact que dans bien des cas elle est indépendante de tout travail digestif et qu'elle a son origine dans quelque trouble de l'innervation vaso-motrice. Quoi qu'il en soit, ce symptôme se manifeste en général immédiatement après le repas, au sortir de table, parfois même le repas à peine commencé, avant donc que le travail digestif soit assez avancé pour donner lieu à des phénomènes de pneumatose. Nous l'avons observé principalement chez les femmes. Bien que nous ne soyons pas en mesure de donner de ce symptôme une explication satisfaisante, nous croyons utile de le signaler, parce qu'on le constate très fréquemment et qu'il accompagne généralement ou plutôt précède les crises pseudo-gastralgiques, signes avant-coureurs des vraies crises de colique hépatique.

Nous avons négligé à dessein de parler d'un symptôme — si toutefois on peut lui donner ce nom — sur lequel la plupart des auteurs ont insisté : c'est le goût très prononcé qu'auraient en général les lithiasiques pour les aliments gras. D'après ce que nous avons pu constater, nous ne croyons pas d'abord ce goût aussi répandu qu'on le dit dans cette catégorie de malades, et puis, de toute façon, il faudrait voir là plutôt une influence pathogénique qu'une manifestation symptomatique.

Les symptômes observés du côté des intestins se rattachent en général aux mêmes causes que nous avons signalées pour les symptômes fournis par l'estomac. La *constipation* est très fréquente et presque la règle dans la lithiase biliaire : mais est-elle l'effet de cette affection, ou une des nombreuses conditions favorables à sa production? C'est ce qu'il serait très difficile d'établir, d'autant mieux que très vraisemblablement elle doit être cause ou effet suivant les cas. Quoi qu'il en soit, c'est un état qui est maintes fois en étroite relation avec la lithiase biliaire, si bien que les accidents qu'entraîne cette maladie sont bien moins nombreux et moins intenses quand il n'y a pas de constipation, et qu'un des premiers résultats constatés chez les lithiasiques en voie d'amélioration, c'est précisément la disparition graduelle de la constipation, disparition que nous avons constatée plus d'une fois à Vichy, dans le cours du traitement thermal, bien que cette eau minérale soit généralement rien moins que laxative. Ces faits n'ont évi-

demment rien d'absolu, et les exceptions ne sont peut-être
pas très rares ; ils sont cependant assez ordinaires pour
permettre de donner une certaine importance à ce symptôme qui trouve son explication la plus probable dans
une insuffisance de la sécrétion biliaire, ou plutôt peut-
être un ralentissement de son excrétion.

Bien moins fréquente que la constipation, la *diarrhée*
est encore un signe dont il y a à tenir compte — pourvu
qu'elle soit d'une certaine durée — en ce sens qu'elle
peut indiquer une modification dans la constitution de la
bile, excès de proportion des acides biliaires par exemple,
condition que nous savons très favorable à la production
des cholélithes.

Nous ne ferons qu'indiquer ici la décoloration des selles,
comme un des signes les plus caractéristiques de la lithiase
biliaire, parce que nous aurons l'occasion de revenir sur
ce point à propos de l'ictère.

Pour en finir avec l'intestin, nous avons à mentionner
le *météorisme,* ou flatulence intestinale, qu'il ne faut pas
confondre avec la flatulence stomacale ; ce symptôme est
assez habituel, et tient très probablement à ce que, par
suite de la résorption d'une certaine portion de bile dans
les voies biliaires, résorption amenée par le ralentissement
du cours de ce liquide, il n'en arrive plus dans l'intestin
en quantité suffisante pour l'accomplissement normal
des divers processus digestifs ; d'où développement exagéré de gaz, qui prend encore plus d'importance quand il
y a ictère, mais qui n'en est pas moins assez notable en
l'absence de cette dernière complication.

3º Appareil biliaire.

Nous en arrivons à l'organe le plus intéressé dans la question, le *foie*, qui se trouve naturellement le siège ou le point de départ immédiat des symptômes les plus importants.

L'examen du foie amène à constater si cet organe a conservé son volume normal, et si la vésicule donne à la palpation la sensation de quelque corps étranger.

Relativement au premier point, il ne faut pas trop s'attendre à trouver de l'*augmentation de volume*, et c'est là un fait que nous tenons à souligner, parce qu'on a singulièrement exagéré la fréquence de ce symptôme dans la lithiase, à tel point que dans bien des cas on a conclu à l'absence probable de lithiase biliaire, par le seul fait que le foie avait ses dimensions normales. Nous avons examiné cet organe dans la grande majorité des sept à huit cents cas d'affection calculeuse que nous avons observés jusqu'à ce jour soit dans notre service hospitalier, soit dans la clientèle privée, et nous ne l'avons trouvé augmenté de volume que dans un nombre très restreint de cas, à peine un douzième : en réalité, on ne peut guère constater ce phénomène que chez les malades sujets à des crises hépatiques très rapprochées, ou chez ceux qui, sous l'influence de l'irritation causée par la présence des calculs, sont affectés soit de congestion, soit de poussées aiguës d'hépatite ou plutôt d'angiocholite. Chez les sujets dont les crises sont suffisamment espacées, le plus souvent on trouve le foie normal soit dans les intervalles des crises, soit dès le lendemain de la crise, et même parfois le jour même, quand elle n'est pas d'une violence excessive.

Assurément, nous ne voudrions pas nier la possibilité

de cette augmentation de volume du foie, puisque nous l'avons constatée maintes fois dans les circonstances que nous venons de préciser ; mais nous croyons qu'on a trop compté sur sa présence et qu'on l'a même vue dans des cas où elle n'existait certainement pas ; aussi nous tenons à déclarer de nouveau que ce symptôme est loin d'être aussi fréquent qu'on l'a dit, et que par conséquent son existence bien nette n'en acquiert que plus d'importance. De toute manière, le foie ne prend dans ces cas, sauf complication de processus hyperplasique, qu'une augmentation de volume généralement assez modérée, 3 à 4 centimètres au plus.

Nous venons de dire sauf complication de processus hyperplasique : on sait en effet que dans certains cas d'obstruction calculeuse du foie, il se produit dans cet organe une inflammation interstitielle accompagnée généralement, au moins au début, d'augmentation de volume assez considérable, coïncidant d'ordinaire avec l'ictère chronique, ou consécutive à ce dernier, mais susceptible néanmoins de se manifester en dehors de ce symptôme, ainsi que nous le verrons, quand nous traiterons de l'obstruction calculeuse (voir le chapitre des COMPLICATIONS).

Il y a cependant des cas où, en dehors de tout processus hyperplasique, le foie peut offrir, par le fait seul de la congestion d'origine lithiasique, un développement beaucoup plus accentué que celui signalé tout à l'heure : nous avons vu notamment un cas de ce genre où le foie descendait jusqu'au niveau de l'ombilic, et ce qui montra bien qu'il n'y avait pas de prolifération cellulaire, c'est qu'à la fin de la cure thermale, il avait repris, au bout de vingt-cinq jours, son volume normal à 1 ou 2 centimètres près. Nous croyons toutefois que ces faits sont un peu exceptionnels.

La *vésicule biliaire*, qui, à l'état normal, est à peine perceptible, soit à la percussion, soit à la palpation, peut également être un peu *augmentée de volume* dans la lithiase biliaire, par le fait de trois causes : 1° par la présence de calculs dans sa cavité, qui en est le siège le plus ordinaire; 2° par l'accumulation de la bile, tenant à une obstruction calculeuse complète ou incomplète du cholédoque; 3° enfin, par une hydropisie ou même par une inflammation purulente de la vésicule, consécutives à l'irritation due à la présence des calculs. Dans le premier cas, il ne faudra pas trop s'attendre à constater aisément le symptôme en question, à moins que les concrétions calculeuses ne soient en grand nombre ou très volumineuses. Nous ne parlons pas ici de la sensation assez distincte de concrétions solitaires ou en nombre qui serait perçue par les doigts un peu habitués à ce genre d'exploration, ainsi que du bruit particulier de frottement qu'on pourrait provoquer en remuant ces concrétions dans la vésicule : nous nous expliquerons sur ce point au chapitre du DIAGNOSTIC. Dans le second cas, la vésicule fait généralement une saillie assez prononcée, pour que ce signe n'échappe pas à l'observateur un peu attentif; c'est donc un symptôme assez important à rechercher : ajoutons cependant que, quand il existe, il est généralement primé par d'autres symptômes plus significatifs. Dans les autres cas, hydropisie ou abcès d'origine calculeuse, la constatation de la tumeur de la vésicule aura pour principal résultat d'éclairer le médecin sur la gravité de la maladie, la question de la lithiase étant momentanément reléguée au second plan.

Nous voici arrivés aux deux symptômes de beaucoup les plus importants, à savoir la douleur et l'ictère.

4° Douleur.

Nature et *intensité*. — La douleur déterminée par les
calculs biliaires varie considérablement suivant une foule
de conditions ; mais c'est surtout pendant les crises qu'on
observe ces variations. Quand nous étudierons tout à
l'heure la crise de colique hépatique, nous insisterons davantage sur ce point. Dans la période d'état, la douleur
est infiniment moins variable, généralement sourde et peu
intense : c'est plutôt comme une sensation incommode de
poids dans le côté droit ou au creux de l'estomac, qu'une
véritable douleur. Le malade dit ressentir une gêne presque constante dans cette région, comme quelque chose qui
l'embarrasse et qui lui fait machinalement porter la main
en cet endroit pour s'assurer que les vêtements ne le serrent pas trop. Cette gêne augmente généralement peu de
temps après le repas, mais arrive rarement à constituer
une vraie souffrance ; parfois cependant il survient une
douleur vive, rapide, pareille à un fort pincement, ou à
un coup d'un instrument aigu qui traverserait le corps de
part en part, ou encore comme si on leur enfonçait un
doigt dans le foie : il est probable qu'en pareil cas il
s'agit d'une petite tentative d'engagement de calcul, trop
peu énergique pour amener une vraie douleur ou une
crise ; la durée d'ailleurs en est tellement courte, qu'on
ne peut donner à cette attaque le nom de crise. La douleur sourde peut tenir évidemment à deux causes : d'abord
à la présence d'un calcul dans la vésicule, d'où irritation
des parois de la poche biliaire, irritation qui est la source
de la plupart des sensations de malaise ressenties dans
cette région. Cette irritation est même susceptible d'amener un peu de catarrhe de la vésicule ; mais, en raison de

l'obscurité de cette affection, tant qu'elle se maintient à un léger degré, nous ne saurions préciser si ce catarrhe cholécystique est fréquent. Il est bien entendu que nous ne confondons pas sous cette dénomination l'hydropisie de la vésicule par obstruction calculeuse, à laquelle nous faisions allusion quelques pages plus haut et dont nous nous occuperons en traitant des complications.

Bien que la majorité des sujets affectés de lithiase biliaire souffrent, dans les intervalles des crises, sinon continuellement, du moins de temps en temps, on en trouve encore bon nombre qui, en dehors de leurs attaques, n'éprouvent aucun phénomène douloureux, soit spontané, soit même provoqué. Nous nous rappelons entre autres un jeune homme, affligé des plus violentes crises dont nous ayons été témoin, qui, dès le surlendemain de son attaque, se comprimait devant nous la région hépatique presque brutalement, pour mieux nous prouver, disait-il, qu'il ne pouvait pas avoir de maladie dans cet organe. Cette absence complète de phénomènes douloureux, dans les intervalles des crises, est plus rare chez la femme que chez l'homme, probablement parce que la sensibilité est généralement plus développée chez la première. Il n'est pas rare, en effet, de rencontrer des femmes qui, bien que tout à fait remises de leurs crises, ne peuvent, pendant des mois et quelquefois des années, supporter la constriction, si légère soit-elle, du corset, et c'est même, ainsi que nous l'avons maintes fois observé à Vichy, un des premiers signes de l'amélioration amenée par la cure thermale chez ces personnes, que de recommencer à pouvoir supporter le contact du corset. Du reste, cette variabilité des sensations de douleur ou de malaise est extrême ; nous l'avons déjà fait remarquer au début de ce chapitre, et nous n'avons pas à revenir sur ce point.

Siège. — Le siège de ces malaises ou douleurs est assez
ordinairement rapporté à la région péri-vésiculaire, où
persiste souvent un certain degré de sensibilité à la pression, mais pas d'une façon aussi constante que l'admettait
Pujol. Parfois le siège de cette sensibilité se trouve exactement limité au creux épigastrique, ou encore, mais plus
rarement, dans la région lombaire droite. Il est tout à fait
exceptionnel de la constater dans le flanc droit, c'est-à-dire
sur la ligne axillaire ; du moins, nous n'avons pas souve-
nir d'en avoir été témoin. Enfin, on observe encore assez
fréquemment un endolorissement général de toute la région hépatique, avec ou sans points d'hyperesthésie, ce
qui se présente surtout quand les crises sont violentes et
assez rapprochées.

Le siège des douleurs est souvent subordonné à la période où se trouve la cholélithiase : ainsi, au début, les
manifestations douloureuses affectent plutôt la région épigastrique, comme nous l'avons indiqué précédemment, et
elles sont alors généralement considérées comme des
crampes d'estomac, ou de la gastralgie. Nous avons déjà
donné notre opinion sur cette interprétation qui conduit à
méconnaître, parfois assez longtemps, une maladie qu'on
ne saurait traiter de trop bonne heure. Ce n'est, dans bien
des cas, que beaucoup plus tard, que ces symptômes affectent une localisation plus caractéristique, et se fixent dans
la région péri-vésiculaire.

Il n'est pas inutile de faire remarquer que, dans les
intervalles des crises, la région de l'épaule droite peut
être le siège de douleurs peu intenses, mais assez persistantes, à l'exclusion de toute autre détermination douloureuse des articulations, et en dehors de tout état rhuma-
tismal appréciable.

Les circonstances qui réveillent ou augmentent ces douleurs sont également assez caractéristiques pour donner une signification plus marquée à ce symptôme, un peu banal par lui-même. Mais nous croyons qu'il y aura plus d'intérêt à les signaler à propos du diagnostic.

Ne quittons pas cette question des douleurs sans rappeler que, la lithiase biliaire coexistant maintes fois avec l'arthritisme — quel que soit le rapport qu'on admette entre ces deux affections — on pourra constater, soit dans les commémoratifs, soit actuellement, des phénomènes douloureux dans d'autres points de l'organisme, dans les articulations, dans les masses musculaires, ou dans les viscères. Ces névralgies sont même parfois assez intenses pour masquer complètement les douleurs de la lithiase, au point de faire méconnaître cette dernière, si d'autres signes n'étaient là pour la révéler. Ce n'est là évidemment qu'un symptôme éloigné et accessoire : mais quand il s'agit d'une maladie souvent assez obscure, des symptômes même secondaires méritent quelque considération.

5° Ictère.

L'ictère est évidemment un des symptômes les plus caractéristiques de la lithiase biliaire, mais c'est relativement un des plus rares. Aussi sa constatation, surtout à l'état passager, a-t-elle beaucoup d'importance ; nous disons à l'état passager, parce qu'il y a à distinguer au point de vue séméiologique entre l'ictère passager et l'ictère chronique, qui ont chacun une signification différente.

Nous ne pouvons ici, à propos d'un symptôme, faire une étude approfondie sur la pathogénie et la valeur séméiologique de l'ictère en général : nous ne nous occupe-

rons donc que de ses rapports avec la lithiase et nous au
rons même à y revenir maintes fois, notamment dans le
chapitre du diagnostic et dans celui des complications.

Au point de vue donc de l'affection calculeuse étudiée
dans la période d'état, c'est-à-dire entre les crises, on
constatera de l'ictère, surtout quand il y aura un calcul
engagé et enclavé dans le cholédoque. Il y aura aussi de
l'ictère, s'il y a obstruction calculeuse du canal hépatique:
mais ce canal est rarement le siège de concrétions. Quant
à l'obstruction calculeuse des divisions de ce dernier canal, on comprend qu'elle pourra très bien amener de
l'ictère, si elle intéresse un nombre assez considérable de
ramifications. Mais revenons à l'occlusion du cholédoque
par un calcul, ce qui est le cas le plus fréquent. Si ce
dernier vient de s'engager, il donne presque infaillible-
ment lieu à une crise, et ce n'est plus le cas qui nous
occupe ; ou bien, le calcul est enclavé, et alors c'est ordinairement un ictère chronique qu'il produit. C'est assez
dire que dans la période dont nous nous occupons en ce
moment, où les calculs siègent d'ordinaire dans la vésicule, on ne peut guère compter sur la présence de l'ictère. On comprend néanmoins toute l'importance de ce
symptôme, quand par hasard il existe.

L'obstruction calculeuse ne constitue pas le seul mode
direct de production de l'ictère chez les lithiasiques :
ainsi, on a vu des cas d'ictère persistant avec des calculs
siégeant dans la vésicule et assez gros pour qu'on pût
difficilement admettre leur migration. Dans ces observations, on s'expliquait l'ictère par le catarrhe des voies biliaires, et ce catarrhe aurait eu lui-même pour origine
le calcul de la vésicule qui, par l'irritation incessante que
déterminait son contact sur les parois de la vésicule,
avait amené une cholécystite catarrhale, propagée d'abord

aux gros canaux, et de là aux divisions intra-hépatiques. Le résultat de cette angiocholite, c'est d'abord le boursouflement de la muqueuse des conduits, qui détermine un ralentissement notable, une obstruction partielle du cours de la bile, et puis la production d'un bouchon muqueux, qui achève d'obturer la lumière déjà rétrécie de ces canaux. Le bouchon muqueux, très contesté, n'est même pas nécessaire pour amener le résultat en question.

Voilà donc comment peut se produire l'ictère chez un lithiasique sans que le calcul obstrue directement les canaux biliaires. Hâtons-nous d'ajouter qu'en somme ce mode de production de l'ictère est très peu fréquent.

Si, en dehors de l'obstruction calculeuse chronique, l'ictère franc est assez rare dans les intervalles des crises, il n'en est pas de même d'une certaine teinte sub-ictérique que conservent assez souvent les lithiasiques, et en général ceux chez lesquels l'élimination de la bile a subi un ralentissement notable, qui a pour conséquence un certain degré de résorption biliaire, c'est-à-dire de cholémie compatible avec l'état physiologique, mais qui se traduit par une imprégnation biliaire générale de l'organisme, assez légère pour ne pas donner l'apparence de l'ictère, mais assez sensible cependant dans bien des cas pour modifier d'une façon appréciable le teint, qui prend alors une nuance un peu bistrée, ce qu'on appelle, en un mot, *le teint hépatique*. Cet état s'observe plus nettement, mais d'une façon passagère, dans les cas où un calcul de la vésicule s'engageant dans le canal cystique obture pour un temps ce conduit et empêche la bile qui se trouve dans la vésicule de passer dans l'intestin ; par suite, ce liquide finit par être résorbé dans son réservoir. D'autre part, comme le calcul peut retomber dans la vésicule pour recommencer de nouveau à obstruer le canal cystique, on voit les alternances d'imprégnation sub-ictérique qui en résulteront, et on aura ainsi une explication très plausible des variations que le teint des hépatiques est susceptible de présenter.

6° Excrétions.

Urines. — Les urines n'offrent pas, dans la lithiase biliaire, de particularité qui mérite d'attirer sérieusement l'attention ; elles sont d'ordinaire plus foncées, plus concentrées qu'à l'état normal, laissent déposer des urates et souvent aussi de l'acide urique, car on sait combien est commune la coexistence de l'affection calculeuse du foie avec la gravelle urique ou avec l'acidurie. Parfois aussi les urines sont parfaitement normales. Ces caractères n'ont évidemment rien de bien spécial à la cholélithiase et ne sauraient être considérés comme des symptômes. La constatation dans l'urine d'une certaine quantité d'acides ou de pigment biliaires, en dehors de tout ictère manifeste, aurait infiniment plus de valeur et mériterait grande considération, car ce signe pourrait indiquer qu'il y a élimination imparfaite de la bile par la voie intestinale, et que cette élimination imparfaite peut tenir à une obstruction partielle des voies biliaires, obstruction dont il reste à déterminer la nature. Quand nous traiterons du diagnostic, nous reviendrons sur le parti qu'on peut tirer de l'examen des urines.

Fèces. — Pas plus que les urines, les fèces ne présentent, en dehors de l'obstruction biliaire, de caractères bien particuliers. On n'est pas assez fixé sur les modifications que subit la bile pendant son séjour dans la vésicule biliaire et l'influence que ces modifications peuvent avoir sur la nature des fèces pour en induire les caractères qu'on observera du côté de ces excrétions lorsque la bile passera constamment des conduits biliaires dans l'intestin sans séjourner dans la vésicule. La seule chose bien positive qu'on sache, c'est que les matières prennent l'aspect de la terre glaise, avec une coloration grisâtre et une odeur extrêmement fétide quand la bile ne peut plus arriver dans l'intestin. C'est donc un symptôme collatéral à l'ictère, qui a la même signification et qu'il est assez rare de constater isolé de ce dernier.

7° Phénomènes généraux.

Le *pouls* et la *température* ne nous offrent non plus, en dehors des crises et de l'obstruction calculeuse, rien de caractéristique. Le pouls a plutôt une tendance au ralentissement. La température locale ne présente de modification que s'il y a un travail inflammatoire ou sub-inflammatoire plus ou moins latent, et qu'elle servira même à reconnaître par ses oscillations. Nous ne faisons ici qu'indiquer le fait, sur lequel nous reviendrons tout à l'heure à propos des crises de colique hépatique et où nous aurons à signaler des phénomènes fort intéressants au point de vue de la température locale. Pour la même raison, nous ne parlerons pas en ce moment de la *fièvre hépatique*, qu'on doit considérer plutôt comme un signe de complication que que comme un symptôme normal de la lithiase biliaire.

ARTICLE II.

Période aiguë, ou crises de colique hépatique.

§ 1. CAUSE IMMÉDIATE DE LA CRISE ET CIRCONSTANCES QUI LA FAVORISENT.

Sous l'influence de circonstances sur lesquelles nous allons revenir, un calcul qui se trouvait dans la vésicule, où il ne donnait lieu à aucune manifestation qui pût trahir sa présence, s'engage dans le canal cystique; au contact du corps étranger, le canal se contracte sur le calcul, et voilà la crise douloureuse qui commence. Si le calcul est assez petit, il pourra cheminer dans ce canal sans de trop grands efforts, sans déterminer de trop vives douleurs, et une fois le canal cholédoque atteint, ce dernier ayant un calibre sensiblement supérieur à celui du cystique, le calcul poursuit sa migration vers l'intestin. Il a cependant grande chance d'être arrêté à l'embouchure du cholédoque dans le duodénum, parce que le canal biliaire offre en cet endroit un rétrécissement notable de son calibre. En parcourant en effet les observations, accompagnées d'autopsies, de sujets morts par suite d'obstruction calculeuse, on n'aura pas de peine à remarquer que maintes fois le calcul se trouvait situé à l'ampoule de Vater. Si le calcul est trop gros pour circuler aussi aisément, il peut rester engagé dans le canal cystique, puis retomber dans la vésicule, pour s'engager de nouveau.

La symptomatologie varie nécessairement suivant les points des voies biliaires où le calcul se trouve arrêté; nous indiquerons ces particularités en étudiant chaque symptôme en détail.

Revenons sur les circonstances qui peuvent agir comme

causes préparatoires de la crise ; cette question a une grande importance clinique, car la connaissance de ces causes peut aider, dans une certaine mesure, à prévenir le retour des crises. Voici celles que notre expérience nous a fait constater comme les plus fréquentes : une vive émotion ; un refroidissement brusque, ou l'ingestion d'une boisson glacée ; une purgation intempestive ou excessive ; une course en voiture sur une très mauvaise route, ou une course à âne ; l'approche ou le moment de l'époque menstruelle ; des excès de table, surtout le mélange de vins fins ; un traitement thermal mené trop activement ; une crise de colique néphrétique, un accouchement, une indigestion ou une mauvaise digestion, la digestion même normale, surtout au moment de sa période intestinale ; c'est même là, selon nous, la cause la plus importante du retour des crises et de la périodicité très régulière qu'elles affectent dans certains cas, périodicité dont nous avons rapporté des exemples nombreux et frappants, et sur laquelle nous avons le premier attiré l'attention d'une façon spéciale (voir *Archives de médecine*, 1er mai 1883). On trouverait assurément d'autres circonstances qui sont de nature à favoriser la production de la crise ; nous nous contentons de signaler celles qui nous ont le plus frappé.

La cause la plus importante de la crise, la seule réellement effective, c'est évidemment la contraction spasmodique des voies biliaires : c'est à elle qu'il faut attribuer les douleurs les plus intenses ; mais une petite part revient sans contredit à la réplétion des voies biliaires en-deçà de l'obstacle, et à leur distension exagérée. Cela est si vrai que, dès qu'il y a expulsion de bile par le vomissement, il se produit généralement un peu de détente dans la crise. Le soulagement n'est parfois que passager ; mais il n'en est pas moins incontestable.

§ 2. Phénomènes précurseurs de la crise.

Ces phénomènes présentent de grandes variations suivant les sujets, et il serait bien difficile de les énumérer tous : il y en a cependant qui par leur fréquence méritent d'être signalés. Parmi ces phénomènes se trouve, par exemple, la *migraine :* chez bon nombre de malades, nous l'avons vu annoncer et précéder la crise avec une régularité remarquable. La migraine s'accompagne assez souvent de nausées et de vomissements bilieux qui, d'ordinaire, n'ont pas le pouvoir de conjurer la crise, mais en atténuent parfois la violence pour la raison que nous donnions tout à l'heure. D'autres fois, sans migraine aucune, on observe comme préliminaire de la crise un état nauséeux tout particulier, que rien en apparence n'explique. Cet état nauséeux, distinct de celui qui accompagne la migraine, n'est pas aussi souvent suivi de vomissements que dans le cas précédent. D'autres fois, il n'y a ni migraine, ni état nauséeux, mais simplement des bâillements sans fin, un malaise général vague, une inaptitude complète à toute occupation, une indifférence absolue pour toute distraction, etc., enfin un état indéfinissable que les malades eux-mêmes ont de la peine à décrire, mais sur la signification duquel on les voit rarement se tromper.

Un autre signe indiquant une crise imminente et qui serait même plutôt un signe du début de la crise, c'est la *réplétion de la vésicule biliaire*, phénomène que nous signalions plus haut et sur lequel Willemin a particulièrement insisté. Les malades en ont souvent conscience par une sensation particulière de plénitude qu'ils éprouvent dans cette région et que nous avons vu plus d'une fois précéder de quelques instants seulement les premières

douleurs de la colique hépatique. Il est inutile d'insister
sur le mécanisme du phénomène, qui se comprend très
bien et que l'on constaterait sans doute beaucoup plus
fréquemment si l'on avait plus souvent l'occasion d'examiner le malade au moment des crises. Cette réplétion
de la vésicule se produit le plus souvent quelque temps
après les repas, c'est-à-dire au moment où, sous l'influence de l'excitation de la période digestive, l'appareil
biliaire est en état de suractivité. Ce phénomène est donc
à la fois le précurseur, et maintes fois aussi l'agent déterminant de la crise en ce sens que cet afflux de la bile
dans le réservoir cystique est de nature à mettre en mouvement les calculs qui peuvent se trouver dans les voies
biliaires.

§ 3. CRISE PROPREMENT DITE.

1° Douleurs.

Le *début* de la crise peut être brusque : le patient res-
sent à l'épigastre ou dans l'hypocondre droit une douleur
subite, aiguë, et dont l'intensité va en s'accroissant, si la
crise doit avoir une certaine durée. D'autres fois, le début
est lent et progressif : la douleur est d'abord sourde, c'est
même plutôt une gène qu'une vraie douleur ; le malade
« sent son côté », comme il dit, et il sait que c'est souvent
le commencement de la crise qui, dans ces cas, n'acquiert
sa plus grande intensité qu'au bout d'une demi-heure à
quelques heures. Quant au degré relatif de fréquence de
ces deux modes de début, il nous serait assez difficile de
l'établir, n'ayant sur ce point que des notes par trop in-
complètes : autant que nous pouvons en juger de mémoire,
il ne nous semble pas que l'un soit notablement plus fréquent que l'autre.

Assez rarement, la crise débute par un frisson plus ou moins violent, avec température allant jusqu'à 40 ou 41 degrés, suivi de chaleur et de transpiration, et la crise douloureuse ne tarde pas à paraître, si déjà elle ne s'est manifestée en même temps que le frisson. Ce frisson, qu'il faut distinguer du frisson purement nerveux, beaucoup plus fréquent, constitue un accès de fièvre intermittente hépatique, et s'observe surtout lorsqu'il y a en même temps complication d'angiocholite. Nous ne pouvons ici que mentionner le fait de la fièvre hépatique, dont l'importance mérite des développements particuliers (voir le chapitre des COMPLICATIONS). Nous rappellerons cependant, au point de vue symptomatologique, qu'on voit exceptionnellement le frisson constituer le seul élément de la crise, la douleur pouvant faire complètement défaut, ou être tellement insignifiante qu'elle passerait inaperçue.

Quel que soit le mode de début, il n'a aucune influence sur l'intensité de la crise, que rien ne peut faire préjuger. Le patient est jusqu'à un certain point cependant à même de juger si la crise va être légère ou violente, et nous en avons vu plus d'une fois qui ne s'y trompaient pas. Il est évident qu'il se produit en pareil cas certains signes, plus subjectifs qu'objectifs, et, par suite, d'observation parfois trop subtile pour le praticien, mais dont un malade tant soit peu intelligent a parfaitement conscience, et dont il est capable d'apprécier la portée.

Quand la crise est de courte durée, même avec une douleur intense, elle peut n'exercer qu'un trouble tout à fait passager et n'entraîner aucune espèce de conséquence. Nous avons vu des malades qui, pris subitement de crise à table, et assez violemment pour être obligés de quitter la salle à manger, se remettaient au bout de quelques minutes à leur repas sans le moindre inconvénient, qu'ils eussent vomi ou non ce qu'ils avaient déjà ingéré. Quand la crise se prolonge, l'intensité ne s'en accroît pas nécessairement ; en d'autres termes, la crise peut durer très longtemps et n'avoir qu'une intensité très médiocre.

Si la crise devient violente, on a alors le tableau des souffrances les plus atroces qu'on puisse endurer : tantôt le malade appuie de toutes ses forces ses mains sur le point douloureux, comme s'il lui semblait que tout va se rompre en cet endroit, ou encore parce que la pression lui paraît apporter quelque soulagement ; d'autres fois, le plus léger contact, celui de la plus fine chemise, lui est absolument insupportable. On le voit prendre les positions les plus bizarres : tantôt accroupi, le menton sur les genoux, d'autres fois couché sur le ventre, avec tous les oreillers qu'il peut se procurer entassés sous lui ; gardant d'ailleurs peu de temps la même situation, se déjetant tantôt à droite, tantôt à gauche, s'arc-boutant avec les pieds contre le bois du lit, essayant enfin de toutes les postures possibles jusqu'à ce qu'il ait trouvé le soulagement que peut seul lui donner ou bien le dégagement du calcul engagé, ou l'absorption de quelque calmant.

On comprend d'ailleurs que cette manifestation de la douleur varie considérablement suivant une foule de circonstances subjectives ou objectives. Ainsi, l'on voit des malades en proie à des crises extrêmement violentes ne pas pousser une plainte : ils grincent des dents, déchirent leur mouchoir pour amortir le choc de leurs dents, mais pas un mot, pas un cri. D'autres gesticulent d'une façon désordonnée, se plaignent, poussent des cris, et même des hurlements, souvent en rapport avec l'intensité de la crise, mais parfois aussi pour des douleurs insignifiantes. Il y a donc lieu de tenir compte du tempérament du sujet, et, partant de là, on pourrait prévoir le genre de manifestation douloureuse qu'on observera, suivant qu'on a affaire à un malade plus ou moins nerveux. Il faut même s'attendre à ce que, chez des sujets hystériques ou épileptiques, la crise hépatique revête la forme d'une attaque d'hystérie ou d'épilepsie, ou n'en provoque l'invasion.

Enfin, nous rappellerons que parfois aussi les crises finissent, à la longue, par n'être plus aussi douloureuses, soit qu'il s'établisse une sorte de tolérance du système nerveux pour la douleur, soit encore que les voies biliaires soient moins irritables, moins susceptibles à l'action des corps étrangers : cela s'observe surtout à un âge avancé, ou encore chez des malades de la campagne, généralement assez durs au mal.

Quand les douleurs sont très violentes, elles ne sont pas, on le pense, sans mettre le système nerveux à une rude épreuve ; aussi voit-on survenir parfois des convulsions, des accidents comateux, la lipothymie, la syncope et même la mort. Pour ne pas interrompre notre description, nous laisserons pour le moment de côté ces divers phénomènes, dont nous nous occuperons dans un chapitre spécial (voir COMPLICATIONS).

La crise suit souvent une marche régulière, présentant une période d'augment, une période d'état, puis une période de décroissance, et se termine ainsi pour ne reparaître qu'à l'occasion d'une nouvelle circonstance déterminante. D'autres fois, après la période d'augment ou d'état, il se fait un peu d'accalmie ; on croit la crise terminée : mais une douleur sourde qui persiste indique que tout n'est pas fini. On voit, en effet, la crise reprendre et même dépasser parfois l'intensité qu'elle avait auparavant et durer encore pendant un temps variable. C'est ainsi qu'on voit des crises se prolonger durant des journées entières, avec des alternatives diverses d'accalmie et de recrudescence. Cela s'observe plutôt quand il n'y a ni vomissements, ni évacuations alvines, car, généralement, des vomissements abondants ou des garde-robes copieuses abrègent la durée de la crise ; d'où la recommandation de veiller à la régularité des selles quand il y a imminence de crise, et de les provoquer dès qu'on le peut, quand la crise est survenue, pour en atténuer l'intensité et la longueur.

La persistance des crises peut tenir, entre autres causes, à ce fait que les calculs sont souvent nombreux, quand ils sont de petit volume et disposés dans les voies biliaires comme les grains d'un chapelet. Or, comme on en a compté parfois jusqu'à une centaine qui se sont trouvés à la fois ou successivement engagés, on comprend que des crises *même effectives*, c'est-à-dire suivies chaque fois de l'expulsion d'un calcul, puissent durer plusieurs jours et même plusieurs semaines presque sans discontinuer.

On conçoit tous les dangers, toutes les conséquences graves que peut entraîner une pareille persistance des douleurs, soit par l'épuisement nerveux résultant d'aussi longues souffrances, soit par les risques nombreux de déchirures des conduits, etc.

Le siège des douleurs, bien que souvent variable, a en somme une fixité relative dont l'importance n'a pas besoin d'être démontrée. Le siège le plus fréquent, c'est l'épigastre. Comme le *siège anatomique* de la douleur se trouve situé un peu à droite, nous croyons que certains auteurs se sont laissé influencer, sans le vouloir, par cette circonstance, et ont été ainsi amenés à placer le siège de prédilection de la douleur pendant la crise de colique hépatique au niveau de la vésicule biliaire : d'après ce que nous avons observé, nous croyons que dans les cinq huitièmes environ des cas, la douleur siège au creux épigastrique.

Le point douloureux le plus fréquent après celui-là, c'est le point vésiculaire ou cystique, situé sous le rebord costal, à 4 ou 5 centimètres à droite de la ligne médiane. Les points lombaire et scapulaire sont bien moins fréquents que les précédents : il n'est pas absolument rare cependant de voir dans certains cas le point lombaire prédominer, alors que les autres sont à peine appréciables. Pour le point scapulaire, quand il existe, il accompagne d'autres points ordinairement plus accentués ; nous ne l'avons jamais encore rencontré isolé, mais notre confrère le docteur Sénac en a rapporté un cas très remarquable. Enfin, il est bon de savoir que l'hypocondre droit et même l'épigastre peuvent être à peu près complètement indolores et que le maximum de la douleur peut siéger dans l'hypocondre gauche : nous l'avons observé très rarement, mais nous l'avons observé, et comme ces cas étaient de nature à nous frapper, nous avons bien pris garde de ne pas confondre avec quelque affection gastrique.

Quel que soit le siège du point le plus douloureux, il ne faut pas compter sur une fixité absolue durant toute la crise : on comprend, en effet, qu'étant donné ce que l'on sait sur la progression des calculs dans les voies biliaires, le point le plus douloureux varie et se déplace dans le cours de la même crise, ce qui tient en partie à l'inégalité de calibre des voies parcourues par le calcul ; cela peut tenir également à ce que, dans son mouvement de migration, le calcul se trouve en contact avec les parois du canal, tantôt par une surface lisse, tantôt par une arête ou une saillie plus ou moins acérée.

Il n'est pas toujours aussi aisé qu'on pourrait le croire de localiser le point précis où la douleur est à son maximum, pour cette raison que toute la région hépatique et épigastrique est alors également prise. Il faut en effet remarquer que, si le corps étranger n'exerce son irritation que sur un point limité, en somme l'ensemble des voies biliaires est innervé par les mêmes ramifications du système nerveux central et du système lymphatique, et que, par conséquent, leurs diverses parties sont solidaires entre elles, non pas seulement par continuité de tissu, mais par la communauté de leur vascularisation et de leur innervation. C'est encore là ce qui explique que le point le plus douloureux puisse ne pas correspondre exactement au siège précis du calcul. On comprend même que chez une personne très nerveuse, hystérique — la lithiase exagérant d'ailleurs ce nervosisme — les manifestations douloureuses prennent une forme plus générale et masquent ainsi en partie la localisation hépatique, jusqu'à ce qu'un symptôme plus caractéristique vienne révéler l'origine réelle du mal, comme on le voit dans une observation de Raymond, insérée dans la *Clinique* de Vulpian, et sur laquelle nous reviendrons au chapitre du diagnostic.

Parfois, dans une crise de colique hépatique, le malade a la sensation, au plus fort de la douleur, d'un corps qui se détache ou qui tombe : nous avons plusieurs fois observé ce fait très nettement. Chez deux malades très intelligents et qui, à force de s'intéresser à leur mal, avaient fini par prendre une notion suffisante de l'anatomie grossière des voies biliaires, nous avons constaté que, dans certaines crises, ils ne sentaient qu'une douleur de propulsion forcée, mais sans lésion, tandis que dans d'autres ils éprouvaient une sensation très nette de déchirure, et, dans ces derniers cas, ils avaient le lendemain encore une sensation de plaie endolorie. Cette sensation, de même que celle d'un corps qui se détache, a plus d'une fois coïncidé avec l'expulsion d'un calcul, qui était retrouvé le lendemain ou le surlendemain dans les selles. D'autres fois on n'a rien trouvé : c'est que très probablement les recherches avaient été mal faites, ou peut-être que le calcul avait rétrogradé dans la vésicule.

Un mot maintenant sur le caractère, la nature des douleurs.

Encore plus variable que son intensité, la douleur peut présenter une foule de caractères : tantôt elle est aiguë, térébrante ; il semble au patient qu'on le traverse de part en part avec un instrument pointu ; tantôt c'est une sensation de rongement, ou de reptation, plus ou moins intense, rarement excessive ; tantôt c'est une sensation de déchirement ou de distension violente, avec poussées expulsives tout à fait comparables aux douleurs de l'accouchement, mais bien plus pénibles, car la grande généralité des femmes sujettes aux crises hépatiques et qui avaient passé par les douleurs de l'enfantement, nous ont déclaré que ces dernières étaient certainement moins pénibles que les autres.

De même que pour l'intensité, la nature de la douleur hépatique doit varier nécessairement avec la forme et la position du calcul. Les calculs à facettes, surtout si les angles sont peu émoussés, donnent lieu à des douleurs plus aiguës, plus déchirantes ; si les calculs sont arrondis, les douleurs seront plus sourdes, plus expulsives.

2o Température locale.

Si l'on applique un thermomètre sur le point le plus douloureux, pendant la crise, on constate qu'il y a une élévation de température locale de un quart, de un demi et même de 1 degré au-dessus de la température normale de la région ; la température peut même s'élever en pareil cas au même degré que dans l'aisselle, alors qu'à l'état normal il y a une différence de plus de 1 degré et demi entre la température de l'aisselle et celle de l'épigastre ou de l'hypocondre droit. C'est au professeur Peter que nous devons la constatation de ce fait, très intéressant en lui-même, mais dont nous montrerons mieux l'importance au chapitre du DIAGNOSTIC. Nous avons vu notamment, en mars 1883, dans son service, une jeune femme qui, condamnée à garder le lit depuis deux à trois ans pour un mal de Pott, avait été prise pendant son séjour à l'hôpital et au bout de deux ans de décubitus, d'une crise de colique hépatique, qui n'avait pas tardé à être suivie d'autres semblables, dont une avec ictère. Le tracé, où l'on peut suivre les variations de la température axillaire, la température de l'hypocondre gauche et celle de l'hypocondre droit très régulièrement pendant trois mois, a montré : 1° un parallélisme constant entre l'élévation de la température axillaire et l'élévation de la température de l'hypocondre droit ; 2° dans les périodes où il n'y avait pas de crise de colique hépatique, la température des deux hypocondres tendait à être uniforme, quelquefois sans différence appréciable, quelquefois avec un écart d'un quart ou d'un demi-degré ; 3° pendant les crises, la température de l'hypocondre droit s'élevait au-dessus de celle de l'hypocondre gauche de 1 degré à 1°,3 ; elle atteignait et même dépassait un jour celle de l'axillaire. Dans un autre cas, où le siège de la douleur était à l'épigastre, la température de ce dernier point, qui était de 36°,1, s'est élevée à 37°,8 et 37°,9, alors que la température axillaire variait entre 36°,6 et 37,°5. Dans un troisième cas de coliques hépatiques, dont le professeur Peter a bien voulu nous communiquer l'observation très détaillée, la température de l'hypocondre droit a presque toujours dépassé celle de l'aisselle du même côté. Il convient d'ajouter que dans ce

6

cas il y avait manifestement de l'angiocholite ; les crises étaient violentes et très rapprochées, presque quotidiennes.

Jusqu'au moment où le savant médecin de la Charité nous a mis au courant de ses recherches sur cette question, nous avions négligé cet élément symptomatique : depuis lors, nous avons été plusieurs fois à même de constater l'exactitude des résultats obtenus par ce professeur ; nous avons pu juger en même temps que nous nous étions exagéré les difficultés que pouvait rencontrer l'investigation de ce symptôme, c'est-à-dire l'application du thermomètre sur une région très douloureuse et où le moindre contact occasionne parfois une vive exacerbation.

La crise de colique hépatique est essentiellement constituée par la douleur : les autres phénomènes qui accompagnent l'élément douleur sont accessoires et peuvent tous manquer, car leur présence est subordonnée à diverses circonstances qui ne font pas partie intégrante de la crise. Nous ferons cependant une exception en faveur de la température, question sur laquelle nous n'avons pas assez de documents pour nous permettre de généraliser davantage.

3º Vomissements.

Nous avons signalé les nausées suivies parfois de vomissements parmi les phénomènes précurseurs de la crise : mais les vomissements sont infiniment plus fréquents pendant le cours des crises. Parfois purement alimentaires, plus souvent bilieux ; ou encore alimentaires d'abord et puis bilieux, les vomissements sont le phénomène concomitant le plus habituel des crises. Nous avons dit précédemment qu'ils étaient souvent l'occasion d'un

soulagement sensible des douleurs, parce que cette évacuation de bile diminue la réplétion des voies biliaires,
ce qui tend à diminuer la distension ou les tiraillements
dont les filets nerveux sont l'objet. Si le calcul siège dans
le canal cholédoque, mais que sa forme permette à un
certain degré le passage de la bile, il y aura encore du
soulagement, parce que la pression de la bile sur le calcul
sera atténuée par le fait de ces évacuations bilieuses, et les
douleurs par suite amoindries. Un autre bon résultat des
vomissements, c'est que par la pression simultanée du
diaphragme et des muscles abdominaux sur l'appareil biliaire, la migration du calcul s'opère avec une plus grande
énergie. Ces vomissements ne sont cependant pas sans
inconvénient : leur trop grande répétition est une cause
sérieuse de fatigue, d'épuisement, et l'on peut se demander
si dans quelques cas de mort rapide pendant les crises, le
dénouement fatal n'a pas été en partie causé, ou tout au
moins singulièrement favorisé par l'affaissement consécutif à ces violents efforts répétés, qui ont très bien pu finir
par amener un collapsus mortel ; quelques auteurs l'ont
admis, et cette opinion nous paraît parfaitement acceptable.

Relativement au degré de fréquence des vomissements
dans les crises hépatiques, voici ce que nous avons observé.
Quand les crises sont assez espacées, il est rare que les
vomissements fassent défaut ; quand elles sont au contraire
très rapprochées, journalières et périodiques, les vomissements manquent souvent. Ce n'est pas que nous voulions
établir quelque relation entre les vomissements et la ra-
reté ou la fréquence des crises, loin de là : nous signalons
seulement une coïncidence qui nous a frappé. La présence
ou l'absence des vomissements doit probablement tenir au
degré de susceptibilité du sujet de ce côté, au tempéra-

ment bilieux plus ou moins accusé, au siège du calcul et à sa forme, enfin à d'autres circonstances extrinsèques sur lesquelles il serait sans intérêt de s'appesantir.

Enfin, il ne faut pas oublier qu'on trouve parfois dans les vomissements le corps du délit, c'est-à-dire le calcul : le fait est, il est vrai, assez rare, mais enfin il peut se présenter. Nous aurons d'ailleurs à revenir, au chapitre des COMPLICATIONS, sur ce mode anormal d'élimination des calculs.

4° Ictère.

Phénomène plutôt tardif que précoce, l'ictère doit être recherché non seulement sur les conjonctives, autour des ailes du nez, sous la langue, mais aussi à la voûte palatine où, d'après Z. Pupier, il persiste plus longtemps qu'aux endroits précédents, à cause de la structure fibreuse des tissus de cette région et de leur adhérence intime au tissu osseux sous-jacent. Il faut aussi le rechercher dans les urines, où il peut se manifester sans que la surface cutanée témoigne le moindre changement de coloration.

Ce symptôme joue un grand rôle dans la symptomatologie de la lithiase biliaire, mais plus peut-être par l'importance exagérée que bien des médecins ont voulu lui donner, que par l'importance réelle qu'il a. Il est certain qu'encore aujourd'hui on voit bien des médecins persuadés que la lithiase biliaire ne peut être en jeu tant qu'ils n'ont pas constaté l'apparition de l'ictère : pour eux, ce symptôme est en quelque sorte immanquable. En réalité, l'ictère manque très souvent, et la lithiase biliaire peut évoluer complètement, donner lieu à des accidents formidables et même amener la mort sans qu'on ait aperçu trace d'ictère. Si donc l'on doit tenir grand compte de la présence de ce symptôme, du moins ne faut-il pas s'attendre à le rencontrer à coup sûr. Nous n'avons pas tenu un compte exact de tous les cas de lithiase biliaire observés par nous ; si nous nous en rapportons cependant aux notes assez nombreuses que nous avons réunies, nous pourrions évaluer au tiers à peu près le nombre des cas dans lesquels on a noté la présence de l'ictère, à un moment ou à un autre ; de plus, nous l'avons trouvé relativement plus fréquent chez les malades de l'hôpital que dans la clientèle de la ville, ce qui, du reste, s'explique assez naturellement.

Si l'on admet que l'ictère vrai ne peut se produire que quand il y a obstacle au cours de la bile, on comprend aisément que bien des cas de lithiase biliaire ne présentent pas ce symptôme : en effet, un calcul peut rester dans la vésicule, s'engager de temps à autre dans le canal cystique, y rester même enclavé, la bile n'en a pas moins son libre cours à travers le canal hépatique et le canal cholédoque. Il peut arriver cependant que l'ictère se produise sans qu'il y ait obstruction du cholédoque. Si, par exemple, le canal cystique se trouve oblitéré, et se contracte énergiquement sur le calcul qui l'obstrue, par suite d'une action réflexe de voisinage, le canal hépatique ou le cholédoque pourront être affectés de contractions spasmodiques, sinon persistantes, du moins assez répétées pour que le cours de la bile soit à peu près interrompu, et qu'il en résulte ainsi de l'ictère. Il n'est pas probable que ce fait soit fréquent, rien ne prouve même d'une façon irrécusable qu'il soit absolument exact ; mais nous serions assez disposé à l'admettre, et l'on pourrait expliquer ainsi les cas d'ictère dans lesquels d'autres symptômes (vomissements bilieux entre autres) indiquaient que le calcul devait occuper la vésicule ou le canal cystique.

6.

L'ictère se produit vers la fin de la crise quand elle se prolonge suffisamment, ou quelques heures après, et généralement il est précédé d'une atténuation assez marquée de la crise. En effet, quand le calcul, après de violentes souffrances, a franchi le canal cystique, il se trouve engagé dans le cholédoque dont le calibre est un peu plus large que celui du cystique, d'où soulagement dans la crise ; mais le cholédoque n'en est pas moins obstrué à son tour, d'où ictère, et cet ictère peut persister indéfiniment si le calcul reste enclavé dans ce canal. On a alors les phénomènes de l'obstruction calculeuse chronique, avec toutes ses conséquences, dont nous nous occuperons en traitant des complications de la lithiase biliaire. Néanmoins, il est d'observation que l'ictère d'origine calculeuse est plus souvent de courte durée que chronique, et, dans ce cas, il persiste de trois à huit jours : c'est qu'alors le calcul a fini par passer dans l'intestin, après avoir été probablement arrêté à l'embouchure du cholédoque, point où ce canal est sensiblement rétréci, ou bien il a rebroussé chemin et il est revenu dans le canal cystique ou retombé dans la vésicule. On a même vu ainsi un ictère assez passager se reproduire périodiquement, à chaque crise, tous les quinze jours et même tous les huit jours pendant quelque temps. Ce genre d'ictère a, on le comprend, une importance considérable au point de vue du diagnostic.

5° Urines.

Pendant la crise, il y a généralement émission d'urines aqueuses très abondantes, ce qu'on appelle des urines *nerveuses :* nous avons cependant observé un cas où il y eut anurie complète pendant quatorze heures ; il est vrai que la crise s'accompagnait de symptômes nerveux assez intenses, convulsions hystériques, un peu de trismus, etc. Après la crise, les urines sont d'ordinaire assez épaisses et laissent alors déposer des urates et de l'acide urique en abondance. C'est à la fin de la crise, ou très peu de temps après, que l'analyse peut parfois déceler la présence de pigment biliaire dans l'urine, et qu'on voit même les urines devenir manifestement ictériques avant que l'ictère paraisse dans les yeux ou sous la langue. De même, il n'est pas absolument rare de voir les urines contenir des pigments biliaires en quantité sans qu'il y ait ictère, quand les crises se succèdent à de courts intervalles et ne sont pas assez longues pour que l'ictère ait le temps de se produire à la surface externe, l'obstruction ne durant que peu de temps. Nous avons observé ce fait plusieurs fois, et nombre de malades très intelligents nous ont affirmé l'avoir constaté eux-mêmes.

Dans deux cas suivis de très près et dans lesquels les crises se succédaient tous les deux ou trois jours, nous avons pu observer des urines franchement ictériques pendant une quinzaine de jours environ, avec des nuances d'intensité à peine appréciables, alors que la peau et les conjonctives ne nous avaient présenté, pas plus qu'au malade, aucune teinte ictérique sensible, ce qui s'explique parfaitement par la lenteur avec laquelle, en général, les tissus s'imbibent de pigments biliaires, et la facilité d'élimination que leur offre la sécrétion rénale. Du reste, même dans des cas de crise unique, il n'est pas rare d'observer des urines chargées de pigment biliaire presque immédiatement après la crise, si elle a été assez prolongée.

6° Fèces.

Pendant la crise, rien de particulier à signaler du côté
des garde-robes. Quand elle est terminée, on voit parfois
survenir spontanément une petite débâcle ; il est du reste
utile de la provoquer, pour plusieurs raisons, si elle ne se
produit pas d'elle-même. Quant à leur couleur, il est évident qu'elle sera en rapport avec l'état de la circulation
biliaire, normale si les voies biliaires ne sont pas obstruées,
décolorées si quelque calcul empêche la bile d'arriver jusqu'à l'intestin. De toute façon, il est important de les examiner ou d'être renseigné sur leur coloration, attendu que
même dans des cas où il ne se produit pas d'ictère, elles
peuvent être décolorées à un moment donné, et tout à fait
passagèrement si l'obstruction a persisté quelques heures,
sans être cependant d'assez longue durée pour permettre
une résorption de nature à produire l'ictère. Nous n'avons
pas constaté ce fait par nous-même, mais il nous a été
affirmé par quelques malades assez intelligents pour connaître l'importance que cela avait.

7° Pouls.

Si la crise est d'une intensité modérée, le pouls reste
normal, et c'est même toujours un profond sujet d'éton-
nement pour les patients, qui s'imaginent avoir une forte
fièvre, quand on leur déclare qu'ils ont le pouls absolument normal. Si la crise est violente et dure quelque
temps, le pouls devient petit et plus lent ; dans des cas de
crise extrêmement forte ou survenant chez des sujets
plus impressionnables, nous avons vu le pouls devenir tout
à fait insensible : on a même observé la syncope, et la

mort s'ensuivre par arrêt du cœur. Nous n'insistons pas pour le moment sur ces faits qui mériteraient de nous arrêter plus longtemps, mais que nous retrouverons, ainsi que d'autres que nous avons seulement signalés en passant, au chapitre des COMPLICATIONS.

Bien que le pouls reste le plus ordinairement normal, ainsi que nous le disions tout à l'heure, et même puisse être ralenti, il n'est pas très rare de trouver le pouls rapide, non pas que ce soit un pouls réellement fébrile, mais plutôt un pouls nerveux, agité. D'autres fois enfin, il y a un véritable appareil fébrile, et cela dans deux circonstances principales : lorsqu'une complication se produit, ou est sur le point de se produire, ou quand on a affaire à des cas de coliques hépatiques frustes, c'est-à-dire sans véritable crise douloureuse, comme on les observe, par exemple, dans les cas de gravelle intra-hépatique. La fièvre a donc une importance considérable et l'on devra toujours en tenir sérieusement compte. Du reste, comme nous le disions tout à l'heure, nous aurons l'occasion de revenir là-dessus.

Nous renvoyons également au chapitre des COMPLICATIONS ce que nous aurions à dire des divers troubles cardiaques signalés dans la lithiase biliaire (palpitations, bruit de galop, dilatation des cavités droites, etc.).

8° Appareil biliaire.

Nous ferons remarquer que nous n'avons rien dit de l'appareil biliaire pendant la crise de colique hépatique. C'est qu'en effet l'exploration de la région douloureuse est chose à peu près impossible : dans les quelques cas où nous l'avons tentée, elle n'a guère servi qu'à exaspérer les douleurs, sans nous rien apprendre de bien positif. Qu'importe de constater si à ce moment le foie est légèrement augmenté de volume, si le fond de la vésicule fait un peu plus saillie sous le bord inférieur du foie? Ces particularités symptomatiques n'ont qu'un intérêt médiocre, et il n'y a qu'une utilité fort contestable à les rechercher. Nous faisons cependant une exception pour l'application du thermomètre qui a une utilité réelle et qui est susceptible à fournir de précieux renseignements, ainsi que nous l'avons déjà indiqué et que nous aurons l'occasion de le montrer encore.

Dans tout le cours de ce chapitre, nous avons supposé que nous avions affaire à des calculs, et nous n'avons jamais parlé ni de gravelle, ni de sable biliaire, ni de bile épaissie, dont il y a cependant lieu de tenir compte.

Pour ce qui est du *sable biliaire,* nous ferons remarquer qu'il ne détermine pas par lui-même des symptômes bien appréciables, masqués qu'ils sont par ceux beaucoup plus importants et plus intenses produits par les vrais calculs biliaires, dont le sable est presque toujours accompagné. On trouve en effet exceptionnellement du sable isolé, et c'est même à se demander si, dans ces rares cas, il n'avait pas été précédé de quelque calcul qui aura été éliminé sans qu'on l'ait remarqué. Il n'y a donc pas de symptomatologie spéciale à exposer pour le sable biliaire. Nous ajouterons seulement que le passage du sable biliaire est susceptible de provoquer des douleurs assez analogues aux coliques hépatiques, d'autant mieux que venant après des calculs qui ont déjà violenté les canaux et laissé ces parties endolories, il suffit d'une irritation même très légère pour y réveiller des manifestations douloureuses.

La *bile épaissie* peut former dans les canaux biliaires des agglomérations, comme des infarctus, qui sont parfaitement capables d'entraver le cours de la bile normale et de donner lieu, par leur migration, à tous les symptômes de la colique hépatique, à l'intensité près. Murchison et G. Harley signalent ce fait, dont ils ont observé quelques cas : c'est d'ailleurs assez rare, autant que nous avons pu en juger, car nous ne croyons pas en avoir encore rencontré de cas bien net.

Enfin, quant à la *gravelle intra-hépatique* — nous ne parlons pas de celle qu'on peut rencontrer dans la vésicule ou dans les gros conduits, et qui n'a qu'une importance très secondaire — elle a une symptomatologie assez particulière, en ce sens qu'elle ne donne pas lieu à de véritables crises de colique hépatique, mais à des douleurs sourdes à peu près continues, accompagnées généralement d'un appareil fébrile plus ou moins accentué qui constitue ce qu'on appelle la *fièvre intermittente hépatique*. Nous reviendrons plus tard sur ce point en exposant les complications de la lithiase.

CHAPITRE IV.

Le diagnostic de la lithiase biliaire est souvent difficile à établir ; la symptomatologie de cette affection présente, il est vrai, quelques caractères assez tranchés, et dont la signification est assez explicite ; mais que de phénomènes communs à d'autres affections, et qui ne peuvent qu'égarer ! D'autre part, cette maladie est des plus tenaces, des plus ennuyeuses et parfois des plus graves. Il y a donc grand intérêt à la reconnaître, et à la reconnaître le plus près du début.

Il y aurait peut-être une division à établir pour mettre plus de méthode dans l'étude du diagnostic de cette affection ; on pourrait ainsi distinguer la période d'état, la période chronique, de la crise proprement dite, comme nous l'avons fait pour la symptomatologie. Mais ici nous nous exposerions à beaucoup plus de redites que dans le chapitre précédent, sans grand profit pour la netteté de l'exposition. Bien des éléments du diagnostic sont d'ailleurs communs aux deux périodes, qu'il nous paraît préférable de réunir ici, sauf à indiquer, quand l'occasion s'en présentera, ce qui est plus particulier à chacune d'elles. Nous allons donc énumérer et discuter les principaux éléments à l'aide desquels on peut poser le diagnostic de l'affection calculeuse du foie, et nous passerons ensuite en revue les diverses maladies qui ont plus ou moins d'analogie avec elle et qui pourraient donner lieu à une erreur de diagnostic.

ARTICLE I.

Éléments du diagnostic.

Sans vouloir tomber dans l'exagération de ceux qui ne voient dans l'affection calculeuse du foie qu'une manifestation locale de l'arthritisme, il serait cependant contraire à l'observation — du moins, croyons-nous — de nier tout rapport entre la lithiase biliaire et cet état complexe qu'on est convenu de désigner sous le nom d'*arthritisme*, ou *diathèse arthritique*. Nous avons fait remarquer, en traitant de l'étiologie et de la pathogénie, qu'on avait maintes fois constaté soit chez les ascendants des sujets lithiasiques, soit chez ces derniers, des accidents qui font partie du groupe diathésique dont nous parlions (migraine, gravelle, asthme, goutte, etc.) ; il y aura donc à rechercher, dans les cas où l'on aura à se prononcer sur l'existence de la lithiase biliaire, d'abord et tout naturellement si cette dernière aurait été observée chez les ascendants, et ensuite si les manifestations morbides que nous venons de signaler auraient existé soit chez les ascendants, soit chez le sujet soumis à l'examen ; et si le résultat de l'enquête était positif, on aurait un commencement de présomption en faveur de l'affection calculeuse hépatique.

1° Température locale.

D'après ce que nous avons dit au chapitre de la symptomatologie, on voit qu'il y aura à tenir sérieusement compte de la température locale au niveau du point douloureux : puisque les cas observés par M. Peter n'offraient rien autre que la crise de colique hépatique qui pût expliquer l'élé-

7

vation de la température locale dans la période paroxystique, on peut en induire que pareil phénomène doit se produire dans la grande majorité des cas, et que, par conséquent, il constitue un élément de diagnostic assez important, surtout si l'on considère que dans la gastralgie et la névralgie intercostale, maladies qui ont de grandes analogies avec les coliques hépatiques, on n'observe pas d'élévation de température pendant les crises douloureuses auxquelles ces deux affections donnent lieu. Par conséquent, si, pendant les crises, la température, au niveau du point douloureux (épigastre ou [hypocondre droit), se rapproche beaucoup ou même s'élève au-dessus de la température du creux axillaire, pour redescendre dans les intervalles des crises (surtout si ces intervalles sont assez longs) de 1 à 2 degrés, on aura là un élément sérieux de diagnostic.

2º Examen du foie.

L'examen du foie, nous l'avons déjà donné à entendre, ne fournira pas souvent un élément important d'information : l'augmentation de volume, qui peut se rencontrer quand les crises se succèdent à intervalles rapprochés ou sont très prolongés, a par elle-même une signification tellement large qu'il est difficile d'en faire un point d'appui sérieux pour établir le diagnostic de la lithiase. Elle est d'ailleurs bien moins fréquente qu'on pourrait le croire *à priori*. Il est des cas cependant où cette augmentation de volume acquiert une grande importance diagnostique : c'est quand elle est permanente. Il ne faut pas oublier, en effet, que, sous l'influence de l'état subinflammatoire chronique produit parfois par la lithiase, il peut se développer une forme particulière de cirrhose souvent accom-

pagnée d'augmentation de volume du foie, et sur laquelle
les travaux du professeur Charcot et de ses élèves ont jeté
une vive lumière. Il est vrai que l'hyperplasie cellulaire
n'envahit le foie que lorsque la lithiase date déjà de longtemps et a eu le temps de se manifester par des signes
plus caractéristiques. Pourtant il est bon de ne pas perdre
de vue, quand il s'agit d'une affection dont l'appareil symptomatique est maintes fois si vague, si bizarre, si indécis,
qu'on peut n'être frappé par aucun phénomène bien saillant,
et qu'alors ce caractère de l'hypermégalie persistante du
foie, rapprochée de quelques autres signes d'une certaine
valeur, achève d'éclairer le diagnostic. Le docteur J. Besnier a communiqué en 1880, à la Société de médecine de
Paris (*Archives de médecine*, avril et mai 1880), un cas
des plus intéressants d'obstruction calculeuse des voies biliaires dans lequel la constatation de l'augmentation de
volume du foie a singulièrement aidé à établir le diagnostic
rendu très difficile par l'absence d'ictère et de vraies crises
de colique hépatique.

Enfin, l'examen du foie permet de constater si cet organe est douloureux ou non, ce qui est loin d'être indifférent au point de vue du diagnostic. Mais comme cet élément douleur présente une importance considérable, et
qu'il ne concerne pas d'ailleurs que le foie, nous l'étudierons plus loin à part.

3° Examen de la vésicule biliaire.

L'exploration de la vésicule biliaire est assez délicate, et
ne peut guère donner de résultats qu'entre des mains un
peu exercées. On a du reste singulièrement exagéré l'importance des renseignements qu'elle est à même de fournir.
Cependant, comme on ne saurait s'entourer de trop de

précautions quand il s'agit d'assurer le diagnostic, nous allons citer textuellement le *modus faciendi* de Martin Solon, qui, il y a une quarantaine d'années, avait reconnu par la palpation la présence de calculs dans la vésicule, ce qui constitue le seul signe pathognomonique que nous connaissions.

« Le malade étant couché et les muscles abdominaux maintenus dans le relâchement, on porte la main au-dessous de la face inférieure et de la grosse extrémité, ou extrémité droite de la vésicule, on relève pour ainsi dire la vésicule ainsi saisie avec l'extrémité des doigts, pendant que le malade abaisse brusquement son diaphragme. Dans ce double effort combiné, la vésicule se trouve pressée, et les calculs qu'elle contient éprouvent un froissement que l'extrémité des doigts apprécie et que l'oreille peut reconnaître avec le stéthoscope. »

Chez le sujet dont il donne l'observation, « nous constatâmes, dit-il, le malade étant couché, ses cuisses relevées vers l'abdomen, que la vésicule du fiel était peu appréciable au toucher, mais qu'en déprimant avec les doigts la paroi abdominale au-dessous de cette vésicule, on en circonscrivait assez facilement la grosse extrémité ou extrémité droite, ainsi que la face inférieure ; qu'on appréciait alors assez bien son augmentation de volume, et que si, dans ce moment, on disait au malade de faire rapidement deux ou trois mouvements expulsifs en contractant son diaphragme, la vésicule, repoussée par le foie, venait se froisser contre l'extrémité des doigts et transmettait à ceux-ci l'espèce de crépitation qui résultait du choc des calculs qu'elle renfermait. L'interne du service et plusieurs élèves ont reconnu comme nous cette sensation. » (*Bulletin de thérapeutique*, t. XXXVI, p. 300.)

Nous ne contestons nullement la réalité de la sensation

éprouvée par Martin Solon dans ce cas, et nous croyons parfaitement que dans d'autres cas on puisse percevoir la même sensation de calculs; nous irons même jusqu'à admettre, quelque peu vraisemblable qu'il nous paraisse, le *bruit de noix* qu'on froisserait dans la main ou dans un sachet, que quelques rares auteurs ont cru entendre en palpant la vésicule remplie de calculs. Pour ne parler que de ce que nous savons par expérience, nous dirons que, sur plusieurs centaines d'explorations de ce genre, nous n'avons perçu que trois fois, dont deux très nettement, la sensation de corps durs dans la vésicule, corps durs que les autres symptômes concomitants nous garantissaient en quelque sorte ne pouvoir être autre chose que des calculs.

Ce qui fait en somme que cette exploration est difficile, c'est qu'on a plus souvent affaire, en pareil cas, à des sujets gras qu'à des sujets maigres, et que l'épaisseur de la couche graisseuse de l'abdomen masque en grande partie la sensation des organes sous-jacents et rend peu aisée la manœuvre indiquée par Martin Solon.

Notre opinion est que l'observateur devra se mettre en garde contre la disposition que l'on a inconsciemment à voir facilement ce que l'on désire ou compte voir, et se défier par conséquent de ses sensations, pour peu que la netteté n'en soit pas absolument manifeste. Ces considérations s'appliquent surtout aux cas où la vésicule n'est pas sensiblement augmentée de volume, et où, par conséquent, son exploration n'est pas sans offrir assez de difficulté.

Il y a des cas cependant où, par le fait de la présence d'un calcul très volumineux ou de calculs nombreux, la vésicule a pris un volume plus ou moins considérable.

Outre qu'alors l'organe est devenu plus accessible, plus aisé à explorer, on a aussi plus de facilité pour y percevoir la sensation de corps étrangers. Il est vrai que si on peut les constater quand on les recherche, on peut aussi les méconnaître et les prendre pour autre chose. Ainsi, dans un cas observé par Habershon (*the Lancet*, 1879, t. II, p. 658), la palpation fit reconnaître dans la région de la vésicule l'existence d'une masse dure qu'on prit pour un cancer. A l'autopsie, on ne trouva pas de cancer, mais la vésicule était distendue par 120 calculs. Nous n'insistons pas en ce moment sur ce point, puisque nous aurons à y revenir à propos du diagnostic différentiel de la cholélithiase et du cancer des voies biliaires.

La présence d'une tumeur globuleuse dans la région de la vésicule biliaire, surtout s'il y a une fluctuation manifeste, devra faire songer à la possibilité d'une affection calculeuse ayant amené une hydro-cholécyste ou un abcès biliaire. Nous ne faisons que signaler ici ces affections dont nous aurons à nous occuper prochainement en traitant des COMPLICATIONS (voir au chapitre VII les articles concernant la rétention biliaire, etc.).

Enfin, on a eu recours à un procédé d'exploration de la vésicule biliaire qui paraît plus hardi que dangereux, du moins à en juger par les rares observations qui ont été publiées. Luton (*Diction.* Jaccoud, t. V, p. 99) a vu, à la clinique de l'Hôtel-Dieu de Reims, A. Thomas reconnaître, par une ponction à l'aide d'un fin trocart, tout à la fois qu'une tumeur de l'hypocondre droit était formée par la vésicule du fiel, et que non seulement il y avait rétention de la bile, mais aussi que cette rétention tenait à des calculs, car le trocart détermina un choc significatif sur l'une de ces productions.

« Dans un cas d'ictère de longue durée chez un homme de soixante-seize ans, cas dans lequel il hésitait entre un cancer et la lithiase biliaire, Whittaker (de Cincinnati) eut recours à l'exploration directe de la vésicule avec une longue aiguille de l'aspirateur Dieulafoy, après avoir au préalable retiré un peu de liquide avec une seringue à injections hypodermiques. Un léger froissement de l'aiguille contre un calcul lui démontra l'existence de concrétions biliaires. Il répéta l'opération pour faire sentir la pierre au chirurgien, qui pratiqua la cholécystotomie. » (*New-York Med. Record*, may 1882, et *Revue de médecine*, janvier 1883.) Dans ce cas, en effet, on avait décidé d'avoir recours à cette dernière opération, et c'est en vue de donner plus de certitude au diagnostic qu'on avait employé ce moyen d'exploration qui, à notre connaissance du moins, n'avait pas encore été jusqu'à présent appliqué à un organe tel que la vésicule. Nous aurons à revenir sur cette question au chapitre du traitement, à propos de la *cholécystotomie.*

4° Ictère.

Un médecin appelé auprès d'un malade en proie à une crise douloureuse avec exacerbations et ayant les caractères habituels de la colique hépatique, même très accentués, hésitera souvent à diagnostiquer cette affection, ou peut-être la méconnaîtra complètement ; s'il a quelque soupçon, il attendra pour se prononcer que l'ictère se soit manifesté, mais jusque-là il restera généralement dans le doute. Cette assertion est tellement exacte qu'il nous paraît superflu d'apporter des faits à l'appui, faits qui ne nous manqueraient pas, car tous les ans nous en observons, surtout dans notre service de l'hôpital thermal de Vichy, de nouveaux et plus frappants les uns que les autres. Pour peu qu'on y réfléchisse pourtant, on conviendra aisément qu'on ne peut compter, en pareil cas, rencontrer l'ictère que dans des conditions assez nettement déterminées, et que si l'on attend la manifestation de ce symptôme pour déclarer l'existence de la lithiase biliaire, on risque fort de passer souvent à côté de cette affection sans la voir, et de la laisser par suite s'enraciner sans essayer de lui opposer le moindre traitement.

Mais, d'autre part, la constatation de l'ictère est-elle un signe infaillible, pathognomonique, de la lithiase biliaire, et apporte-t-elle avec elle quelque autre élément précieux d'information ?

Les conditions pathogéniques de l'ictère sont si nombreuses et si diverses qu'on ne saurait songer à la possibilité de baser un diagnostic certain sur ce symptôme. Mais si l'on vient à constater de l'ictère chez un sujet antérieurement et tout récemment atteint de crises douloureuses, ou pendant le cours et surtout immédiatement après leur cessation apparente ou réelle, si de plus cet ictère est survenu assez brusquement, et au milieu d'un état de santé relativement bon, on aura certainement raison de penser à la lithiase biliaire ; mais il sera prudent de ne pas attacher une importance absolue à ce symptôme dont la signification est, nous le répétons, assez discutable, et qui n'acquiert une grande valeur diagnostique que par son rapprochement et sa coexistence avec d'autres symptômes moins frappants sans doute, mais non moins significatifs. En définitive, dans le diagnostic de la lithiase biliaire, on doit considérer l'ictère comme un appoint des plus sérieux, mais non comme un symptôme pathognomonique.

Il est des cas cependant, peu fréquents du reste, où l'ictère aura presque la valeur d'un signe pathognomonique : c'est lorsque ce phénomène prend un caractère intermittent ; quand l'ictère paraît et disparaît successivement, pour reparaître encore et ainsi de suite, il y a de grandes chances pour qu'on ait affaire à de la lithiase biliaire, quand même tous les autres symptômes seraient peu accentués, c'est-à-dire quand même il n'y aurait que peu — ou même pas — de douleurs. Cette alternance de la production et de la disparition de l'ictère traduit si bien l'obstruction calculeuse du cholédoque et son dégagement par la migration du calcul vers le duodénum ou vers la vésicule pour recommencer avec un autre calcul ou avec le même qu'il y a en pareil cas forte présomption pour la lithiase. L'ictère constitue donc là un signe capital.

On peut encore, si l'on est fixé sur le diagnostic de l'affection, préciser, par l'interprétation des phénomènes qui accompagnent l'ictère, quel est le point des voies biliaires qu'occupe la concrétion. S'il y a des accès de fièvre revenant régulièrement, que les douleurs soient ou non notablement augmentées à ce moment, et si l'ictère prend une teinte plus accentuée immédiatement après ces poussées fébriles, il y a quelque raison de penser qu'on a affaire à de la lithiase intra-hépatique, c'est-à-dire à des calculs ou plutôt des graviers situés dans les ramifications du canal hépatique. Quand l'obstruction siège dans le cholédoque, il est rare qu'il y ait de la fièvre, surtout périodique, du moins tant qu'il ne se produit pas de complication (catarrhe, ulcération, etc.), et les douleurs sont généralement plus accentuées que dans le cas précédent ; l'ictère est aussi d'ordinaire plus intense, car c'est principalement dans les cas d'obstruction calculeuse du cholédoque que la teinte ictérique prend sa nuance la plus foncée.

Ainsi que nous l'avons fait remarquer en parlant de l'ictère considéré comme symptôme, il n'y a pas que l'obstruction calculeuse qui puisse lui donner directement naissance chez les lithiasiques. Nous avons en effet montré que, sous l'influence de l'irritation causée par la présence d'un calcul soit dans la vésicule, soit dans le canal cystique, il pourrait se produire une inflammation qui, s'étendant par continuité de tissu jusqu'aux plus fines divisions des conduits biliaires, amène soit par l'hypersécrétion de mucus qui en résulte, soit par simple œdème de leur muqueuse, l'occlusion de ces conduits, et conséquemment ictère par résorption des principes biliaires qui ne trouvent pas à s'écouler. Ce processus pathogénique de l'ictère est parfaitement rationnel, et, s'il est difficile de le reconnaître, on ne peut refuser d'en admettre la possibilité.

Voici maintenant un autre mode de production de l'ictère par l'effet d'un calcul, mais indirectement comme le précédent.

Nous avons admis que les conduits biliaires pouvaient être affectés de contractions spasmodiques qui ont pour conséquence immédiate l'occlusion de ces voies, mais qu'il n'était guère admissible que ce spasme fût d'assez longue durée, quand il est purement d'origine nerveuse, et l'interruption du cours de la bile par suite assez persistante pour que l'ictère s'ensuivît. Toutefois, il ne nous paraît pas impossible que le cholédoque se contractant par suite de l'irritation causée par la présence d'un calcul dans le canal cystique, cette contraction sinon persiste assez longtemps, du moins se renouvelle à d'assez courts intervalles pour que le cours de la bile en soit plus ou moins complètement intercepté, et qu'il en résulte de l'ictère. C'est là, si l'on veut, une vue surtout théorique, car il serait bien difficile de prouver pièces en main que les choses ont dû se passer ainsi ; mais nous ne voyons pas quelle objection bien sérieuse on pourrait élever contre cette opinion. On voit donc quelles difficultés présente, dans cette maladie, l'interprétation de symptômes en apparence aussi significatifs que l'ictère.

Il résulte de tout ce que nous venons de dire que, s'il est vrai que l'ictère apporte un élément assez important dans le diagnostic de l'affection calculeuse du foie, il n'est pas toujours aisé d'en préciser la pathogénie ni la portée.

5° Douleur.

La douleur est le phénomène le plus constant dans l'affection calculeuse du foie : il y a des symptômes plus frappants, l'ictère par exemple, mais il n'y en a pas qui se rencontrent d'une façon aussi fréquente, au point qu'on pourrait *presque* dire « pas de douleur, pas de calcul », avec les réserves que nous avons faites au début du chapitre précédent (voir SYMPTOMATOLOGIE). C'est donc en grande partie sur les diverses manières d'être de ce symptôme que sera basé le diagnostic.

La question du *siège des douleurs* a une importance considérable, mais nullement absolue. Il est évident que si la douleur est fixée dans l'hypocondre droit, elle doit, pour peu que les autres circonstances y prêtent, éveiller l'idée d'une affection hépatique quelconque ; mais il ne faudrait pas être imbu outre mesure de cette localisation, et croire qu'en dehors de ce siège en quelque sorte classique, le foie ne peut être en cause. Nous avons précédemment (voir p. 80 et 93) passé en revue les différents points douloureux accusés par les lithiasiques et indiqué à peu près leur degré de fréquence. Nous n'avons donc pas à revenir là-dessus ; nous dirons seulement que, si la présence de la douleur dans l'hypocondre droit est assez significative, son siège à l'épigastre a non moins d'importance pour le diagnostic, puisque dans les cinq huitièmes des cas, ou au moins 60 fois sur 100, c'est en ce point que la douleur est perçue. Néanmoins, cette localisation est loin d'être constante, et les points douloureux abdominal, scapulaire, dorsal ou lombaire, et même splénique, bien que prêtant à des interprétations plus diverses, peuvent être également des indices précieux de cette affection. Et puis, enfin, il ne faut pas oublier qu'il y a des cas où la plus grande partie du ventre, et presque autant à gauche qu'à droite, est extrêmement douloureuse, et qu'on perdrait son temps, tout en faisant inutilement souffrir le malade, à vouloir localiser la douleur en un point plutôt qu'en un autre.

On s'est demandé si, en déterminant le point précis où la douleur est à son maximum, on n'arriverait pas à se rendre compte du siège exact du calcul, question qui ne manque pas d'intérêt. Malheureusement, ce n'est là, croyons-nous, qu'une idée théorique, et si nous en jugeons d'après notre expérience, il nous paraît bien difficile d'obtenir par ce moyen un renseignement quelque peu positif.

Caractères des douleurs. — Nous ne reviendrons pas ici sur les sensations particulières que donnent ces douleurs et qui les font comparer tantôt à l'effet d'une vrille qu'on enfoncerait, tantôt à des coups de couteau, à quelque chose qui va éclater ou qui se déchire, etc. : ces comparaisons, quelque justes qu'elles soient, ne sauraient constituer des caractères distinctifs. Mais le fait de la marche en général paroxystique de la douleur, ou à exacerbation, est assez caractéristique : ajoutons qu'elle survient ou augmente ordinairement après le repas, rarement de suite après, plutôt au bout de deux, trois ou quatre heures, ou un peu plus tard si c'est la nuit. A propos de ce dernier point, nous ferons remarquer, parce que cela nous paraît avoir un certain intérêt pour le diagnostic, que les crises de colique hépatique éclatent assez souvent la nuit, non pas à n'importe quelle heure de la nuit, plutôt entre minuit et une heure, ou autour de ces heures, et le plus souvent sans préparation, sans prodrome. Notons enfin que la douleur présente souvent une *périodicité* assez marquée contre laquelle la quinine échoue d'habitude : on aura ainsi un ensemble de données qui permettront non pas d'être très affirmatif, mais du moins de soupçonner la nature de l'affection et de poursuivre le diagnostic dans cette voie. Le fait seul de la périodicité des crises, alors que les commémoratifs montrent qu'il n'y a aucune influence tellurique en jeu, devra être pris en grande considération et devra faire penser à la possibilité de la lithiase biliaire : nous avons montré en effet — et nous croyons avoir été le premier à insister sur ce point — que cette périodicité était loin d'être rare, et qu'elle était au contraire bien plus fréquente qu'on ne croit, puisque, dans un espace de temps relativement restreint, trois ans environ, nous avons pu en réunir une quarantaine de cas. C'est donc là un élément de diagnostic qui n'est pas à négliger.

S'il s'agit d'une femme, il faudra rechercher si la première crise ne remonte pas aux derniers mois d'une grossesse ou à peu de distance après un accouchement. On sait en effet, et nous avons contribué à mettre ce fait mieux en lumière (voir p. 41 et suiv.), que la grossesse exerce une influence pathogénique manifeste sur la lithiase biliaire : dans la cinquantaine de cas personnels que nous avons publiés sur ce point, il en est quelques-uns peu probants ; mais il en reste un assez grand nombre pour faire ressortir cette influence pathogénique, qui permettra, à l'occasion, de confirmer les inductions qu'auront pu faire naître la nature des douleurs ainsi que d'autres circonstances plus ou moins caractéristiques.

Les crises douloureuses permettent-elles d'affirmer la présence des calculs ? Nous passerons tout à l'heure en revue les principales affections susceptibles de donner lieu à des crises présentant plus ou moins d'analogie avec la colique hépatique calculeuse, la seule en question pour le moment. Nous nous contenterons de faire remarquer ici que s'il est vrai que les *calculs* sont la cause la plus habituelle des coliques hépatiques *dans la lithiase biliaire*, il n'est pas absolument rare cependant de voir ces dernières produites par des graviers, par du sable biliaire, et même par de la bile épaissie. Noël Gueneau de Mussy et Murchison, entre autres, en ont observé des cas. Or, comme l'intensité des douleurs n'est pas toujours en raison directe du volume de l'obstacle, et que le tempérament nerveux y joue un certain rôle, on comprend que certains sujets aient, par suite d'une susceptibilité nerveuse peu commune, des crises très pénibles, même lorsque les voies biliaires ne sont traversées que par du sable ou simplement par de la bile épaissie.

6° Vomissements.

Les vomissements, *pendant les crises*, n'ajoutent aucune particularité symptomatique dont le diagnostic puisse sérieusement tirer parti : cependant la présence de bile dans les vomissements indiquera généralement que le canal cholédoque est libre et que le calcul se trouve très probablement dans la vésicule ou dans le canal cystique. Les vomissements, bilieux ou autrement, ne sont d'ailleurs pas un symptôme constant des coliques hépatiques ; par conséquent on ne pourra rien induire de bien positif sur leur présence, pas plus que sur leur absence. Enfin, il y aura intérêt à examiner ou à faire examiner attentivement les matières rendues pour voir si par hasard, ainsi que cela a été constaté dans de rares circonstances, il y aurait quelque calcul biliaire, ou débris de calcul.

7° Urines.

Nous avons fait remarquer précédemment, en parlant de l'ictère, combien peu on pouvait compter sur cet élément de diagnostic dont le médecin attend trop souvent l'apparition avant de se prononcer sur l'existence de la lithiase biliaire. Il est des cas cependant où l'on pourra découvrir ce symptôme en quelque sorte au passage, et fournir ainsi un appoint important au diagnostic. Ainsi, l'on sait que l'ictère paraît bien plus vite dans les urines qu'à la peau et aux yeux, et que, dans les cas où la circonstance qui a pu lui donner naissance — supposons un calcul qui, grâce à un volume médiocre, franchit le cholédoque en une, deux ou trois heures au plus, et par conséquent ne l'oblitère pas assez longtemps pour qu'il en résulte un ictère cutané ou même conjonctival — n'a eu qu'une courte durée, l'ictère peut ne se montrer que dans l'urine qui présentera alors, si on la traite par l'acide nitrique ou par le réactif de Pettenköfer, la réaction caractéristique des acides biliaires. Mais pour que l'opération réussisse, il faut agir pendant la crise, ou immédiatement après, parce que ce signe peut être très fugace.

Si le résultat de l'opération est négatif, cela n'infirmera nullement l'origine calculeuse de la crise, ce qui se conçoit très bien ; mais, s'il est positif, on aura là une donnée diagnostique des plus importantes, plus importante même peut-être que la présence d'un ictère cutané.

8° Selles.

Il n'y a pas lieu de revenir sur la couleur des selles, caractère qui n'a de l'intérêt que comme complément ou conséquence d'autres signes encore plus frappants : mais il est indispensable de dire un mot de la manière d'y rechercher les cholélithes. Le moyen le plus simple consiste à désinfecter d'abord les matières en y ajoutant une solution de permanganate de potasse (plein un dé à coudre de sel cristallisé pour la quantité de 1 litre d'eau); c'est un désinfectant des plus sûrs, des plus prompts et des plus commodes à manier et à conserver. Si cette quantité de solution n'a pas suffi pour bien délayer les matières, on ajoute de l'eau jusqu'à ce qu'on ait obtenu une espèce de solution de matières fécales assez homogène. Il faut se garder de trop presser, avec l'instrument qui sert au délayage, sur les corps durs qui ne se dissocieraient pas aisément. On verse lentement la solution sur un tamis demi-fin; on peut encore laisser tomber un filet d'eau sur les matières solides qui sont restées sur le tamis, et puis on procède à l'examen.

A ce sujet, il faut savoir qu'on a pris parfois pour des calculs biliaires des masses graisseuses un peu durcies et saponifiées par la bile ; Foucart (*Revue médico-chirurgicale*, 1850) a très bien étudié ce genre de productions. Les matières fécales durcies peuvent elles-mêmes en imposer pour des calculs : nous avons vu des concrétions qu'un de nos malades avait rendues et qu'il conservait soigneusement, dont quelques-unes étaient bien des calculs biliaires, mais dont la plupart n'étaient autre chose que des matières fécales durcies et en billes, ainsi que nous avons pu nous en assurer en en sectionnant deux ou trois et en essayant inutilement de les faire brûler. Enfin nous avons vu des malades prendre pour des graviers ou de la poussière biliaire des fragments de pepins de raisin, de la graine de groseille, et autres débris, le tout recouvert d'une couche de bile qui pouvait donner le change. Il ne faudrait donc pas s'en rapporter absolument au dire des malades, à moins d'avoir sur ces produits des renseignements on ne peut plus précis. Pour les autres caractères à l'aide desquels on peut reconnaître les calculs, nous renvoyons au chapitre Ier.

L'absence complète de calculs, ou de graviers et de sable biliaire dans les garde-robes, à la suite des crises, infirmera-t-elle le diagnostic de lithiase biliaire si les autres symptômes concordent pour la faire admettre? Evidemment non : la physiologie pathologique de cette affection, en nous éclairant sur le mode de migration des calculs à travers les voies biliaires, nous a montré qu'ils peuvent rester indéfiniment enclavés et enchatonnés en un point quelconque des conduits biliaires, et par conséquent ne jamais arriver dans l'intestin pour être ensuite évacués au dehors et constituer ainsi le corps du délit; ils peuvent encore, une fois engagés, rebrousser chemin par l'effet des mêmes causes qui les font se mouvoir dans l'autre sens, et retomber dans la vésicule. Enfin, ils peuvent être évacués sans que le malade en ait conscience, soit par les voies normales, soit par une communication fistuleuse entre les voies biliaires et l'intestin, travail ulcératif qui a quelquefois une marche assez insidieuse pour passer inaperçu ou tout au moins méconnu. Voilà, ce nous semble, bien des motifs pour que l'absence de calculs dans les garde-robes ne puisse sérieusement être invoquée contre le diagnostic de la lithiase biliaire. Ajoutons enfin qu'il faut savoir chercher et ne pas se décourager trop vite : l'exemple de

Wolff, cité partout, est à prendre en considération. Cet auteur, qui a publié (*Archives* de Virchow, 1858, t. XX) un excellent travail sur la lithiase biliaire, dit que, dans quarante cas de cette affection qu'il a pu suivre pendant de longues années, il a toujours fini par trouver les calculs dans les garde-robes.

9° Traitement.

S'il est vrai que *Naturam morborum curationes ostendunt*, on aura dans l'efficacité ou l'échec des traitements employés un indice qui pourra mettre sur la voie du diagnostic. Si, considérant les crises douloureuses dont un malade est affecté comme purement névralgiques, on le soumet sans aucune espèce de succès aux meilleurs médicaments antinévralgiques, et si d'autre part les alcalins et surtout la cure de Vichy ont manifestement prise sur ces douleurs, on sera induit à modifier l'opinion première et à porter le diagnostic d'affection calculeuse. Cet élément diagnostique ne comporte d'ailleurs pas de développement : il n'était besoin que de l'indiquer.

Nous pourrions encore rechercher si, poussant plus avant le diagnostic, on aurait quelque chance de pouvoir préciser le siège, le volume et le nombre des calculs.

Quelques auteurs, Fauconneau-Dufresne entre autres, ont essayé de déterminer les caractères à l'aide desquels on peut reconnaître dans quel point des voies biliaires se trouve le calcul ; mais il nous a semblé qu'on n'était arrivé à rien de bien satisfaisant : nous croyons du reste la chose fort difficile. Relativement au *siège*, nous avons dit plus haut qu'à part le renseignement fourni par la présence ou l'absence de bile dans les vomissements, par la présence ou l'absence d'ictère, renseignements qui n'ont d'ailleurs, qu'une portée relative, les autres éléments fournis par l'examen du malade ne permettaient de rien préciser quant au siège. Nous avons également fait remarquer que, quand les crises n'étaient pas très violentes, plutôt même à l'état de douleurs sourdes, profondes, peu accentuées, mais accompagnées de fièvre périodique ayant la plus grande analogie avec les accès de fièvre palustre, on avait plus de chance d'avoir affaire à des *calculs intra-hépatiques*, c'est-à-dire siégeant dans une ou plusieurs divisions du canal hépatique : il existe en effet un certain nombre d'observations qui concordent avec cette localisation, et dans ces cas on avait affaire surtout à de la gravelle biliaire. Mais on pourrait citer d'autres cas où, avec ces caractères, on a trouvé un calcul du canal cystique, ou du cholédoque, et rien dans les conduits de petit calibre ; de telle sorte qu'il est bien difficile d'établir des inductions diagnostiques un peu précises quant au siège et même quant au volume des calculs.

Relativement au *nombre* des concrétions, la marche des symptômes peut jusqu'à un certain point donner quelques indications ; mais elles seront nécessairement très vagues. La forme des calculs peut cependant faire un peu préjuger du nombre : si, par exemple, à la suite d'une première crise, un malade vient à rendre un calcul ayant plusieurs facettes, on peut hardiment présumer qu'il y a d'autres concrétions, car les facettes se produisent généralement par juxtaposition des calculs et pression réciproque.

Avant de passer au DIAGNOSTIC DIFFÉRENTIEL, nous voudrions pouvoir formuler en une phrase le résumé des pages qui précèdent et dans lesquelles nous nous sommes efforcé de discuter les divers éléments du diagnostic de l'affection calculeuse ; voici donc ce que nous dirions :

Des douleurs vives survenant après le repas sous forme de crise paroxystique, ayant leur siège à l'épigastre ou un peu à droite, avec ou sans retentissement lombaire, et affectant parfois une certaine périodicité, doivent, même sans ictère, faire soupçonner la lithiase biliaire si aucun symptôme ou signe concomitant n'est de nature à infirmer ce diagnostic.

ARTICLE II.

Diagnostic différentiel.

De toutes les affections susceptibles de présenter quelque analogie avec la lithiase biliaire, la *gastralgie* et la *dyspepsie* sont celles qui donnent le plus fréquemment lieu, et de beaucoup, à une erreur de diagnostic, et ceux qui comme nous exercent au quartier général des dyspeptiques et des hépatiques seront complètement de notre avis. Aussi allons-nous insister particulièrement sur ce point.

Bien que nous n'ayons pas voulu grossir cet ouvrage par des observations, pour les raisons que nous avons données dans la préface, nous allons en rapporter une, malgré sa longueur, parce qu'elle émane d'une haute autorité et qu'elle est tellement typique que l'enseignement qui en découle en est d'autant plus frappant.

Au tome II de la *Clinique médicale* d'Andral (3e édit., p. 197), dans le chapitre intitulé : *Observations sur quelques affections de l'estomac, qui ne consistent pas dans un état inflammatoire de cet organe,* nous trouvons le cas suivant, bien intéressant sous plus d'un rapport :

« Un homme nous consulta dans le courant de l'été 1833, MM. Chomel, Marjolin et moi, pour une maladie singulière dont voici les principaux traits : cet individu, âgé d'une soixantaine d'années, très fortement constitué, et ayant toujours mené une vie sobre et régulière, ressentit pour la première fois, il y a une douzaine d'années, une douleur vive, déchirante, à l'épigastre. Cette douleur dura plusieurs heures et disparut. Avant qu'elle ne se fût montrée, le malade n'avait jamais éprouvé le moindre malaise du côté de l'estomac ; à peine eut-elle cessé, qu'il put digérer aussi parfaitement qu'auparavant. Depuis cette époque, cette douleur a reparu un grand nombre de fois, à des intervalles plus ou moins éloignés. Pendant un certain temps, elle est revenue d'une manière périodique, affectant régulièrement le type tierce ; à une autre époque, elle s'est montrée plusieurs fois de suite tous les huit jours ; le plus souvent elle n'a affecté rien de régulier dans ce retour. Sa durée est très variable : tantôt il ne s'écoule pas une heure entre le moment de son apparition et celui de sa terminaison, tantôt elle se prolonge pendant douze à trente heures ; une fois elle a persisté plus de cent heures, et ce grand accès a été suivi d'un ictère ; c'est la seule fois que quelques troubles aient apparu du côté de l'appareil biliaire. Bien des fois cette douleur est revenue sans aucune cause à laquelle on pût en attribuer le retour ; dans d'autres circonstances, des travaux intellectuels ou des émotions vives ont semblé exercer une influence sur sa réapparition. Assez souvent, au moment où elle cesse, le malade vomit une certaine quantité de mucosités limpides, dont l'expulsion semble le soulager. Nous avons été témoin d'un de ces accès : le malade, assis dans son lit, le tronc incliné en avant, exprimant par des cris la douleur atroce qu'il éprouvait. Cette douleur avait son siège immédiatement au-dessous de l'appendice xyphoïde ; elle ne s'étendait pas jusque dans les hypocondres, et en bas elle ne régnait pas jusqu'à l'ombilic. La pression ne l'augmentait pas sen-

siblement. La figure était pâle, et les traits avaient subi
une altération profonde; la peau, froide, était couverte
d'une sueur visqueuse; le pouls, très petit, ne battait pas
50 fois par minute.

« Nous fîmes prendre au malade de l'acétate de morphine sous forme pilulaire.

« Cet accès ne fut pas très long. Le lendemain matin,
le malade était revenu à son état de santé habituel, qui
était excellent; il avait bon appétit et il put faire ses repas
ordinaires.

« Il était bien évident que, hors le temps des accès, il
n'y avait chez le malade aucun organe en souffrance.
Existait-il chez ce malade une névralgie soit des pneumogastriques, soit du plexus solaire?

« Les différents remèdes calmants et antispasmodiques
paraissent être les plus convenables, et ce furent ceux que
nous conseillâmes au malade. Cependant, quelques mois
après, et à la suite d'une crise des plus violentes, le malade
expulsa par le fondement un calcul de moyen volume;
depuis ce moment, il est très bien. »

Il nous paraît impossible de trouver un cas de lithiase
biliaire, avec coliques hépatiques, mieux caractérisé que
celui-là, et nous sommes d'autant plus heureux d'avoir
trouvé l'occasion de le citer *in extenso*, que, nous étant
fait une règle de ne pas introduire des observations détaillées dans cet ouvrage, celle-là pourra servir de modèle. Ce
qu'il y a en effet de particulier dans ce cas, c'est qu'il ne
présente rien qui puisse expliquer la méprise d'Andral et
de ses savants collègues, car tout se trouvait réuni pour
la faire éviter : la nature des douleurs, la façon dont elles
reparaissaient, la marche de l'affection, jusqu'à l'ictère,
jusqu'au calcul rendu et qui clôt la maladie. Nous sommes
persuadé qu'aujourd'hui on n'hésiterait guère en présence

d'un cas semblable ; mais cela montre bien comment des
médecins de la plus haute distinction peuvent passer à
côté d'un fait en quelque sorte évident, palpable, sans le
reconnaître, même après qu'il n'y a plus de doute possible.

C'est surtout dans la période prodromique de l'affection
calculeuse que l'erreur est actuellement commise, alors
que le phénomène douleur est à peu près le seul en jeu ;
et il faut bien dire que, pendant cette période, l'erreur est
facile : on pourrait même ajouter que plus d'une fois il
serait impossible d'établir alors un diagnostic rigoureux.

Pour ce qui est de la *gastralgie*, il faut se rappeler
qu'elle coexiste généralement avec d'autres symptômes
nerveux, névralgiques ou hystériformes, qu'elle survient
plutôt à jeun, qu'elle siège soit à l'épigastre, soit dans
l'hypocondre gauche, mais *presque jamais* dans l'hypocondre droit, que le contact des aliments la calme habituellement, qu'elle n'offre aucune régularité dans son
apparition, et enfin que l'appétit est rarement diminué,
plutôt même augmenté. Ces caractères distinctifs ne sont
pas absolus, sans doute, mais ils suffiront dans la plupart
des cas pour se prononcer entre la gastralgie vraie des
chlorotiques ou des hystériques et la pseudo-gastralgie du
début de la lithiase biliaire.

Nous dirons peu de chose de la DYSPEPSIE, au point
de vue du diagnostic différentiel, parce que, à proprement
parler, ce n'est pas une maladie, mais plutôt un symptôme, et qu'à ce titre elle rentre dans l'affection dont il
faudrait la distinguer. Cependant, comme elle peut exister
à titre de symptôme principal et à peu près unique d'une
autre maladie, il faudra tenter de découvrir de quoi cette
dyspepsie est symptomatique, et si l'on ne découvre aucun
autre signe d'altération de l'estomac, du pancréas, des

reins, du foie, peut-être arrivera-t-on, par voie d'exclusion, à trouver que c'est une dyspepsie symptomatique d'affection calculeuse biliaire. Mais alors on constatera qu'elle s'accompagne de douleur, particularité qui est infiniment plus fréquente et même ne manque pour ainsi dire jamais dans la dyspepsie d'origine lithiasique, tandis qu'elle est plutôt rare, et dans tous les cas bien moins accentuée, quand la dyspepsie est sous la dépendance d'autres affections.

La question de la dyspepsie nous amène tout naturellement à dire un mot de l'*indigestion*.

Appelé la nuit pour un malade souffrant d'une crise très douloureuse dans l'estomac, et trouvant à son arrivée le patient en train de vomir son dîner qui n'avait pas été digéré, le médecin a cru l'accident terminé, pensant avoir affaire à une simple indigestion : en réalité, c'était le commencement d'une série de coliques hépatiques dont le début revêtait en effet l'allure d'une indigestion. Dans deux cas, à notre connaissance, le médecin appelé deux ou trois fois dans l'espace d'un mois chez le même client pour le même motif ne s'est plus dérangé à partir du deuxième ou troisième accident, croyant toujours à un écart de régime suivi d'un dérangement gastrique, et ce n'a été que la répétition de l'accident, jointe aux affirmations de grande discrétion dans le régime, qui lui a fait ouvrir les yeux, et, en analysant plus attentivement les détails du cas, il n'a pas eu de peine à diagnostiquer la colique hépatique. Nous avons soigné à Vichy quatre malades au moins chez lesquels la première crise de colique hépatique avait donné lieu à une méprise semblable, qu'il ne sera pas du reste toujours aisé d'éviter. On voit donc qu'il ne faut pas traiter trop légèrement de simple indigestion toute crise douloureuse survenant la nuit et accompagnée de vomissements alimentaires, à la suite desquels le calme reparaît : il est bon même de se rappeler que les crises de coliques hépatiques, ainsi que nous l'avons fait remarquer ailleurs, se manifestent assez fréquemment la nuit, et plutôt de minuit à deux heures du matin qu'à une autre heure.

L'*ulcère simple de l'estomac* présente quelques points d'analogie assez remarquables avec la lithiase biliaire : la douleur épigastrique, qui a parfois un véritable caractère paroxystique, et dont les accès peuvent prendre une intensité qui rappelle tout à fait les violentes crises hépatiques. Un caractère cependant les différencie : c'est d'abord sa fixité au creux épigastrique, d'où la douleur peut rayonner, mais où elle conserve son *summum*, tandis que, dans les crises hépatiques, [l'hypocondre droit est presque aussi souvent le siège de la douleur que l'épigastre, et puis la présence à peu près constante du point dorsal correspondant assez exactement au point épigastrique, et qui manque presque toujours dans la lithiase biliaire où il est remplacé par le point lombaire ou le point scapulaire. Le caractère de la douleur peut encore servir à reconnaître son origine stomacale ou hépatique : dans l'ulcère de l'estomac, en effet, la douleur n'a jamais cette forme expulsive si manifeste qui s'observe dans les crises biliaires ; enfin elle se produit peu de temps après que les aliments sont arrivés au contact de l'estomac, parfois immédiatement après ce contact, d'autres fois au bout d'une heure, très rarement bien plus longtemps ; tandis que la douleur d'origine lithiasique se manifeste plutôt vers la fin de la digestion. Bien entendu, tout cela est forcément très général.

Les vomissements apporteront aussi leur part de renseignements, en ce sens qu'ils seront surtout alimentaires ou muqueux, rarement bilieux, presque jamais précédés de nausées, et enfin contiendront du sang 25 à 30 fois sur 100, particularité qui ne s'observe pour ainsi dire jamais dans les vomissements provoqués par les crises biliaires. L'âge pourra aussi être un élément de diagnostic différentiel, en ce sens que la lithiase biliaire est très fréquente encore, et l'ulcère de l'estomac très rare, passé cinquante ans.

Quelque soin que l'on apporte à établir le diagnostic différentiel, il peut se présenter tel cas où l'enchaînement des symptômes déroute un peu l'observateur. Nous avons donné des soins, pendant la saison de 1883, à un employé de chemin de fer qui avait été atteint, trois ans auparavant, d'une crise violente à l'épigastre offrant tous les caractères des coliques hépatiques. Le malade, assez intelligent, nous l'a décrite, et, évidemment, il y avait toute vraisemblance pour qu'il s'agît de cela. Depuis cette époque, il n'avait plus eu de forte crise, mais éprouvait de temps en temps des élancements douloureux, mais très passagers, dans la région épigastrique et ombilicale, lorsqu'un jour, sans avoir fait aucun effort violent (il était attaché aux bureaux), sans avoir aucune espèce de crise douloureuse, il se sent subitement gêné et rend immédiatement par la bouche et puis par le nez une grande quantité de sang. Cette hémorrhagie se reproduisit au bout de trois jours, mais ne reparut plus. Depuis, le malade n'a pas eu de crise violente, mais il a continué à avoir de temps en temps des élancements douloureux dans la région sus-indiquée, accompagnés de troubles dyspeptiques, et c'est avec le diagnostic de *coliques hépatiques* qu'il nous a été adressé. Au milieu des interprétations diverses auxquelles les données trop peu explicites de ce fait pour-

raient fournir matière, nous croyons, jusqu'à plus ample
informé, que, dans ce cas, il s'est agi non de coliques hépatiques, mais d'ulcère simple de l'estomac.

Pour en finir avec l'estomac, nous signalerons le *cancer*
de cet organe qu'on pourra confondre avec la lithiase. La
douleur peut en effet, dans cette dernière, présenter des
caractères analogues à ceux qu'on lui trouve dans le cancer ; mais il n'y a pas ces vomissements si abondants à la
fois, et surtout alimentaires ; point de mélæna, etc. En
outre, pas de cachexie, ou, s'il en survient par hasard, elle
marche bien moins rapidement. Il y a deux éventualités
pourtant où le diagnostic présentera des difficultés assez
sérieuses. Quand les crises font défaut, et qu'il n'y a que
des douleurs vagues, le diagnostic peut aller tout à fait à
l'aventure. En présence d'une femme de cinquante et un
ans, très cachectique, ayant beaucoup maigri depuis plusieurs mois et ressentant dans le côté droit une douleur
sourde, continue, le médecin porta le diagnostic de cancer
du tube digestif ou de ses annexes et prescrivit une poudre
tonique précédée d'un purgatif à la suite duquel la malade
rendit, à l'intervalle de quelques jours, deux calculs biliaires
très gros, composés presque exclusivement de cholestérine.
(*Bulletin de la Société de médecine de Paris*, 1878, p. 91.)
D'autre part, même s'il y a ictère, l'erreur est tout aussi
aisée, surtout s'il s'agit d'une obstruction calculeuse da-
tant déjà de longtemps et ayant par conséquent amené, et
aussi par le fait de l'ictère, une cachexie profonde qui peut
faire penser au cancer, dans le cours duquel l'ictère est
loin d'être rare. Nous allons du reste revenir sur ce sujet
à propos du cancer du foie et du cancer des voies biliaires.

La relation fréquente qu'on a observée entre le *cancer*

des voies biliaires et la lithiase, cette dernière servant de cause déterminante à l'autre par l'irritation locale et les lésions ulcératives que les calculs peuvent produire par un séjour prolongé dans la vésicule ou dans les conduits, explique qu'on ait parfois diagnostiqué la cholélithiase là où elle avait très probablement existé, mais où il n'y avait plus qu'une dégénérescence cancéreuse. La cause de l'erreur, en pareil cas, tient à plusieurs circonstances qu'il y a intérêt à signaler en peu de mots. D'abord les commémoratifs, qui font découvrir des crises antérieures de colique hépatique et qui légitiment déjà suffisamment un diagnostic dans ce sens, pour peu que les autres conditions symptomatiques concordent, d'autant plus que la cholélithiase étant une affection essentiellement chronique, quand on en a constaté l'existence bien manifeste à un moment donné, on a une tendance bien naturelle à la voir persister indéfiniment. La présence de l'ictère ne fait que confirmer cette idée et on y voit le résultat d'une obstruction calculeuse complète. Les frissons et les accès subfébriles qui surviennent assez fréquemment ressemblent tout à fait à ce qu'on observe dans l'obstruction calculeuse, surtout quand elle est intra-hépatique, ou même quand elle affecte le cholédoque. Enfin, il n'est pas jusqu'aux douleurs qui ne viennent s'ajouter à cet appareil symptomatique pour achever de dérouter le médecin. Ces douleurs, il est vrai, n'acquièrent que très exceptionnellement le degré d'intensité qui caractérise si souvent les crises de colique hépatique : mais, en somme, la lithiase biliaire ne donne pas toujours lieu à des douleurs aussi violentes, et il arrive plus d'une fois qu'on la diagnostique avec des douleurs très modérées.

Une circonstance qui peut induire en erreur dans certains cas de cancer des voies biliaires, mais surtout d'ictère chronique dû à un obstacle au cours de la bile (autre que les calculs) tel que compression du canal cholédoque ou du canal hépatique par un *ganglion hypertrophié* du hile, un *rétrécissement cicatriciel* du cholédoque ou du canal hépatique, ou du duodénum au niveau de l'ampoule de Vater, une *bride cicatricielle* de périhépatite, etc., etc., toutes affections ayant peut-être plus de rapports avec l'obstruction calculeuse que le cancer de l'appareil biliaire, c'est que, bien que par elles-mêmes ces lésions ne soient pas douloureuses comme cette dernière, l'afflux de la bile pendant la période digestive produit au niveau de l'obstacle une sensation de plénitude, de malaise, qui en impose souvent pour de véritables crises, mais très modérées, de colique hépatique.

Si, au lieu de la lithiase soupçonnée, on a affaire à une affection carcinomateuse, le diagnostic ne peut rester longtemps en suspens, car il est rare que la lésion dégénérative ne se trahisse pas par une marche très rapide qui éclaire le médecin sur la nature du mal et sur l'inutilité de tout traitement actif. Il faut bien savoir cependant qu'on rencontre dans la pratique des cas où toutes les circonstances semblent en quelque sorte réunies à plaisir pour égarer le médecin et l'amener presque fatalement à un diagnostic erroné. Nous avons observé, à un an d'intervalle, deux cas fort intéressants à ce point de vue.

Dans l'un, il s'agissait d'un médecin militaire de trente-cinq à trente-six ans, qui avait séjourné plusieurs années en Algérie, mais sans y être malade. Peu de temps après son retour d'Afrique, il eut des chagrins très vifs et prolongés, à la suite desquels se manifestèrent des troubles dyspeptiques, de la diarrhée et enfin de l'ictère, qui, après plusieurs alternatives de diminution, presque de disparition complète et de réapparition, s'établit à l'état chro-

nique et persista jusqu'au bout. Les phénomènes douloureux furent très variables et présentèrent toutes les modalités qu'affecte la colique hépatique calculeuse, sauf qu'il
n'y eut jamais de crise très violente. Enfin il y avait, au
moment où nous lui donnions des soins, des accès vespé-
rins de fièvre avec légers frissons suivis de chaleur. L'état
général avait suivi des oscillations assez marquées, généralement en rapport avec l'intensité de l'ictère. Plusieurs
diagnostics furent successivement portés : hépatite paludéenne (il y avait un peu d'augmentation de volume du
lobe gauche), lithiase biliaire intra-hépatique, kyste hydatique. Ce n'est que dans les derniers temps, en voyant la
cachexie s'établir et faire des progrès incessants, qu'on
crut à une affection carcinomateuse de l'appareil biliaire,
et, bien que l'autopsie n'ait pas été pratiquée, il n'a été
douteux pour aucun des médecins qui ont vu ce confrère
dans les deux ou trois derniers mois de sa maladie qu'on
n'eût affaire à cette affection.

L'autre cas auquel nous faisions allusion concerne une
dame de quarante-cinq à quarante-huit ans, ayant encore
ses règles, mais avec assez d'irrégularité, c'est-à-dire avec
des intervalles plus espacés. Cette dame avait eu des crises
assez fréquentes, bien que d'une intensité médiocre, un
ictère très net, mais peu intense également, et de plus un
état général assez inquiétant (troubles gastriques sérieux
et persistants, amaigrissement et affaiblissement considérables). L'examen de la région hépatique révélait une
augmentation de volume d'un travers de doigt environ, et,
particularité qui frappa beaucoup l'attention de son médecin, un certain degré d'empâtement dans la région vésiculaire, avec sensation assez nette d'une induration à
forme irrégulière. Avait-on affaire à de la lithiase biliaire
ou à quelque néoplasme des voies biliaires ? Le professeur

Charcot, appelé en consultation, ne trouva pas les éléments suffisants d'un diagnostic précis, et, ne pouvant se
prononcer entre ces deux affections, conseilla, dans le
doute, d'essayer une saison à Vichy, et nous fûmes chargé
de diriger la cure. L'examen le plus attentif ne nous fit
découvrir rien de plus que ce qui avait été déjà constaté,
et le diagnostic nous parut devoir rester en suspens. La
cure thermale ne marcha pas sans encombre, par suite de
plusieurs imprudences de la malade (écarts de régime, fa-
tigues d'excursion, etc.); cependant, quand la malade
quitta Vichy au bout de quatre semaines, l'amélioration
était telle, à tous les points de vue, qu'on pouvait préjuger
de l'existence de lithiase biliaire plutôt que de quelque
dégénérescence organique. Cette amélioration a d'ailleurs
progressé l'hiver, et ce résultat apporte au diagnostic une
donnée de plus, celle de l'influence du traitement, et ce
n'est pas la moins précieuse, la moins positive.

Nous parlions tout à l'heure de sensation d'empâtement,
ou d'induration à forme irrégulière, donnée par l'examen
de la vésicule. Il faut en effet tenir cómpte des lésions qui
sont susceptibles de se produire dans cette région durant
le cours de la lithiase biliaire, et que nous exposerons
bientôt au chapitre des complications. Sous l'influence de
la dilatation parfois considérable subie par les voies biliaires, des poussées de péritonite périhépatique et des
adhérences qui en résultent entre l'appareil biliaire et les
organes voisins, les modifications déterminées par ces lésions dans la forme et dans les rapports de ces parties sont
telles qu'elles peuvent être une source d'embarras sérieux
et faciliter des erreurs de diagnostic que les autres circonstances concomitantes n'empêchent pas toujours. Une
femme d'un hameau voisin de Monceau, entrée il y a deux
ans dans notre service avec de l'ictère et un état général

très mauvais, nous présenta à l'examen local tout à fait l'apparence dont nous avons essayé de donner une idée. Les antécédents de la malade étaient très nets et il ne pouvait y avoir de doute qu'elle avait été pendant longtemps affectée de lithiase biliaire, et qu'elle l'était peut-être encore; mais nous crûmes en plus, en raison de l'état cachectique et surtout de l'augmentation de volume à forme irrégulière constatée dans la région de la vésicule, à un cancer des voies biliaires : aussi nous nous tînmes sur nos gardes pour ne pas activer le traitement. Malgré cela, à la fin de la saison, cette femme était très améliorée et son ictère avait sensiblement diminué. Notre diagnostic était un peu ébranlé : il fut complètement renversé quand nous revîmes cette année la malade complètement transformée.

Une affection dont le diagnostic différentiel avec la lithiase est loin d'être toujours facile, c'est le *catarrhe des voies biliaires*. Dans sa forme la plus habituelle, il est vrai, le catarrhe présente l'allure d'une maladie aiguë, avec prodromes de courbature, frissons, fièvre, puis sensibilité et même douleur dans l'hypocondre droit, tous symptômes d'intensité assez modérée ; l'ictère ne tarde pas à faire son apparition, et en huit ou quinze jours ordinairement tout est terminé. Au premier abord, pas grande ressemblance avec la lithiase biliaire, dans son mode le plus habituel de manifestation. Mais les cas de lithiase dans lesquels il y a presque d'emblée obstruction du cholédoque avec toutes ses conséquences sont loin d'être rares, et c'est avec ceux-là que la confusion du catarrhe hépatique pourra être faite. En général cependant, la présence de prodromes ou symptômes généraux, l'apparition graduelle de la douleur et son peu de violence, tels sont les trois caractères les plus importants auxquels on reconnaîtra qu'on a plutôt affaire au catarrhe biliaire qu'à la lithiase.

Les *kystes hydatiques* du foie peuvent s'ouvrir dans les voies biliaires, y déterminer, à titre de corps étrangers, des crises douloureuses et enfin l'ictère par obstruction : c'est-à-dire le tableau symptomatique complet de la lithiase biliaire. Il existe dans la science un certain nombre d'observations de ce genre. Trousseau, notamment, en a rapporté une dans sa *Clinique* (t. III, 3e éd.) qui est des plus intéressantes, la plus curieuse même que nous connaissions dans cette catégorie. Le diagnostic primitif fut naturellement « coliques hépatiques », et il n'y avait pas moyen d'éviter l'erreur ; ce n'est que plus tard, quand le kyste se fit jour à travers la plèvre, que la thoracentèse permit de rectifier le diagnostic. A d'autres points de vue, l'observation XXXIV de Murchison (voir p. 118 de notre traduction) mérite d'être rapprochée de celle de Trousseau. Dans un autre cas non moins intéressant publié par Becker (*Berlin. Klin. Wochens.*, 14 juillet 1879), il y eut tous les symptômes de la lithiase biliaire, crises douloureuses, vomissements, ictère, etc., et de plus ces symptômes disparurent pour reparaître de nouveau, absolument comme dans les crises de colique hépatique. Il était donc bien difficile d'éviter une méprise. Nous n'insistons pas plus longtemps sur ce point parce que si l'on a pu, d'après certains symptômes déterminés par les kystes hydatiques, croire à l'existence de la lithiase biliaire, le cas inverse s'est bien rarement présenté, si tant est qu'il en existe, c'est-à-dire un fait dans lequel on ait trouvé à diagnostiquer un kyste hydatique alors qu'il s'agissait de lithiase : en effet, sauf dans le cas d'hydropisie de la vésicule biliaire par suite d'obstruction calculeuse, hydropisie

parfois susceptible de prendre un développement considérable, on n'aura pas le caractère le plus important de la
tumeur hydatique. Il faudrait encore un concours de circonstances tout à fait exceptionnel pour légitimer l'erreur
de diagnostic.

Il y a cependant des cas d'helminthiase qui peuvent encore mieux simuler la colique hépatique calculeuse, d'autant plus qu'il n'y a pas alors de tumeur qui vienne jeter
un peu de doute dans le diagnostic : nous voulons parler
des observations dans lesquelles on a vu des *ascarides*
lombricoïdes qui, ayant pénétré jusque dans les conduits
biliaires, y déterminaient des contractions spasmodiques
douloureuses simulant très bien les coliques hépatiques
calculeuses. Le mémoire de Bonfils (*Archives de médecine*,
1858, t. Ier, p. 661) ne laisse aucun doute à cet égard :
trois des observations qu'il rapporte sont très probantes
au sujet de ce point particulier, et légitiment parfaitement
le nom de *coliques hépatiques vermineuses* qu'il a donné
aux crises provoquées par la présence de ces lombrics ; et
il faut bien dire que si quelque ver n'est rendu dans les
vomissements, ou n'est remarqué dans les garde-robes, de
manière à éclairer le diagnostic, il sera très difficile de reconnaître la nature exacte de ces crises. Heureusement
ces cas sont très rares, car, malgré de longues recherches,
Bonfils n'avait pu en réunir que 23, sur lesquels trois
seulement ont donné lieu aux coliques hépatiques. Ajoutons, pour compléter l'analogie avec les accidents de
la lithiase biliaire, que les ascarides peuvent, ainsi que l'a
montré récemment Archambault à la *Société médico-pra-
tique* (mars 1883), perforer les voies biliaires et déterminer
une péritonite mortelle, tout comme un calcul. Enfin, les
deux affections peuvent coexister sans qu'il soit possible
de s'en douter, ainsi qu'on le voit dans un cas récent de

Drasche (*Wiener Med. Pr.*, n° 41, 1882, et *Archives*, mai 1883), où l'on rencontra un ascaride long de 15 centimètres, qui était passé dans l'intestin du cholédoque très dilaté par suite d'obstruction calculeuse, et de là dans le canal cystique, également dilaté, où on le trouva engagé.

Certaines affections nerveuses, l'*hystérie* par exemple, sont susceptibles d'être confondues avec la lithiase, ce qui se conçoit, puisqu'il s'agit de maladies donnant lieu à des symptômes nerveux et douloureux qui peuvent se présenter en quelque sorte un peu partout. A plus forte raison sont-elles capables de masquer la lithiase si celle-ci vient à coexister, et cela d'autant mieux que les crises hépatiques ayant pour effet de déterminer les attaques d'hystérie, et ces attaques ayant souvent un appareil extérieur plus frappant, on peut très bien ne voir que ces dernières et nullement les crises calculeuses. A ce point de vue, nous trouvons dans la *Clinique* du professeur Vulpian (p. 252, 254) un fait qui a été l'objet de commentaires intéressants de la part du docteur Raymond. Il s'agit « d'une jeune fille de vingt-cinq ans qui, depuis quatre ans, souffrait par intervalles de douleurs aiguës dans le ventre ; ces douleurs étaient accompagnées de vomissements, mais jamais d'ictère ; on l'avait toujours considérée comme hystérique et traitée en conséquence, d'autant plus qu'en réalité elle avait eu plusieurs fois des crises de nerfs qui éclataient à propos de ses crises de foie. Un jour, à la suite d'une crise semblable aux précédentes, comme forme, mais un peu plus violente, la coloration jaune de la peau survint, les selles se décolorèrent, etc. Toute l'histoire clinique antérieure de la malade s'éclaira alors d'un nouveau jour, et l'on put instituer un traitement rationnel qui fit disparaître en même temps et la tendance aux coliques hépati-

ques et les accès hystériformes que provoquaient ces accidents ».

Sous le nom de *névralgie des conduits biliaires*, Sandras
a décrit (*Bull. de thérap.*, t. XXXVI, p. 475), une affection que nous croyons n'être autre chose que la colique
hépatique, présentée avec un nom différent. La localisation douloureuse était la même, et il y avait de l'ictère.
L'auteur se base pour son diagnostic sur l'absence de
fièvre, d'augmentation de volume du foie et de douleur à
la pression sur cet organe, et aussi sur ce fait que les matières fécales rendues pendant les huit jours qui suivirent
la crise, lavées et tamisées sous les yeux mêmes de Sandras,
ne contenaient pas de calculs. Nous nous sommes déjà
assez appesanti sur la valeur relative de ces différents symptômes et sur leur peu d'importance au point de vue du
diagnostic pour qu'il nous paraisse superflu de les discuter à nouveau. Le traitement indiqué par l'auteur (bel-
ladone et opium, purgations modérées, eau de Vichy)
montre du reste assez, par l'amélioration qu'il a amenée,
qu'on avait bien plutôt affaire à une vraie colique hépatique. Les mêmes remarques s'adresseraient à un cas analogue rapporté par Dechambre à l'appui du précédent et
guéri par un semblable traitement ; il y avait les mêmes
symptômes (vomissements, ictère conjonctival, selles décolorées, etc.). La névralgie idiopathique des conduits biliaires est donc encore à démontrer.

Ce que nous venons de dire de l'affection précédente
s'applique à peu près aussi bien à l'*hépatalgie*. Certains
auteurs, Beau entre autres, ont vu l'hépatalgie dans bien
des cas où elle n'existe pas ; d'autres l'ont simplement
niée. Il y a exagération des deux côtés : l'hépatalgie existe;
ce qui est probable, c'est qu'elle est rare, surtout com-

parée à la fréquence de la gastralgie, et cela s'explique en
partie par les occasions plus fréquentes d'irritation auxquelles est soumis l'estomac. On peut admettre qu'une
douleur dans la région du foie chez une personne nerveuse ou sujette aux névralgies, alternant ou coïncidant
avec d'autres névralgies, non suivie d'ictère ni d'expulsion de calcul, ayant les caractères des névralgies comme
mode de manifestation, pourra être considérée comme de
l'hépatalgie, mais sous réserve. Dans un cas dit d'hépatalgie,
soumis en 1861 à la Société de médecine de Strasbourg
par le docteur Couraux (de Thann) et rapporté par la *Gazette médicale de Strasbourg*, juillet 1861, on ne fut pas
d'accord sur le diagnostic, les uns voyant dans ce fait une
névralgie arthritique du foie, d'autres une colique hépatique. Nous ne pouvons entrer ici dans des détails très
circonstanciés sur l'hépatalgie : ajoutons aux quelques
particularités données plus haut que le thermomètre appliqué sur le point douloureux n'indiquera pas une éléva-.
tion de température, c'est-à-dire ne dépassera pas 35°,3
à 35°,6 pendant la crise douloureuse s'il s'agit d'une hépatalgie d'origine purement névralgique, tandis qu'il y
aura une élévation d'un demi à 1 degré si l'on a affaire à
une hépatalgie d'origine calculeuse.

La *névralgie intercostale* offre assez d'analogie avec la
lithiase biliaire pour qu'on l'ait diagnostiquée plus d'une
fois alors qu'en réalité c'était cette dernière qui était en
cause. Nous avons maintes fois observé cette erreur dans
la période prodromique de la lithiase biliaire, et une fois
même alors que les vraies crises hépatiques existaient depuis déjà quelque temps. Nous avons notamment donné
des soins à un négociant du Puy-de-Dôme, qu'on avait
même envoyé faire une saison à Néris pour cette prétendue

névralgie intercostale : c'est à cette station thermale qu'on reconnut la nature des crises dont ce malade était affecté, et il fut dirigé sur Vichy, où la cure amena une amélioration considérable. Comme nous avons eu entre les mains des calculs rendus par ce malade, il n'y avait pas de doute possible pour le diagnostic. Les deux principaux éléments disgnostiques sont l'augmentation de la douleur en pressant sur les points d'émergence des nerfs intercostaux et l'absence d'élévation de la température locale pendant les crises. Bien d'autres signes pourraient aider à différencier la névralgie intercostale des coliques hépatiques ; mais nous ne pouvons que signaler les plus importants.

Bien qu'il soit assez rare de voir la douleur produite par la colique hépatique s'irradier dans l'hypocondre gauche, il ne faudrait pas nier absolument son existence, si par hasard le point le plus douloureux siégeait dans cette région, et n'y voir que de la gastralgie, ou de l'entéralgie, ou quelque autre affection douloureuse du tube intestinal. Il nous paraîtrait d'ailleurs peu vraisemblable que la douleur restât indéfiniment fixée en un point assez anormal, et ne présentât à un moment donné un siège plus caractéristique.

Il sera parfois difficile de ne pas prendre pour une crise de colique hépatique des *coliques néphrétiques*, car ces deux manifestations douloureuses ont bien des caractères communs : la crise de colique néphrétique peut en effet débuter par une douleur plus ou moins violente dans le côté droit, accompagnée de nausées et de vomissements bilieux, et présenter exactement le même tableau que la crise hépatique. On en a même vu qui étaient suivies d'ictère : mais il y aurait à se demander si dans ces cas le diagnostic a été très correct, ou plutôt s'il n'y a pas eu à la fois colique hépatique et colique néphrétique. Th. Cole, dans un article fort intéressant sur la cholélithiase (*Brit. Med. Journ.*, 28 févr. 1880), rapporte le cas d'une dame, sujette d'ailleurs aux coliques hépatiques, et chez laquelle une crise de colique néphrétique, suivie de l'expulsion d'un calcul d'acide urique, détermina une violente crise hépatique avec expulsion également d'un calcul biliaire. Bien que les deux espèces de crise puissent se produire simultanément et se confondre, comme en somme ce sont là des cas assez rares, il ne faut pas oublier que les coliques néphrétiques siégent plus souvent à gauche qu'à droite, et que les trois principaux points douloureux sont le point lombaire, un peu en dehors des apophyses épineuses des deuxième et troisième lombaires, le point rénal plus fréquent dans le flanc gauche que dans le flanc droit, et enfin le point inguinal qui gagne le testicule ou la grande lèvre à mesure que le calcul descend. Avec ces caractères et les commémoratifs qu'on pourra obtenir concernant l'état antérieur des urines il y a grande probabilité pour éviter une erreur. De plus, les coliques néphrétiques sont plus fréquentes chez l'homme que chez la femme qui est par contre plus sujette aux coliques hépatiques.

Bien que nous n'ayons pas vu confondre les coliques hépatiques avec le *rhumatisme*, nous signalons cependant la possibilité de l'erreur, parce qu'elle se trouve mentionnée dans les auteurs. Ce qui rendrait du reste la méprise plus facile, c'est qu'il est assez fréquent d'observer la lithiase biliaire chez des arthritiques, sujets à des manifestations rhumatismales variées, aussi bien musculaires ou viscérales qu'articulaires. Dans l'espèce, il n'y aurait que le rhumatisme des parois abdominales qui pourrait en imposer pour des coliques hépatiques, ou encore la pleurodynie, ou enfin le rhumatisme du diaphragme. Le premier offre souvent un caractère assez important, et qui suffit à le faire reconnaître : c'est un gonflement très localisé, accompagné parfois d'éruption érythémateuse ou autre, et qu'on ne constate guère dans les coliques hépatiques. Les points douloureux les plus habituels dans la lithiase biliaire diffèrent assez de ceux que présente d'ordinaire la pleurodynie pour constituer déjà un caractère distinctif important : l'examen attentif de l'influence des mouvements inspiratoires sur cette douleur achèvera d'éclairer sur sa nature. Cette dernière particularité sera également de grande utilité pour exclure la possibilité d'une phrénalgie, surtout si l'on ne constate pas la dépression de la région épigastrique pendant l'inspiration.

Toutes les affections qui précèdent offrent un certain nombre de caractères communs aux coliques hépatiques et qui justifient les méprises auxquelles ces dernières ont donné lieu, soit pendant la période des crises, soit dans leurs intervalles. Dans les cas qu'il nous reste à signaler, l'erreur n'a été généralement que momentanée ; mais ils n'en sont pas moins curieux à mentionner à cause des erreurs de diagnostic dont ils ont été l'occasion. Nous ne rapportons guère là-dessus que des faits personnels, mais on en trouvera d'autres non moins intéressants dans le travail déjà cité de H. Huchard.

Pendant la saison de 1882 nous avons donné des soins à une jeune femme très bien portante antérieurement et chez laquelle nous n'avons pu trouver d'autre influence pathogénique au point de vue de la lithiase biliaire que des habitudes sédentaires et une grossesse. Quoi qu'il en soit, à la fin du huitième mois de sa grossesse, cette dame est prise un beau jour de douleurs très vives dans le ventre, à tel point qu'on croit qu'elle va accoucher et qu'on se hâte de préparer les effets de layette les plus indispensables. Le médecin prévenu aussitôt n'eut pas de peine à reconnaître la vraie cause de ses douleurs et déclara que c'était une crise de colique hépatique ; mais dans un autre cas tout à fait analogue, observé non pas à Paris, mais à la campagne, le médecin lui-même s'y trompa sur le moment, et ce n'est qu'en voyant le lendemain matin un peu d'ictère conjonctival qu'il reconnut la nature de la crise.

Dans d'autres cas, ce sont des complications puerpérales qu'on a vues dans des crises de colique hépatique. Il y a quelques années, la femme d'un de nos confrères et amis est prise, quarante-huit heures après son accouchement, de douleurs violentes dans tout le ventre, accompagnées de vomissements ; bien que la sachant hépatique, la première idée de son mari fut une péritonite. L'accoucheur très distingué qui lui donnait des soins n'osa pas se prononcer immédiatement, et, après avoir conseillé les moyens les plus urgents, attendit au lendemain pour se prononcer. Enfin, un médecin des hôpitaux qui vit la malade au même moment s'y trompa lui-même momentanément et craignit quelque métrite ou périmétrite, quoique très au fait de la question. Le lendemain, la disparition des douleurs qui n'avaient laissé qu'un peu d'endolorissement local, et surtout l'absence complète de fièvre, permirent d'établir, grâce aux commémoratifs, le diagnostic de colique hépatique. La même année, nous avons vu une dame qui, à la suite de plusieurs fausses couches, avait été prise de coliques hépatiques ; la nature de ces crises fut méconnue, et comme cette dame était très nerveuse et avait en même temps de la leucorrhée, on mit les crises douloureuses sur le compte d'une affection de matrice, et le traitement fut dirigé dans ce sens. Le professeur Charcot, à qui la malade fut ultérieurement adressée, reconnut la cholélithiase et conseilla la cure de Vichy. Le cas de cette dame était particulièrement intéressant, et peut-être aussi un peu difficile en ce que ses crises douloureuses avaient offert une périodicité qui, au lieu de mettre sur la voie du diagnostic, avait au contraire induit en erreur les premiers médecins qui avaient donné des soins à cette malade, et qui croyaient à des névralgies concomitantes avec la métrite. Les bons résultats de la saison de Vichy confirmèrent d'ailleurs la justesse du diagnostic porté par le professeur Charcot.

Un confrère nous avouait récemment qu'appelé en toute hâte auprès d'une jeune femme en proie à des coliques de ventre atroces, il avait diagnostiqué un commencement de fausse couche : or il n'y a pas eu de fausse couche, pour la bonne raison qu'il n'y avait pas de grossesse, et des crises analogues se sont reproduites depuis ; aussi, se basant sur d'autres circonstances concomitantes et des antécédents pathologiques, notre confrère en a conclu qu'il avait eu affaire à des coliques hépatiques.

Nous croyons qu'en procédant à un examen assez attentif on pourra, dans la grande généralité des cas, éviter les méprises que nous venons de signaler. Pour ce qui est de la *péritonite*, l'absence de fièvre d'une part, et la jactitation habituelle que manifestent les sujets en proie à une crise hépatique, sont déjà deux signes excellents qui en feront éloigner l'idée : en effet, dans la péritonite, la fièvre est d'emblée très vive, et puis le malade garde une immobilité presque absolue. Le facies également est assez caractéristique, bien qu'il soit plus aisé de le reconnaître que de le décrire. Il ne faudrait cependant pas trop s'appuyer sur la présence de la fièvre pour se hâter d'éliminer la lithiase, parce que, bien que rare, on voit parfois ce symptôme accompagner les crises de colique hépatique, et surtout les coliques frustes. Les deux affections peuvent d'ailleurs coexister ou se succéder immédiatement, et c'est là un fait qu'il ne faut pas perdre de vue. On voit, en effet, quelquefois la crise de colique hépatique se compliquer, dans des conditions pas toujours nettement déterminées, de péritonite localisée avec tous les symptômes propres à cette dernière affection. La succession des symptômes de la péritonite à ceux de la crise hépatique ne fera que mieux ressortir les différences qui les caractérisent.

Ne quittons pas la question des méprises auxquelles les coliques hépatiques peuvent donner lieu dans l'état puerpéral sans en signaler une dont nous n'avons pas observé de cas, mais dont un exemple fort curieux est rapporté par le docteur Bax (de Corbie) dans son remarquable travail déjà cité. Il s'agit de l'*éclampsie*. Notre confrère fut appelé un jour auprès d'une femme qui, à la fin du septième mois de sa grossesse, avait été prise de douleurs dans le ventre et de convulsions, si bien qu'une voisine qui avait assisté à des attaques d'éclampsie déclarait cette femme atteinte du même accident. En réalité, c'était une crise de colique hépatique, avec prédominance de la douleur au creux épigastrique, mais accompagnée de phénomènes nerveux qui en faisaient parfaitement une crise éclamptiforme. Il y avait du reste absence d'albumine dans les urines, et la suite des événements montra bien qu'on n'avait pas eu affaire à une complication aussi grave ; mais l'auteur fait remarquer avec raison que l'erreur de diagnostic pouvait très bien être commise, et que si les convulsions avaient duré longtemps, on aurait été presque fatalement conduit à s'aventurer dans une intervention qui aurait pu ne pas être sans danger pour la mère et pour l'enfant.

Étant donnée l'invasion parfois si brusque et en même temps si violente de la crise hépatique, on comprend que, survenant chez une personne habituellement bien portante, qui n'a jamais eu de crise semblable, et qui vient de faire un repas de très bon appétit, on ait pu, en voyant les vomissements incessants qui peuvent accompagner l'attaque, penser à toute autre chose qu'à de la lithiase biliaire, et soupçonner un *empoisonnement*, surtout si la mort s'ensuit promptement. Le professeur Brouardel a publié, en mars 1882, dans les *Archives d'hygiène et de médecine légale*, la relation d'un cas de ce genre extrêmement intéressant et qui avait été l'occasion d'une expertise médico-légale. Le médecin qui avait vu le malade ne s'y était pas trompé ; mais en somme l'erreur eût été parfaitement excusable, et, du reste, malgré l'opinion du médecin, le cas parut assez louche pour que le Parquet jugeât qu'il n'était pas inutile de procéder à une enquête. Nous reviendrons ultérieurement sur ce fait, intéressant à d'autres points de vue.

Un autre cas un peu analogue au précédent, c'est le même genre de crise avec prédominance des vomissements, survenant dans une période d'épidémie cholérique : il arrivera qu'en voyant ce cortège de symptômes on pensera plutôt à une attaque de *choléra* qu'à une crise de colique hépatique. C'est ainsi que les choses se sont passées pour deux de nos malades qui ont eu leur première crise dans ces circonstances et qui ont été soignés tout d'abord comme cholériques. Ce n'est que plus tard qu'on reconnut la véritable nature de leur crise. Nous ne connaissons pas d'autres cas où pareille méprise ait été commise ; mais nous serions bien surpris si quelques recherches n'en faisaient pas découvrir d'autres.

Une affection ayant quelques symptômes communs avec

le choléra, c'est la *hernie étranglée*, qu'on a également diagnostiquée dans quelques cas où la colique hépatique était seule en jeu. Sue a rapporté, dans sa dissertation inaugurale (*Thèses de Paris*, 1814, n° 173, p. 15), un cas intéressant de ce genre d'erreur. Il s'agit d'une dame de 40 à 45 ans chez laquelle les vomissements déterminés par une crise de colique hépatique firent sortir une hernie crurale ancienne, de telle sorte que le médecin appelé mit, assez naturellement d'ailleurs, les accidents constatés par lui sur le compte de la hernie qu'il s'efforça, mais en vain, de faire rentrer. Les accidents persistant, et les tentatives pour faire rentrer la hernie continuant à ne pas aboutir, on se proposait de débrider lorsque, en présence de l'insensibilité de la tumeur depuis son apparition, on pensa qu'elle pouvait avoir une autre origine et on attendit. Trois jours après la malade mourut et à l'autopsie on trouva dans la vésicule 17 calculs du volume de petites noisettes. « La portion sortie de l'intestin contenait une matière alvine marronnée et n'avait souffert aucune altération. » La thèse de Sue contient un autre cas (obs. V) dans lequel il y eut coïncidence de hernie avec des crises de colique hépatique. Il s'agissait d'une hernie inguinale double ; mais comme elle était facilement réductible, on ne se méprit pas longtemps sur la nature du mal.

Evidemment, des faits semblables sont assez rares ; encore faut-il savoir qu'on en a rencontré dans lesquels la méprise aurait pu être et a été réellement commise pour, à l'occasion, ne pas la commettre à son tour.

Nous en dirons autant de l'étranglement interne dont la colique hépatique peut très bien présenter les principaux symptômes et donner ainsi lieu à une nouvelle erreur de diagnostic.

Nous n'avons pas insisté sur les caractères différentiels

9.

de ces dernières affections parce que, malgré les.quelques analogies qui les rapprochent de la crise hépatique, il y a tant de signes qui les en distinguent, signes très connus d'ailleurs, qu'il nous a paru inutile d'entrer dans des détails plus circonstanciés. En pareil cas, signaler simplement la possibilité très réelle de ces méprises, c'est donner le moyen de les éviter.

CHAPITRE V.

Considérations générales.

Il est bien certain que nombre de sujets affectés de lithiase biliaire n'ont jamais été atteints de complication
mortelle, ni même d'accident assez grave pour mettre
leurs jours en péril, et qu'ils en ont été quittes pour des
troubles dyspeptiques ou des crises douloureuses plus ou
moins prononcées, parfois très anodines. Nous avons
également fait remarquer qu'on a maintes fois trouvé des
calculs à l'autopsie d'individus qui n'en avaient même
présenté aucun symptôme : par conséquent, il peut arriver qu'un médecin observe un certain nombre de cas de
cholélithiase sans qu'il se présente la moindre complication, si bien qu'il sera porté, s'il se base uniquement sur
son expérience personnelle, à considérer cette affection
comme tout à fait bénigne. Si l'on réfléchit cependant à
la quantité de faits d'accident grave et même de terminaison fatale provoqués par l'affection calculeuse du foie, qui
se trouvent consignés soit dans les recueils périodiques,
soit dans les auteurs spéciaux, on sera moins disposé à
admettre cette bénignité, et par suite on sera assez réservé
si l'on a à formuler une opinion sur la question du pronostic.

Il serait sans doute de la plus grande importance de
pouvoir préciser dans quelle proportion s'observent les
faits de complication : cette indication serait d'un précieux
secours pour établir le pronostic sur une base assez posi-

tive. Malheureusement, cette recherche qui, pour aboutir à un résultat utile, ne pouvait être entreprise que par un médecin à même d'observer un grand nombre de cas, n'a pas été faite, que nous sachions du moins. Si nous nous en rapportions à nos relevés, assez incomplets d'ailleurs, nous serions porté à admettre une proportion d'un cas grave, c'est-à-dire avec complication sérieuse, pour trente assez bénins. Il ne faut voir dans ce chiffre qu'une donnée très approximative pour cause d'insuffisance de documents, mais nous pensons qu'on pourrait lui attribuer une certaine valeur, parce qu'il est basé sur un nombre proportionnel de cas observés à l'hôpital et en ville.

Nous n'avons eu en vue, dans les quelques lignes qui précèdent, que de donner une idée très générale du pronostic, une espèce de préliminaire. Nous allons maintenant procéder à une étude analytique de cette question.

Le pronostic de la lithiase biliaire est sous la dépendance d'une foule de conditions ou circonstances dont les unes sont *spéciales au malade* et les autres *plus particulières à la maladie*, bien qu'en somme il soit assez difficile d'isoler le malade de la maladie. Conformément à cette distinction, il nous semble que l'étude du pronostic sera exposée d'un façon plus didactique en établissant deux groupements.

ARTICLE I.

Éléments du pronostic fournis par le malade.

L'*hérédité directe* ou *indirecte*, c'est-à-dire l'existence, chez les ascendants, de la lithiase biliaire ou d'une affection ayant avec elle des rapports pathogéniques communs (lithiase urinaire, goutte, etc.), est une condition fâcheuse en ce sens que la maladie sera plus difficilement curable et qu'on ne pourra même compter que sur une amélioration assez considérable pour donner presque l'illusion d'une guérison, mais pas plus; ou si la maladie disparaît, il est fort à craindre qu'il ne se produise quelque autre manifestation morbide appartenant au même groupe nosologique.

Nous n'avons aucun renseignement bien positif sur l'influence de l'*âge* au point de vue du pronostic : on peut cependant admettre *à priori* que moins le malade est avancé en âge, plus il y a de chances pour que les crises soient fréquentes, parce que les tissus offrent plus d'excitabilité, réagissent plus facilement, et ont plus de tendance à éliminer les corps étrangers. Plus tard, cette excitabilité, cette facilité à la réaction diminuent, et c'est ce qui explique d'ailleurs qu'on puisse observer des sujets ayant rendu des calculs relativement volumineux sans manifester de souffrances bien vives presque sans s'en douter. C'est surtout chez les personnes âgées que ces faits se passent. Ainsi, d'un côté, chances plus grandes de crises, avec toutes les complications qu'elles peuvent entraîner, mais possibilité aussi d'être débarrassé plus facilement; de l'autre, moins de tendance à la migration des calculs, et par suite aux crises, mais moins de chance aussi d'élimination des calculs et de guérison de la lithiase.

Sous le rapport du *sexe*, les femmes ont contre elles une vie moins active, un goût plus prononcé pour le genre d'alimentation qui favorise le mieux la maladie, souvent de la constipation, l'usage — et l'abus, pourrait-on ajouter — du corset et de vêtements en général qui compriment la région hépatique, et enfin la grossesse, une des conditions pathogéniques les plus efficaces, ainsi que nous l'avons montré au chapitre de l'étiologie. Le sexe est donc à prendre en considération au point de vue du pronostic, non pas précisément qu'il soit une cause d'aggravation, mais parce qu'il comporte pour les femmes plus de chances de rechute ou plus de difficultés quant à la guérison.

Relativement à l'*influence des crises hépatiques sur la marche de la grossesse*, nous la croyons peu importante : même dans les cas où les crises reparaissent fréquentes et intenses, il est exceptionnel que la grossesse en ait été sérieusement compromise. Nous ne connaissons guère que deux circonstances dans lesquelles cette influence soit réellement très fâcheuse : c'est lorsque les coliques hépatiques se produisent chez des femmes ayant eu déjà des fausses couches, et très susceptibles de ce côté ; alors il y a fort à craindre, il est même difficile d'empêcher la fausse couche. De même, si les crises se compliquent d'ictère, la femme se trouve exposée à trois dangers : la prédisposition à l'ictère grave, la mort du fœtus par le fait de la jaunisse et la fausse couche qui est la conséquence de cette mort. En dehors de ces circonstances, nous le répétons, les coliques hépatiques n'ont aucune influence sur la grossesse.

Le *tempérament nerveux* est encore à prendre en considération, en ce sens que les sujets qui présentent ce tempérament à un degré assez accentué risquent d'avoir des crises plus violentes avec toutes les conséquences qui en résultent, accidents nerveux, enclavement des calculs, ictère, etc., etc. ; nous n'insistons pas sur ce point que nous avons déjà un peu traité au chapitre de la symptomatologie en exposant les diverses manières d'être de la douleur.

Il y a enfin à tenir compte de l'*état général* ou de l'*état diathésique* (diabète, athéromasie, etc.), qui peut disposer aux ulcérations et aux perforations ; et c'est là le secret de l'immunité qu'offrent certains sujets du côté des complications lithiasiques avec des crises formidables et répétées, alors que d'autres, avec des crises moins violentes et moins fréquentes, ont des accidents terribles.

ARTICLE II.

Éléments fournis par la maladie.

L'ancienneté de la maladie est plutôt de nature à aggraver le pronostic. En effet, plus l'affection date de loin, plus les concrétions calculeuses ont eu le temps de s'accroître en admettant qu'elles n'aient pas été éliminées au fur et à mesure de leur formation, plus aussi la disposition de l'organisme à la cholélithiase s'est accentuée ou enracinée ; enfin d'autres lésions ont eu également le temps de se produire (catarrhe subaigu ou chronique de la vésicule et des conduits sous l'influence de l'irritation causée par les calculs, ectasie plus ou moins généralisée et même inflammation avec toutes ses conséquences, etc.). On conçoit du reste qu'il y ait lieu de tenir compte de l'ancienneté de la maladie, surtout quand il n'y a pas eu de traitement suivi.

Si l'on connaissait bien quelles sont les conditions qui déterminent la *forme des calculs* dans la vésicule et à quels signes précis on peut, étant donnée la présence bien constatée d'un calcul dans ce réservoir, en deviner la forme, on aurait quelques facilités de plus pour établir le pronostic de la lithiase. La forme d'un calcul a, en effet, à ce point de vue, une grande importance : un calcul rond, ovale ou cylindrique, ou encore à facettes mousses, amènera bien plus rarement des accidents graves qu'un calcul présentant des arêtes ou des saillies très prononcées. De

même un calcul petit, mais de forme irrégulière, provoquera des crises bien plus douloureuses qu'un cholélithe
beaucoup plus gros mais arrondi. Avec un volume infiniment moindre, le premier sera beaucoup plus redoutable
que le second : l'un pourra rester indéfiniment dans la vésicule sans donner signe d'existence et ne sera peut-être
découvert qu'à l'autopsie ; l'autre, au contraire, irritera
promptement les tissus avec lesquels il se trouve en contact, et ceux-ci ne tarderont pas à l'éliminer d'une manière ou d'une autre, par les voies normales ou par des
voies anormales, d'où possibilité d'accidents sérieux et de
complications mortelles.

Un mot à propos des *complications* : il est évident que
toutes aggravent plus ou moins le pronostic ; mais nous
ne pourrions entrer dans des détails à ce sujet sans empiéter sur le chapitre que nous leur consacrons plus loin.
C'est surtout quand nous traiterons de chacune en particulier qu'il nous sera possible de montrer le danger
attaché à chacune d'elles, qu'il s'agisse de l'ictère ou de
l'angiocholite, ou de quelque autre accident que ce soit.

L'examen du pronostic de la lithiase biliaire peut soulever une foule de questions délicates que font surgir les
éventualités pathologiques d'une affection qui ménage tant
de surprises. Ainsi, quand un calcul a franchi le cholédoque et est arrivé dans l'intestin, on a tout lieu d'espérer
que le pronostic ne saurait être que favorable, mais le
corps étranger n'est pas encore hors de l'organisme ; il
est donc à même d'occasionner des accidents, ainsi que
nous le verrons. Le pronostic ne doit donc pas être encore
trop optimiste. Ce n'est pas tout : même après son élimination hors de l'organisme, le pronostic peut rester encore
en suspens. En effet, prenons le cas où un cholélithe a été

évacué par la bouche : le fait n'est pas fréquent, c'est vrai, mais il n'est pas non plus absolument rare ; eh bien, il n'est pas indifférent d'établir si le calcul éliminé par la bouche a suivi la voie naturelle, c'est-à-dire a reflué dans l'estomac, ou bien s'il s'est introduit dans cet organe par voie fistuleuse. On comprend que, dans ce dernier cas, le pronostic est autrement sérieux, à cause des dangers qui peuvent résulter de cette fistule (état nauséeux fréquent, possibilité de rupture et péritonite consécutive très probable, etc.). Or, il n'est pas toujours très aisé d'établir exactement comment les choses ont dû se passer. Pujol, dans son *Mémoire sur la colique hépatique* (p. 370), voulant montrer l'extrême dilatabilité des conduits, cite le fait bien connu, observé par Fr. Hoffmann, d'un malade qui, ayant pris, pendant une crise de colique hépatique, un purgatif assez violent, rendit au bout de quelques heures par la bouche une vingtaine de calculs pesant environ 5 à 6 grammes chacun. Or, ce malade ne tarda pas à succomber ; mais Pujol ne doute pas que chez lui les calculs n'aient suivi le canal cholédoque pour remonter dans l'estomac, plutôt que de s'être frayé un trajet fistuleux, sous prétexte que « cet excellent observateur n'avait rien vu qui annonçât, avant l'événement, aucune suppuration ». La raison, on le voit, est bien peu concluante. Bien qu'il soit impossible, en l'absence de documents plus précis, d'affirmer que les choses ont dû se passer d'une façon plutôt que d'une autre, la terminaison fatale qui est survenue donne à réfléchir et permet de discuter l'opinion de Pujol.

CHAPITRE VI.

MARCHE, DURÉE, TERMINAISON.

ARTICLE I.

Marche, durée.

Il est bien difficile d'établir quelques données précises
relativement à la marche et à la durée de l'affection calculeuse du foie. Il s'agit là, en effet, d'un état morbide
soumis à tant d'influences diverses que son évolution ne
saurait présenter le même degré de régularité relative
qu'on rencontre généralement non seulement dans les
maladies aiguës, mais encore dans un certain nombre de
maladies chroniques. De plus, la symptomatologie en est
souvent obscure : bien des cas même nous échappent, surtout parmi ceux dont l'observation pourrait nous fournir
de précieux documents sur la marche et la durée de cette
affection ; et même dans les cas où le diagnostic ne laisse
place à aucun doute, que de phénomènes passent inaper-
çus dont la constatation aurait un grand intérêt au point
de vue spécial où nous nous plaçons ! Ainsi, par exemple,
étant donné un cas d'obstruction calculeuse, il est parfois
très difficile de préciser la marche des accidents, la succession des phénomènes qui en ont marqué le cours, car
tout est en quelque sorte possible quand il s'agit d'affection calculeuse ; ou du moins on est à même d'observer
des faits tantôt assez difficiles à expliquer, tantôt prêtant
à diverses interprétations.

En janvier 1876, le docteur Cuffer a présenté à la Société anatomique un cas dans lequel une femme de quarante et un ans était devenue subitement ictérique, sans avoir jamais eu de colique hépatique, à la suite d'une violente émotion et ayant ses règles. Le temps d'aller chercher un médecin immédiatement après les sévices dont elle venait d'être l'objet, et elle était déjà jaune. A dater de ce jour, l'ictère persista trois ans, sans fièvre, mais avec les conséquences qu'il a ordinairement (amaigrissement, affaiblissement et même cachexie, vomissements persistants, etc.); dans les derniers jours, ecchymoses, épistaxis, mélæna, et enfin métrorrhagie. On pensa à un cancer de l'estomac ou du foie, mais le début et l'ancienneté de l'affection éloignèrent cette idée qu'on reprit en voyant l'hématémèse. A l'autopsie, foie, $2^k,1/4$, aspect extérieur d'un foie ictérique, mou, flasque, mais non friable. A la coupe, apparence de l'atrophie jaune aiguë, non confirmée à l'examen microscopique. Le canal hépatique était oblitéré par un calcul volumineux qui se continuait avec un autre beaucoup plus gros, en forme de corne, situé dans le cholédoque, mais ne l'oblitérant pas complètement. Dans le canal cystique, autre calcul enchatonné dans une dépression de la muqueuse du canal. Tous ces canaux étaient très dilatés. Les trois calculs réunis pesaient ensemble 12 grammes.

Pour nous, il n'est pas douteux que cette femme avait déjà un calcul lors de l'accident qui semble avoir été le point de départ de sa maladie et qui, en réalité, n'a été qu'un accident dans la marche de l'affection calculeuse. Sous l'influence de la violente émotion éprouvée par cette femme, un calcul, qui très probablement se trouvait dans la vésicule, est passé dans le canal hépatique ou dans le cholédoque, et, sous l'influence du saisissement dans lequel elle se trouvait, la malade peut n'avoir attaché aucune importance à la douleur qui est résultée de l'engagement du calcul, douleur très variable d'ailleurs et peut-être même insignifiante. Et, depuis lors, ce calcul aurait grossi et aurait favorisé par sa présence la formation des autres calculs qu'on a rencontrés. On pourrait encore admettre qu'un calcul était déjà dans le cholédoque, n'y produisant qu'une obstruction incomplète, de telle sorte que l'ictère spasmodique, qui aurait dû être très passager, est ainsi devenu facilement, grâce à la présence du calcul, un ictère permanent. Quant à l'absence de crise douloureuse, bien que rare en pareil cas, elle n'est pas tellement exceptionnelle qu'elle doive faire rejeter l'idée de la précession du calcul pour admettre un spasme des voies biliaires comme phénomène primitif, spasme qui aurait amené immédiatement l'ictère et consécutivement l'affection calculeuse par stase biliaire, hypothèse qui nous paraît tout à fait improbable.

Nous avons un peu insisté sur ce fait pour montrer quelles difficultés on peut rencontrer pour interpréter la marche des phénomènes dans l'affection calculeuse. Si nous prenons des cas moins complexes, l'interprétation sera plus aisée. Ainsi, on voit, dans bien des cas, les crises se succéder quelquefois pendant longtemps, et puis un beau jour, après une forte crise suivie de l'évacuation d'un calcul, on n'observe plus de symptôme de l'affection calculeuse : on peut alors admettre très légitimement que cette affection s'est développée sous l'influence de causes accidentelles (grossesse, maladie, etc.) qui ne se sont pas reproduites. D'autres fois, après une période de crises, survient un état d'accalmie complète qui peut faire croire à une marche aussi régulière et aussi heureuse que dans le cas précédent ; on n'entend plus parler de l'affection qui avait causé des douleurs aussi atroces ; si cependant, plus tard, les circonstances amènent à pratiquer l'autopsie, on est tout étonné de trouver un gros calcul dans la vésicule. Evidemment, dans les cas de ce genre, on avait affaire tout d'abord à un calcul de volume moyen qui s'était engagé plusieurs fois, ou du moins avait tenté de s'engager, d'où les crises de colique hépatique. Plus tard son volume plus considérable, et d'autres circonstances sur lesquelles il est inutile de s'appesantir, ont fait qu'il est resté fixé dans la vésicule, où il n'a pas plus fait parler de lui que s'il avait été évacué, ou si sa présence a donné lieu à certains phénomènes, ceux-ci ont été assez vagues pour pouvoir être rapportés à une toute autre cause, et il n'a plus été question de la lithiase. C'est du reste là un mode d'évolution très fréquent de cette affection, ainsi que nous l'avons déjà fait remarquer.

Si de la maladie en général nous passons à son symptôme le plus important, c'est-à-dire aux crises hépatiques, nous pourrons noter quelques particularités intéressantes relativement à leur marche. Chez une femme qui avait une crise tous les deux jours à heure fixe, nous avons vu ces crises cesser pendant deux mois à la suite d'une métrorrhagie abondante, et ne reparaître que lorsque la malade se fut un peu remise de cette perte. Chez une autre, c'est après l'apparition d'un eczéma généralisé que des crises, qui revenaient tous les huit ou dix jours depuis longtemps, restent plusieurs mois sans reparaître. Enfin, nous signalerons l'influence suspensive que la grossesse a également exercée dans certains cas, et qui pourrait peut-être s'expliquer par la compression dont les voies biliaires sont l'objet pendant la gestation, ou encore par le ralentissement de la circulation dans l'appareil hépatique qui entraîne une torpeur générale dans la vitalité et l'excitabilité de ses organes.

Ce que nous venons de dire de la marche de la cholélithiase s'applique aussi bien à sa *durée*, sur laquelle nous n'avons même que des données encore plus vagues, parce qu'ici il faut faire la part de tant de circonstances qu'il est impossible de rien avancer de tant soit peu précis. Un cas, entre une centaine de semblables, fera mieux saisir notre pensée. En mars 1882, entre dans le service de M. Quinquaud, à l'hospice des Ménages, une femme de quatre-vingt-quatre ans qui avait eu, dix-sept ans auparavant, une colique hépatique avec ictère. Depuis lors, plus d'autre symptôme noté se rapportant au foie. Elle meurt au bout de cinq semaines avec des symptômes cérébraux, et à l'autopsie, outre les lésions du cerveau, on trouve un calcul oblitérant toute la vésicule (*Société anatomique*, mai 1882). Doit-on admettre dans ce cas qu'une première maladie s'est terminée quand l'ictère a cessé, c'est-à-dire quand le calcul qui l'avait produit a été expulsé, et qu'il s'en est reformé un autre plus tard, ou bien que ce calcul qui pouvait être dans le canal hépatique ou dans le cholédoque est retombé dans la vésicule où il est resté depuis, ce qui fait que la maladie aurait duré au moins dix-sept ans ? Il est bien difficile de se prononcer. Nous le répétons, on pourrait citer quantité de cas analogues où l'embarras serait le même : aussi n'insistons-nous pas plus longtemps sur ce point, d'autant plus que nous en dirons encore un mot tout à l'heure à propos de la terminaison.

D'après tout ce qui précède, bien qu'il soit extrêmement difficile d'établir quelque chose de précis quant à la marche et à la durée de l'affection calculeuse du foie, qui sont essentiellement variables, on peut dire cependant qu'un traitement approprié tend à rendre la marche plus régulière, et il est à peine besoin de l'ajouter, à en abréger la durée.

ARTICLE II.

Terminaison.

Un malade a évacué un calcul : peut-on sur ce seul fait établir quelques probabilités au sujet de la terminaison ? La forme du calcul peut évidemment donner des indications utiles : il est incontestable que si le patient rend un calcul à facettes, on peut affirmer en quelque sorte à coup sûr qu'il y en a d'autres, et même, surtout si l'on a affaire à un gros calcul, annoncer qu'il y a autant de calculs que de facettes, et par suite ne croire à une terminaison que lorsque le dernier a été rendu. De même, si le malade rend un calcul qui ait toutes les apparences d'un cholélithe fragmenté, on peut encore affirmer qu'il y a d'autres fragments à rendre. Mais si le calcul est olivaire, on ne peut que poser un point d'interrogation. Si l'obstruction a été complète rapidement, avec symptômes de cholécystite ou d'hydro-cholécystite, on peut espérer avoir eu affaire à un calcul unique : il existe en effet nombre de cas de sujets dans ces conditions, qui, aussi longtemps qu'on a pu les suivre, n'ont pas eu d'autres symptômes de lithiase ; tandis que si l'obstruction a été incomplète et s'est produite lentement, ces conditions particulières de stase sont des plus favorables à la formation d'autres cholélithes.

Précédemment, à propos de la marche de l'affection calculeuse du foie, nous faisions remarquer qu'il n'est pas rare de voir, après bien des crises qui ont longtemps tourmenté un malade, suivies d'une plus violente, mais avec évacuation d'un calcul, tous les symptômes de la maladie en question disparaître en quelque sorte subitement et ne plus revenir. *La maladie est terminée.* Evidemment, dans ces cas, la cholélithiase s'était développée sous l'influence de circonstances accidentelles, comme une grossesse, une tumeur, etc., et ces circonstances ne se reproduisant pas, il y a des chances pour que l'affection calculeuse ne reparaisse pas. Sans doute, ceux qui ne voient dans cet état morbide qu'une manifestation diathésique ne souscriront pas aisément à ces vues, et ne considéreront pas la maladie comme terminée : au lieu d'une *terminaison*, ils verront la cessation d'une manifestation morbide, ou encore une transformation de cet état. Nous ne pouvons discuter ici un point aussi délicat qui touche à un des problèmes les plus difficiles de la pathologie générale. Pour nous, nous admettons que, dès que le calcul ou les calculs qui causaient les accidents de la lithiase ont été éliminés, la maladie est terminée. Cela n'implique pas évidemment que le sujet est à l'abri de toute rechute ; il est infiniment probable que, s'il continue ou s'il vient de nouveau à se trouver dans les mêmes conditions qui ont donné lieu une première fois à la formation de calculs, la maladie reparaîtra comme auparavant. Nous pensons également que, ces circonstances faisant défaut, le sujet en question pourra néanmoins conserver une certaine prédisposition à cette affection : mais tout cela n'empêche pas qu'une fois les calculs complètement éliminés, la maladie — nous le répétons — est terminée.

Nous parlions tout à l'heure de terminaison par transformation : c'est là évidemment un point des plus discutables de savoir si une maladie succédant à une autre peut être considérée comme une simple transformation de la première, ou plutôt comme une manifestation différente du même principe morbide. Cette vue théorique, défendue surtout par Pidoux, et avec l'ardeur et l'éloquence que l'on sait, a néanmoins été vivement combattue. A Vichy, où l'on a un champ d'observation des plus vastes et des mieux choisis pour ce sujet, puisqu'on y rencontre, et sous leurs formes les plus variées, toutes les manifestations arthritiques, nous avons vu plusieurs cas qu'on pourrait citer comme des exemples assez remarquables de ces transformations de maladies. Pour ne pas sortir de notre sujet, nous ne signalerons que deux cas, fort analogues d'ailleurs, de malades affectés de coliques hépatiques et devenus plus tard diabétiques. Chez l'un, le diabète est survenu six ans après que les crises, sous l'influence d'un traitement approprié, avaient complètement disparu ; chez l'autre, il survint, à la suite d'une saison de Vichy, une diarrhée incoercible qui dura cinq à six mois et pendant laquelle le malade rendit une quantité considérable de gravelle biliaire, et c'est environ quatre ans plus tard que parurent les premiers symptômes du diabète sans cause apparente bien appréciable.

Quoi qu'il en soit de cette transformation possible ou très discutable, dans la majorité des cas on pourra considérer la maladie comme terminée lorsque les calculs auront été éliminés et l'organisme mis dans des conditions à n'en pas produire de nouveaux.

Ici, une petite difficulté se présente : comment peut-on savoir, après qu'un calcul ou une série de calculs ont été expulsés, que les voies biliaires n'en contiennent pas d'autres, et que *la maladie actuelle* est en effet terminée ? Nous avons vu tout à l'heure que la forme des calculs rendus pouvait fournir quelques renseignements à ce sujet ; la cessation complète, pendant un temps assez prolongé, des symptômes habituels auxquels donnent lieu ces concrétions sera, dans la généralité des cas, un indice assez sérieux de guérison probable. Néanmoins, et c'est là un des caractères particuliers de cette affection souvent si obscure dans sa marche, il sera prudent d'émettre toujours un doute quant à la guérison radicale, en considération de la forme latente que revêtent parfois ses manifestations, et de plusieurs autres circonstances qui tendent à la faire méconnaître.

Toutes ces réserves posées, voyons comment se fait l'élimination des calculs.

L'expulsion des cholélithes peut se faire par les voies normales ou par des voies anormales.

Un calcul, qu'il vienne de la vésicule ou du canal cystique, ou du canal hépatique, s'engage dans le cholédoque, et passe de là dans l'intestin, d'où il est rejeté par les matières fécales soit au bout d'un temps très court (de quelques heures à vingt-quatre ou quarante-huit heures), soit après un séjour plus ou moins prolongé dans l'intestin ; ou bien il remonte — phénomène d'ailleurs assez rare — dans l'estomac qui s'en débarrasse par le vomissement, ou en le faisant repasser dans l'intestin.

Si le calcul ne suit pas les voies normales, il ne peut être éliminé que par ulcération et perforation de la vésicule ou des conduits biliaires, et alors, comme nous le verrons au chapitre suivant, tout est en quelque sorte possible, c'est-à-dire que le corps étranger peut se frayer une route artificielle par les voies les plus étranges : c'est ainsi qu'on le voit — les exemples en sont nombreux — s'éliminer par un point quelconque de l'abdomen, près de l'ombilic, dans l'hypocondre droit, dans l'aine, etc.; par l'intestin, mais en y pénétrant par effraction ; par les voies respiratoires et même par les voies urinaires. Nous n'insistons pas pour le moment sur ces modes divers d'élimination que nous aurons à décrire ultérieurement.

Il est facile de voir déjà, par ces différents modes d'élimination des calculs, que la terminaison de la cholélithiase peut traverser bien des vicissitudes, bien des accidents. Nous allons voir du reste que, même sans s'éliminer par des voies anormales, la terminaison peut être marquée — et hâtée, devrions-nous ajouter — par des complications graves.

CHAPITRE VII.

COMPLICATIONS.

Nous ne définirons pas ce qu'on doit entendre par *complication* : le mot est par lui-même assez clair pour qu'il ne puisse y avoir guère de méprise sur sa signification ; nous pouvons donc entrer immédiatement en matière.

La question des complications de la lithiase a beaucoup gagné aux progrès de la science : non pas peut-être que leur thérapeutique soit devenue plus efficace ; mais du moins on les a mieux débrouillées, tandis que d'autres, à peu près complètement inconnues auparavant, sont aujourd'hui décrites dans tous les ouvrages récents. Ce sujet a d'ailleurs défrayé deux monographies très importantes, la dissertation inaugurale de M. J. Magnin (Paris, 1869), et la thèse d'agrégation de M. Mossé (1880), travaux auxquels nous ferons quelques emprunts et qui justifient l'étendue que nous avons donnée à ce chapitre. Nous aurions même pu exposer certains points avec beaucoup plus de détails, notamment la partie consacrée à l'obstruction calculeuse, ainsi que celle qui concerne les fistules : l'anatomie pathologique est en effet tellement riche sur ces questions qu'un volume ne serait pas de trop si l'on voulait traiter un peu à fond seulement l'obstruction calculeuse et ses suites. Mais nous nous sommes astreint surtout au côté clinique et nous avons laissé de côté certains points, et passé rapidement sur d'autres, parce qu'ils ne nous paraissaient pas présenter une utilité assez immédiate.

Pour mettre un peu d'ordre dans cet exposé, nous classerons les complications en deux grandes catégories qui seront ultérieurement subdivisées : dans la première nous placerons les complications produites par la présence des calculs dans les voies biliaires, et dans la seconde celles produites par leur élimination anormale.

ARTICLE I.

Complications dues à la présence des calculs dans les voies biliaires.

§ 1. PHÉNOMÈNES RÉFLEXES OU GÉNÉRAUX.

1º Troubles cardiaques.

Si l'on peut prétendre que les anciens auteurs qui ont écrit sur les maladies du cœur ou du foie, Sénac, Corvisart, Portal, et d'autres plus modernes tels que Stokes, Murchison, aient entrevu l'influence pathogénique des maladies du foie sur le cœur, il est incontestable que c'est surtout au professeur Potain qu'on doit les premières notions précises que l'on ait possédées sur ce point de la pathologie cardiaque. Cette question, née depuis à peine une demi-douzaine d'années, est déjà riche en travaux intéressants, dont nous tenons à indiquer les plus importants en raison de la nouveauté du sujet : Potain, communication à l'Association pour l'avancement des sciences, sessions de Paris 1878 et de Montpellier 1879; Teissier fils, de Lyon, communication également à la session de Montpellier ; Morel, *Thèses de Lyon*, décembre 1879, étude de la question surtout au point de vue expérimental; Rendu, *Influence des maladies du cœur sur le foie et réciproquement, in* Mémoires de l'Académie de médecine 1881 ; professeur Fabre (de Marseille), *Nouveaux fragments de clinique médicale*, 1883, et *Relations pathogéniques du système nerveux*, chap. III, 1879 ; Barié, *Revue de médecine*, janvier et février 1883.

Depuis 1878, époque à laquelle l'attention a été attirée sur ce sujet par le professeur Potain, et où nous avons rédigé une note annexée à la traduction des leçons de Murchison sur les maladies du foie, note qui résumait très brièvement l'état de la question, nous n'avons cessé de nous en occuper : les occasions du reste ne manquent pas à Vichy, avec la quantité d'hépatiques et de dyspeptiques qu'attire cette station. Aussi pouvons-nous affirmer que les cardiopathies secondaires d'origine gastro-hépatique, ou même seulement d'origine lithiasique — pour ne pas sortir du domaine de l'affection calculeuse — sont assez fréquentes, plus peut-être qu'on ne le croirait au premier abord : ces troubles cardiaques passent en effet maintes fois méconnus, parce que les malades ne disent pas toujours très nettement ce qu'ils éprouvent et s'évertuent à donner au médecin plutôt des interprétations que des sensations fidèles ; parce que maintes fois aussi ces phénomènes sont d'une variabilité, d'une mobilité telles qu'ils échappent facilement à un observateur non prévenu ou mal préparé, et enfin parce que la plupart du temps la prédominance des phénomènes hépatiques détourne l'attention du médecin et masque les symptômes cardiaques, à moins qu'ils n'arrivent à prendre une intensité considérable.

Les phénomènes observés du côté du cœur sous l'influence soit de l'ictère, soit des crises douloureuses de la colique hépatique, sont de deux ordres : les uns ont rapport au rythme, c'est-à-dire à la manière d'être des battements ; les autres portent sur la forme du cœur et se traduisent par des modifications dans son volume et dans ses bruits normaux.

Du côté des battements cardiaques, on observe tantôt un ralentissement, tantôt une irrégularité plus ou moins marquée qui se traduit par des alternatives de ralentissement et d'accélération, tantôt par le phénomène particulier auquel on a donné le nom si expressif de *faux pas du cœur*. Le docteur Coignard a publié (*Journal de thérapeutique*, 25 mai 1883) le cas d'un malade affecté de lithiase biliaire chronique chez lequel on notait deux pulsations, puis un arrêt, puis deux pulsations et encore un arrêt, et ainsi de suite d'une façon très régulière. Il n'y avait ni bruit de souffle, ni augmentation de volume du cœur. Le foie était gros. Nous avons plus d'une fois constaté des phénomènes d'arythmie chez des hépatiques pendant les crises douloureuses, mais jamais des intermittences aussi régulières que celles signalées dans ce cas.

Parmi les nombreux phénomènes cardiaques d'origine hépatique, les plus fréquents, du moins d'après ce que nous avons observé, ce sont les palpitations : pendant une saison, en 1881, nous avons tenu à connaître la proportion de ces troubles fonctionnels chez les malades de notre service, et sur 208 malades affectés de maladies du foie ou de l'estomac (97 hépatiques et 111 gastralgiques ou dyspeptiques), nous avons trouvé 19 sujets atteints de palpitations très nettes, et uniquement depuis le début de leur affection gastrique ou hépatique : et ce qui montre bien que ces troubles cardiaques avaient une telle origine, c'est qu'à la fin de leur saison, 3 sur 19 étaient complètement débarrassés de ce symptôme et 13 autres étaient très améliorés. Le temps nous a fait défaut pour approfondir chez tous ces malades tout ce qui se rattachait à la question du cœur, et nous assurer notamment des dimensions du cœur droit, de telle sorte que nous ne sommes pas en mesure de fournir une statistique sur ce point.

En résumé, les troubles fonctionnels observés du côté du cœur chez les sujets affectés de lithiase biliaire consistent surtout en perturbations dans la régularité, dans la fréquence et dans le timbre ou l'intensité des pulsations cardiaques. Mais là ne se borne pas l'influence de l'affection hépatique : nous avons en effet à signaler des phénomènes plus importants et auxquels on pourrait presque donner le nom de lésion, si la rapidité avec laquelle on les voit parfois disparaître ne protestait en quelque sorte contre ce terme.

Il n'est pas rare en effet de constater dans ces cas une augmentation notable du volume du cœur, augmentation portant sur le côté droit : il y a une dilatation des cavités droites, souvent accompagnée d'un redoublement du premier bruit, ou bruit de galop, et avec accentuation du deuxième bruit dans l'artère pulmonaire. Cette dilatation du cœur droit, d'origine gastro-hépatique, qui est l'analogue de la dilatation du cœur gauche d'origine brightique, constatée d'une façon tout à fait imprévue par le professeur Potain chez une dame affectée de colique hépatique, a été le point de départ des recherches de ce savant maître et l'ont conduit à reconnaître d'abord que le souffle trouvé chez des ictériques, et qu'on considérait antérieurement comme provenant de l'orifice mitral, était en réalité un souffle tricuspidien, ce que montrait mieux encore le timbre doux que le siège un peu variable.

Bien que la dilatation du cœur droit soit essentiellement liée dans ces cas à l'évolution de l'affection hépatique, et par conséquent soit de peu de durée, elle est cependant susceptible, les troubles du côté du foie persistant, d'augmenter et d'entraîner toutes les conséquences d'une lésion cardiaque. C'est ainsi que chez une malade du docteur Augier, vue en consultation par le professeur Potain, et affectée d'ictère par obstruction calculeuse chronique, la dilatation cardiaque s'accentua de plus en plus, et finit par amener au bout de quelques mois les phénomènes les plus graves de l'insuffisance tricuspide et de l'asystolie. On peut encore voir, dans les dix observations publiées par M. Rendu dans son mémoire, cette gradation des troubles cardiaques suivant la durée ou l'intensité de l'affection hépatique.

Il ne faudrait pas croire qu'il y ait un parallélisme constant entre les phénomènes cardiaques et les accidents hépatiques, en d'autres termes que l'intensité des uns soit toujours en rapport direct avec l'intensité des autres : soit que l'acuité des symptômes du côté de l'appareil biliaire domine la situation et annihile ainsi l'expression symptomatique des autres appareils organiques, soit que réellement les phénomènes cardiaques subissent dans leur manifestation d'autres influences plus complexes que celle qu'on leur attribue, toujours est-il que dans bien des cas l'état du cœur n'est modifié en rien ni fonctionnellement, et encore moins dans sa structure. Rappelons cependant qu'à moins d'une grande attention on pourra aisément être pris en défaut, absorbé que l'on sera par l'évolution de l'affection hépatique. Nous avons notamment observé, à l'hôpital thermal de Vichy, une femme qui avait déjà fait deux saisons pour des crises de colique hépatique d'une violence rare et en même temps très fréquentes. Pendant ces deux saisons, la malade s'était plainte en même temps de palpitations, d'oppression ; mais comme notre attention était surtout occupée sur ses crises hépatiques, nous n'avions guère tenu compte de ses troubles cardiaques. Lors de sa troisième saison, elle n'avait pas eu de crise depuis près de trois mois, et cependant ses étouffements et ses battements de cœur persistaient. En l'examinant plus attentivement, nous constatâmes une dilatation très appréciable des cavités droites, accompagnée d'un redoublement du premier bruit. A la fin de la cure, le cœur paraissait encore un peu gros, mais le premier bruit était parfaitement normal et l'oppression avait disparu. Dans ce cas, nous croyons que le repos (la malade travaillait aux champs) n'a pas nui à l'amélioration définitive.

Peut-on, dans un cas de troubles cardiaques survenant chez un lithiasique, mettre ces manifestations uniquement sur le compte de l'affection hépatique ?

Si l'on considère que, dans la plupart des cas, les symptômes dyspeptiques accompagnent la lithiase biliaire, on comprend qu'il sera difficile de faire la part exacte de l'influence hépatique dans les phénomènes produits du côté du cœur. Peut-être même faudrait-il ajouter à ces deux causes pathogéniques connexes d'autres agents, la fatigue, le surmènement et autres encore dont le mode d'action sur le cœur est sans doute mal connu, mais qui n'en sont pas moins, très vraisemblablement, d'une efficacité réelle. On voit donc que l'influence pathogénique qui agit sur le cœur dans les cas dont nous nous occupons est assez complexe : il est néanmoins infiniment probable que la part prédominante appartient au foie.

Avant d'arriver à rechercher le mécanisme de cette influence pathogénique du foie sur le cœur, il y a encore deux questions à se poser : 1° quelles sont les affections hépatiques qui semblent le plus efficaces à ce point de vue spécial, et 2° enfin pourquoi on rencontre des cardiopathies chez les uns et non pas chez les autres.

Sur le premier point, les données manquent un peu en
ce sens que les observations relatives à ce sujet ne sont
pas assez nombreuses pour qu'on puisse en tirer des inductions légitimes. Si nous pouvions nous en rapporter à
notre impression, nous attribuerions volontiers la majeure
part d'action à la douleur, c'est-à-dire aux coliques hépatiques ; mais parmi les cas que nous avons observés, les
lithiasiques étaient proportionnellement en trop grand
nombre pour que nous puissions en tirer une réponse
bien précise à notre question. En compulsant les observations de M. Rendu, mieux choisies à ce point de vue, il
nous semble que la congestion est l'affection hépatique qui
disposerait le mieux aux troubles cardiaques ; mais, nous
le répétons, il est bon, avant de formuler une opinion
motivée là-dessus, d'attendre un nombre beaucoup plus
important de faits.

Quant au second point, nous ne voyons d'autre raison
pour expliquer que les uns aient le cœur atteint et que les
autres restent indemnes, qu'une prédisposition nerveuse
ou cardiaque, c'est-à-dire ou bien une impressionnabilité
plus marquée du système nerveux, ou une moindre résistance héréditaire ou acquise du muscle cardiaque. Peut-
être y aurait-il aussi à tenir compte d'influences secondaires mal connues : mais ce sont là des recherches bien
délicates et dans lesquelles nous ne nous aventurerons
pas.

Reste maintenant à déterminer le mécanisme de cette
influence des accidents hépatiques sur les troubles cardiaques.

Les premiers observateurs, Gangolphe notamment (*Du
souffle mitral dans l'ictère*, thèse de Paris, 1875, n° 231),
se basant sur les recherches de Grollemund (thèses de Stras-

bourg, 1869) et celles plus récentes de Kleinpeter (thèses de Nancy, 1874) concernant l'influence des acides biliaires injectés dans l'organisme, attribuaient les complications du côté du cœur à l'action spéciale des principes biliaires résorbés dans le sang chez les ictériques. Des expériences contradictoires ont montré que cette action toxique des principes biliaires était assez contestable : dans tous les cas, même en admettant que l'explication donnée par Gangolphe fût correcte quant aux deux faits qu'il rapporte dans sa thèse, elle laissait complètement en dehors les cas ignorés alors et bien connus aujourd'hui où les troubles cardiaques se manifestent complètement en dehors de l'ictère, comme nous l'avons vu plus haut.

Ce qui montre bien d'ailleurs que l'ictère n'est pas directement la cause des phénomènes cardiaques dont nous parlons, c'est qu'on n'observe en somme ces derniers que dans un nombre assez limité de cas de ce genre, et encore faudrait-il voir s'il n'y avait pas quelque autre cause excitante en jeu.

Éliminant donc l'influence de la résorption biliaire, restait le système nerveux comme agent de transmission, par voie réflexe, de l'irritation partie de l'appareil hépatique. La première idée portait tout naturellement à considérer le pneumogastrique, agent d'innervation commun aux organes thoraciques et aux deux viscères abdominaux en cause : l'irritation partie du foie par les filets sensitifs du pneumogastrique se transmettrait aux capillaires du poumon par les filets moteurs du même nerf, et ainsi se produirait une action vaso-constrictive sur la circulation pulmonaire qui se traduit par l'accentuation du deuxième bruit, et par une augmentation dans la force de contraction du cœur, d'où le redoublement du premier bruit, ou bruit de galop, et plus tard la dilatation par suite de la fatigue du muscle cardiaque, et enfin l'insuffisance tricuspide révélée par le souffle systolique le long du sternum.

La marche des phénomènes est bien telle : mais le pneumogastrique n'est pas la voie centripète ni centrifuge que suit l'excitation partie du foie et portée au cœur. En effet, après avoir sectionné au cou les deux pneumogastriques d'un chien curarisé, Morel (*loc. cit.*, p. 52) constate que les excitations des viscères abdominaux continuent à faire augmenter la pression sanguine dans l'artère pulmonaire : or, comme dans cette section des pneumogastriques a été comprise celle du sympathique cervical, il s'ensuit que la voie centripète suivie par l'irritation n'est pas le pneumogastrique, et ne peut être que les filets du sympathique qui, des organes abdominaux, vont au système médullaire, d'où elle se réfléchit sur l'appareil cardio-pulmonaire. La voie centripète est donc bien le sympathique et la voie de retour du réflexe se fait par la moelle cervicale, puisque la section du bulbe empêche tout retour de l'irritation partie du foie. Il faut ajouter que la voie de retour est complétée, d'après Brown-Séquard, par les filets qui se rendent de la moelle épinière aux ganglions thoraciques supérieurs, et enfin par les fibres nerveuses qui de ces ganglions se rendent aux plexus cardio-pulmonaires.

Telle est l'explication la plus satisfaisante, la plus conforme aux données de la physiologie, qu'on puisse donner de cette catégorie de cardiopathies secondaires dont nous venons de présenter un exposé rapide. Il faut toutefois faire remarquer, comme l'observe judicieusement M. Rendu, que si ces explications fournies par la physiologie expérimentale s'appliquent très bien aux faits de dilatation du cœur droit, elles laissent en dehors ceux où l'augmentation de pression dans l'artère pulmonaire n'est

11

pas en jeu, ou du moins ne se traduit par aucun phénomène appréciable, c'est-à-dire les troubles cardiaques
purement fonctionnels.

On voit que la question laisse encore place à des recherches intéressantes.

2° Troubles pulmonaires.

Pendant longtemps, imbu de l'idée très réelle que les
variations brusques de température sont assez fréquentes
à Vichy, persuadé également que les baigneurs ont de
nombreuses occasions de se refroidir soit à propos de leur
traitement, soit à propos de leurs distractions (promenades
en voiture, théâtre, concerts du soir, etc.), nous mettions
invariablement sur le compte de ces causes les nombreuses
toux que nous observions chez nos malades. Nous devons
même avouer que nous avons plus d'une fois souri de l'as-
surance formelle avec laquelle le client nous garantissait
ne s'être exposé à aucune cause de refroidissement. Plus
tard cependant, songeant aux faits de toux d'origine hépatique signalés par Graves, Budd et autres, et sur lesquels un travail récent de Trastour, de Nantes (*Revue de
médecine*, janvier 1883), est venu ramener l'attention,
nous avons reconnu que nous avions été certainement
trop affirmatif maintes fois et que, quand un hépatique
intelligent nous avait déclaré catégoriquement qu'il n'avait
pas pu prendre froid, il s'était probablement agi dans ce
cas d'une toux réflexe, ayant son origine dans un état
morbide du foie. Nous avons du reste quatre ou cinq fois
depuis lors constaté nettement la réalité du fait chez des
lithiasiques, pendant ou immédiatement après une crise
douloureuse.

De la toux, nous pouvons passer à la *congestion pulmonaire.*

Cette complication a été surtout signalée par M. Guéneau de Mussy (*Clinique médicale*, t. II, p. 73, 1875) et par le professeur Fabre, de Marseille (*Relations pathog. du syst. nerv.*, p. 17). C'est un état congestif, dit le premier de ces auteurs, de la base du poumon droit, attesté par un râle crépitant, fin et nombreux, de la toux, de la fièvre, une expectoration visqueuse. Cette congestion est restée limitée à la base du poumon et a disparu après deux ou trois jours de durée sous l'action de ventouses scarifiées et de vésicatoires. Ce n'était pas évidemment une combinaison fortuite de pneumonie et de coliques hépatiques, c'était une congestion limitée, passagère, connexe à l'irritation et à la congestion hépatiques, et disparaissant avec elles, exprimant dans un ordre inverse cette solidarité entre le foie et le poumon dont témoigne l'extrême fréquence des congestions hépatiques dans les pneumonies.

Cette complication a évidemment très peu de gravité; aussi n'insistons-nous pas davantage sur ce point.

Pour en finir avec les complications thoraciques, nous signalerons l'*épanchement pleurétique à droite* constaté plusieurs fois par Habershon (*On Diseases of the liver*, 1872), comme complication de crises douloureuses. Nous ne pouvons que mentionner ce fait, que nous n'avons jamais observé et sur lequel d'ailleurs l'auteur ne donne que quelques lignes.

3⁰ Mort subite ou très rapide; troubles nerveux divers.

Nous avons fait remarquer, en traitant de la symptomatologie, que les phénomènes douloureux déterminés par les calculs étaient susceptibles d'acquérir une intensité considérable en même temps qu'une durée très prolongée. Or, on conçoit que sous l'influence d'une excitation portée à un si haut degré, et aussi persistante parfois, le système nerveux subisse une perturbation profonde qui se traduit tantôt par une dépression plus ou moins prononcée, tantôt par un abattement complet, une espèce d'anéantissement d'où les malades sont plusieurs heures à sortir : il s'est produit là une espèce de commotion nerveuse, de *shock* d'où résulte cette sidération de tout l'organisme qui, après les débats violents de la crise, offre un contraste assez effrayant, et qui, dans quelques cas, a fait croire à une mort par épuisement. Le fait de la mort, dans ces circonstances, est heureusement exceptionnel : cependant cela s'est vu, et comme ce cas présente un grand intérêt à tous les points de vue, et qu'il n'est pas d'ailleurs des mieux connus, nous allons entrer dans quelques détails sur ce point.

Il est bien entendu que nous laissons ici de côté les cas de mort dans lesquels la terminaison rapide reconnaissait pour cause une péritonite aiguë par perforation des voies biliaires ou par périhépatite ; nous aurons à parler bientôt de cette complication. Nous n'avons en vue pour le moment que les cas où la mort est survenue sans lésion apparente, ou du moins avec des lésions n'entraînant pas ordinairement une fin brusque, et où, par conséquent, on ne peut l'expliquer que par une perturbation violente et profonde du système nerveux.

On trouve dans l'ouvrage de Portal (p. 170) le résumé de deux cas, l'un emprunté à l'*Histoire de l'anatomie* de Lieutaud, l'autre au *Recueil des curieux de la nature*, mais qui ont une telle analogie qu'ils pourraient bien ne former qu'un seul et même cas ; l'absence de détails très précis leur ôte d'ailleurs beaucoup de leur importance. Leigh (de Liverpool) a publié (*Medical Times*, 1867, t. I, p. 248) le fait d'une femme de trente-trois ans, relevant de couches, lesquelles avaient d'ailleurs été excellentes, qui fut prise de coliques hépatiques violentes suivies de mort au bout de seize heures. A l'autopsie, on trouva dans la vésicule un calcul gros comme un œuf d'oiseau, et environ 60 grammes de sérum sanguinolent dans le péritoine. L'auteur attribue la mort à l'épuisement causé par la persistance de la douleur qu'avait déterminée la pénétration du calcul dans le canal cystique.

En 1878, notre collègue, le docteur Cornillon, a observé (*Vichy médical*, 1878) un cas analogue survenu chez une femme de cinquante-trois ans, mais où, bien qu'il n'y ait pas eu d'autopsie, la violence et la persistance de la douleur furent, d'après les symptômes qui se manifestèrent, la seule cause de la mort. Dans ce cas, il survint une première crise assez intense au bout de dix jours de traitement thermal. Cinq jours après, nouvelle crise, mais beaucoup plus violente que la précédente : on prescrit une potion opiacée dont la première cuillerée est vomie et la malade n'en veut plus. On applique alors, à une demi-heure d'intervalle, trois suppositoires opiacés et belladonés qui paraissent apporter un peu de calme. Néanmoins la douleur persiste et la mort survient un peu brusquement, douze heures après le début de la crise. On a noté dans ce cas un développement considérable du foie.

Le docteur Williamson, de l'île de Wight, a vu mourir également une femme de cinquante ans au quatrième jour d'une violente crise de colique hépatique que rien n'avait pu calmer et accompagnée d'ictère. A l'autopsie, on trouva un calcul très rugueux, ovoïde, de 27 millimètres, faisant une saillie de 1 centimètre dans le duodénum, et coiffé de la muqueuse du cholédoque refoulée en avant (*the Lancet*, 1879, t. II, p. 780). Habershon (*op. cit.*, 3rd *lecture*) dit avoir observé deux cas dans lesquels la violence de la douleur fut telle qu'elle dépassa les forces du patient et que celui-ci succomba. Dans ces deux cas, on trouva également le calcul qui faisait saillie dans le duodénum.

Le cas le plus remarquable, parmi tous ceux de ce genre, est le fait suivant, communiqué par le professeur Brouardel à la Société de médecine légale, à la séance du 12 décembre 1881.

Une jeune femme de trente ans, bien constituée, vigoureuse, se rend vers la fin d'une après-midi à la gare de Strasbourg un peu précipitamment ; puis, se trouvant en avance, prend un verre de sirop de groseille avec de l'eau de Seltz très froide. A peine en wagon, elle est prise de coliques très fortes, au point qu'ignorant la cause de son mal, elle dit aux personnes qui l'entourent : « Je ne sais ce que je viens de boire, mais je crois que je suis empoisonnée. » Les douleurs augmentent de violence, si bien qu'arrivée à la station où elle devait descendre, cette dame est obligée de se faire transporter à l'hôtel le plus proche. Les douleurs persistent et s'accompagnent de vomissements incessants : un médecin appelé d'urgence diagnostique une crise de colique hépatique et annonce que ce ne serait rien. La malade succombe vers une heure ou deux du matin, par conséquent huit ou neuf heures après le début de la crise.

Une terminaison aussi rapide, aussi imprévue, rapprochée des craintes d'empoisonnement qu'avait manifestées la malade, attira l'attention du Parquet qui prescrivit une enquête médico-légale, dont le professeur Brouardel fut chargé. L'autopsie démontra l'absence de péritonite an-

cienne ou récente, et de lésion importante de l'estomac ;
congestion intense de la première portion de l'intestin
grêle ; dilatation du cholédoque ; au niveau de l'ampoule
de Vater, petit calcul à facette qui ne semble pas oblitérer
complètement la lumière du canal et qui fait hernie dans
la cavité intestinale ; en outre, 71 calculs de cholestérine
dans la vésicule, taillés à facette et chacun du volume environ d'un pois. L'analyse chimique des viscères ne fit découvrir la présence d'aucun poison minéral ou végétal.
La mort était donc bien le fait de la crise hépatique et
était survenue huit à dix heures après le début des douleurs.

A côté de ces faits dans lesquels la mort est arrivée avec
une rapidité vraiment surprenante, en l'absence de lésion
bien significative, on peut en placer d'autres qui, pour
être moins exceptionnels, offrent cependant un grand intérêt pratique. Nous laisserons de côté une observation de
M. Quinquaud (*France médicale*, 19 décembre 1882), in-
titulée *Mort subite par syncope dans un cas de lithiase biliaire*, parce qu'à l'autopsie on a trouvé une pleurésie avec
épanchement séro-purulent de 1 litre à 1 litre et demi, ce
qui, chez une femme de soixante-treize ans, suffisait, en
dehors de sa crise récente, pour expliquer une terminaison
brusque. John Cockle (*Med. Times*, 10 mai 1862) signale
deux cas dans lesquels la mort serait survenue par l'épuisement consécutif aux vomissements incoercibles déterminés par la crise hépatique, cas qui auraient été observés,
l'un par Abercrombic, et l'autre par Selle, célèbre praticien du siècle dernier ; l'auteur ne donnant ni détails ni
indication bibliographique, nous avons renoncé à trouver
le fait de Selle : quant à celui de l'auteur anglais, il ne
rentre pas dans les cas dont nous nous occupons, puisqu'il y eut rupture du cholédoque (*Diseases of the sto-*

mach, etc., 2ⁿᵈ *americ. ed.*, 1834). Durand-Fardel (*Union méd.*, 1870) a vu une longue crise de colique hépatique se terminer par la mort à la suite de vomissements incoercibles et sans que l'autopsie ait montré de lésions graves ; la vésicule contenait quelques calculs, et le canal cystique et le cholédoque en étaient encombrés.

Le docteur de Beauvais a eu l'obligeance de nous communiquer le fait suivant qu'il a observé il y a peu de temps. Il s'agit d'une dame de cinquante ans à peine, affectée d'insuffisance mitrale et sujette à des crises de colique hépatique. Un matin, notre confrère est mandé auprès d'elle : il la trouve en proie à une crise hépatique d'une violence inaccoutumée, mais ne constate d'ailleurs aucun symptôme de complication grave. Pendant la nuit, on vient de nouveau le chercher ; il ne peut se rendre auprès de la malade, et, quand il arrive dès le matin, il la trouve morte. Pour M. de Beauvais, la maladie de cœur, qui était d'ailleurs antérieure à l'affection hépatique, a été la cause principale de la mort ; mais il croit que la violence de la douleur a été la cause déterminante. Enfin, récemment, le *Journal de médecine de l'Ouest* (2ᵉ trimestre 1882) rapportait un cas observé dans le service du docteur Malherbe, et dans lequel une femme était morte trois jours après le début d'une crise de colique hépatique violente, avec ictère, vomissements, etc. A l'autopsie, on trouva le péritoine intact, mais les organes situés à la face inférieure du foie étaient adhérents, enfin il y avait des indices évidents d'une phlegmasie chronique.

Nous parlions tout à l'heure des dangers résultant des vomissements incoercibles pendant les crises hépatiques, au point de vue de la dépression nerveuse considérable qui peut en résulter : un autre danger est celui observé par Trousseau sur une de ses malades, intéressante à plus d'un titre. Sous l'influence d'efforts de vomissements qui se répétaient très fréquemment, il se produisit une hernie inguinale qui s'étrangla et amena la mort. L'autopsie révéla du reste des anomalies et des lésions assez inattendues (*Clinique de l'Hôtel-Dieu*, t. III, p. 229-232, 3ᵉ éd.).

Il serait aisé de citer encore quelques cas analogues aux précédents; mais les exemples que nous avons rapportés nous paraissent suffisants pour montrer quelle peut être la gravité d'une crise de colique hépatique, en dehors des complications les plus fréquentes. Reste à examiner le mécanisme de la mort dans ces circonstances.

« Physiologiquement, dit le professeur Charcot (*Leçons sur les maladies du foie*, p. 153), on peut expliquer le développement de ces accidents en se reportant aux résultats de certaines expériences exécutées par Brown Séquard, et qui consistent à déterminer à des degrés divers l'irritation des ganglions semi-lunaires qui concourent à l'innervation des voies biliaires. De cette irritation résulte une activité réflexe qui, passant par la moelle épinière et le bulbe, retentit sur les nerfs pneumogastriques et occasionne finalement, si l'irritation est intense, un arrêt du cœur en diastole, c'est-à-dire une syncope. Portée moins loin, l'irritation pourra déterminer une diminution plus ou moins durable de la force du cœur, et ainsi se produira l'état lipothymique.

« Selon toute vraisemblance, c'est surtout par ce mécanisme que surviennent les morts rapides observées dans un certain nombre de cas de colique hépatique calculeuse, par le seul fait de l'irritation nerveuse causée par la présence du corps étranger et sans l'intervention de quelque lésion organique grave, telle, par exemple, que l'ulcération suivie de perforation des voies biliaires. Ces cas de mort subite ou rapide, au milieu de phénomènes lipothymiques, ne sont pas absolument rares. »

Nous ajouterons que, d'après les recherches récentes de Variot (*Société anatomique*, novembre 1881, et *Journal de l'anatomie* de Robin, 1882), il y aurait, disséminés entre les faisceaux musculaires du cholédoque, quantité de petits ganglions nerveux qui deviennent plus volumineux et plus nombreux à mesure qu'on se rapproche de l'ampoule de Vater, autour de laquelle ils forment comme un collier. Cette disposition particulière des ganglions et leur agglomération autour de l'ampoule expliquerait non seulement la sensibilité extrême de ce point, mais aussi le retentissement plus profond sur le système nerveux que peut avoir une irritation prolongée de cette région. Nous ferons remarquer d'ailleurs que, dans la plupart des cas de mort rapide que nous avons énumérés, le calcul occupait précisément le point où Variot a constaté la plus grande abondance de ces petits centres nerveux ganglionnaires, c'est-à-dire autour de l'ampoule de Vater.

Un accident plus fréquent que les cas de mort rapide sur laquelle nous venons d'insister assez longuement, ce sont les *lipothymies*, le *coma*, avec ou sans mouvements convulsifs, etc. Nous en avons observé un cas assez frappant en 1881, dans notre service de l'hôpital thermal de Vichy, sur une malade évacuée du service de M. Dujardin-Beaumetz, et au sujet duquel nous avons publié une petite note (*Union médicale*, avril 1882). Rappelons à ce propos que Murchison (p. 346 de notre traduction) dit avoir vu trois fois la crise de colique hépatique se terminer par un coma mortel. Il est vrai que dans deux de ces cas il y avait en même temps albuminurie, de telle sorte qu'il est difficile de dégager, dans ce dénouement fatal, ce qui est le fait de la crise de ce qu'a pu déterminer l'albuminurie.

Un autre phénomène qui rentre dans la même catégorie d'accidents et qui a même origine — sidération du système nerveux, — c'est la *mort par algidité complète* signalée par le professeur Fabre (*op. cit.*, p. 19), et qui, d'après cet auteur, ne serait pas un phénomène rare dans la lithiase biliaire.

Nous signalerons enfin, parmi les complications des coliques hépatiques, l'*hémiplégie,* que nous ne nous rappelons pas avoir vu mentionner nulle part, et dont nous avons observé un cas en 1880. Il s'agissait d'un homme de soixante-quatre ans, horloger dans le Midi, qui ne paraissait, en raison de sa complexion maigre et sèche, avoir aucune disposition particulière aux accidents cérébraux, et qui, sauf sa lithiase biliaire, avait toujours joui d'une excellente santé. Vers le huitième jour de la cure, il fut pris d'une violente crise, accompagnée d'ictère léger, et c'est le soir même de sa crise qu'il fut pris d'embarras de la parole d'abord, et puis d'hémiplégie complète à droite. La crise dura environ quarante-huit heures ; mais l'hémiplégie persista quatre ou cinq jours, puis alla en s'atténuant. Cet accident n'eut d'ailleurs pas de suite, car, quatre semaines après le début de cette hémiplégie, le malade était parfaitement remis, et nous pûmes constater l'année suivante qu'il n'y avait pas eu de rechute. Les crises du reste avaient été, depuis cette saison, insignifiantes.

Ce cas d'hémiplégie nous rappelle un fait de Trousseau, qui a quelque analogie avec le précédent. Il s'agit d'une paraplégie consécutive aux coliques hépatiques, observée par cet éminent clinicien chez une dame de trente et quelques années, qui lui avait été adressée de la province, et chez laquelle cette paraplégie s'accompagnait d'embarras de la parole survenant d'une façon intermittente. Après avoir fait remarquer (*op. cit.*, p. 233 à 237) que la paraplégie d'origine hépatique n'a pas encore été signalée, Trousseau la rapproche de ces paraplégies dites *réflexes* qui surviennent chez certains sujets à la suite d'une affection vésicale ou utérine. Cette paraplégie finit du reste par céder aux électrisations et au massage.

Nous ne ferons que mentionner, en terminant, ce qui a trait aux complications nerveuses, les attaques d'hystérie et même d'épilepsie réveillées par la crise hépatique chez des sujets atteints de ces affections, et dont les crises ont pu, par ce seul fait, revêtir un aspect inaccoutumé, une forme mixte, offrant certains caractères de la crise, telle qu'on l'observe ordinairement, entremêlés avec ceux appartenant plus spécialement aux névroses en question; cette particularité est utile à connaître pour éviter des méprises qu'une allure un peu bizarre de la colique hépatique pourrait faire naître; nous avons d'ailleurs eu soin de la signaler déjà en exposant le diagnostic.

4° Fièvre intermittente hépatique.

Une complication des plus intéressantes, par elle-même d'abord, et puis en raison des interprétations erronées auxquelles elle a si souvent donné lieu, surtout avant ces vingt-cinq dernières années, c'est la fièvre intermittente hépatique. Ce n'est pas que ce symptôme ait toujours été méconnu autrefois, et que les anciens médecins n'en aient jamais deviné la signification ou du moins l'origine; mais on peut affirmer, sans crainte de se tromper, que jusqu'à ces derniers temps on a attribué, dans la grande majorité des cas, la manifestation fébrile dont nous allons parler à toute autre cause que le foie, c'est-à-dire tantôt à la

fièvre palustre simple, tantôt à la fièvre pernicieuse, tantôt à l'infection purulente, etc.

Bien que Monneret ait publié sur cette question des
considérations et des observations pleines d'intérêt, c'est
surtout au professeur Charcot que l'on doit de connaître
aujourd'hui assez bien les caractères particuliers de cette
fièvre hépatique : c'est en effet dans son service de la Salpêtrière qu'ont été prises les principales observations qui
ont vulgarisé cette notion importante, aujourd'hui devenue classique.

Nous avons pensé qu'on pouvait n'établir aucune distinction entre la fièvre dite hépatalgique et la fièvre dite
intermittente hépatique, parce qu'en réalité, au point de
vue symptomatologique, de même qu'au point de vue pathogénique, il n'y a pas de différence bien nette entre ces
deux modalités, et qu'on ne pourrait ainsi que compliquer
la question.

La fièvre intermittente hépatique a été observée surtout
dans des cas de lithiase biliaire : on l'a cependant également notée dans certains cas de cirrhose hypertrophique
d'origine non lithiasique, dans certains cas d'obstruction
biliaire par kystes ou autres tumeurs, etc.: mais en somme
elle est assez rare en dehors de l'affection calculeuse.

Le type de cette fièvre est très variable : bien qu'on ait
dit que les accès de fièvre hépatique sont ordinairement à
longue période, c'est-à-dire de cinq, six, huit jours et plus
même d'intervalle, ce qui évidemment les distinguerait
aisément des accès de fièvre palustre, il n'est nullement
rare de les observer à aussi courte période que les précédents, et pour notre part nous pouvons assurer que nous
les avons observés aussi souvent à type quotidien et même
bi-quotidien, ou à type tierce, qu'à période plus éloignée ;
en d'autres termes, ils peuvent être aussi bien réguliers,

et parfaitement réguliers, que tout à fait irréguliers. Nous croyons donc qu'il faut renoncer à ce moyen de diagnostic différentiel basé sur la durée des intervalles entre les accès. Quant à la forme, à l'intensité, enfin aux autres caractères concomitants, ils nous offrent une identité complète avec les accès de fièvre intermittente légitime. La fièvre intermittente hépatique peut être légère, n'avoir que le stade de frisson, sans sueur, avec un pouls ne dépassant pas 90 ou 100, et une température de 38°,5 à 39 degrés, de même qu'elle peut être violente, avec frisson intense et sueur profonde, pouls à 115 et 120, et une température allant jusqu'à 40 et 41 degrés. Nous en avons notamment observé, en 1882, chez une dame de soixante-cinq ans, un cas dans lequel l'accès revenait tous les quatre jours avec un claquement de dents tel, qu'on était obligé de mettre un linge entre les dents de la malade, par crainte de les voir casser, et un tremblement si violent que tout le lit en était agité bruyamment. Cette dame avait d'ailleurs, outre cet accès terrible à type quarte, un autre accès qui revenait deux fois par jour, mais avec seulement un léger frisson suivi de moiteur et accompagné d'un peu d'accélération du pouls. Ce dernier accès bi-quotidien a été remarquable par sa ténacité, car il a persisté trois à quatre mois, et n'a commencé à céder, et très graduellement, qu'après une cure à Vichy; c'est l'accès du matin qui a disparu le premier.

La plupart des cas de fièvre hépatique se produisent à l'occasion de crises douloureuses, ainsi que nous allons le montrer en exposant leur pathogénie : ce sont de véritables crises de colique hépatique, avec appareil fébrile en plus. Mais quelquefois la colique hépatique peut être nulle ou tellement insignifiante qu'elle passe inaperçue, et la crise ne se traduit alors que par la fièvre avec ou sans ictère, car l'ictère l'accompagne souvent, mais pas constamment. Cette particularité de frisson avec fièvre constituant toute la crise de colique hépatique, fort importante à connaître, et sur laquelle le docteur Magnin avait, dans sa thèse, attiré l'attention en rapportant à l'appui une observation du professeur Charcot, a été notée dans le cas si intéressant à plusieurs égards du docteur Fumero (*Rivista clinica di Bologna*, 1876), ainsi que dans une autre observation fort analogue adressée à la Société de médecine de Paris, en 1878, par le docteur F. Simon, de Buenos-Ayres.

Nous avons fait remarquer tout à l'heure que, pour distinguer la fièvre intermittente hépatique de la fièvre intermittente palustre, il ne fallait pas compter sur le type des accès, c'est-à-dire sur l'intervalle plus ou moins rapproché qui les sépare, pas plus que sur leur degré d'intensité. Un caractère différentiel qui a quelque importance, c'est le moment de la journée où ils se produisent : ainsi, les accès paludéens se manifestent plutôt dans la matinée ; la fièvre hépatique, au contraire, s'observe plutôt dans l'après-midi, quelques heures après le repas, ou encore la nuit. La règle n'est évidemment pas invariable, mais, d'une façon générale, nous croyons que cette distinction est bien réelle.

Un second caractère différentiel, qui offre plus d'intérêt encore que le précédent, c'est la diminution du taux de l'urée pendant l'accès fébrile hépatique, taux qui augmente, comme on sait, pendant l'accès de fièvre paludéenne. Cette particularité, dont il est facile de saisir l'importance, a été relevée principalement dans une observation présentée à la Société de biologie, en 1873, par M. Regnard, et prise dans le service de M. Charcot : la courbe de l'urée y présente un rapport inverse avec l'élévation constante de la température et du pouls. Cette particularité a encore été notée par le professeur Brouardel, et depuis, par un auteur étranger dont nous n'avons pu retrouver l'indication. Nous n'avons été à même de la rechercher que dans un seul cas, et nous n'avons trouvé qu'une modification peu considérable dans l'élimination de l'urée qui fut, pendant l'accès, de 11 pour 1 000, alors que dans le reste de la journée elle était en moyenne de 16 ; cependant cela indiquait déjà une séparation assez tranchée avec ce qui a lieu dans la fièvre intermittente légitime.

Ces faits s'expliqueraient naturellement par le rôle incontestable — bien que non exclusif — que joue le foie dans la production ou l'élimination de l'urée.

Enfin, un troisième caractère différentiel, au moins aussi important que les précédents, au point de vue clinique, ressort de l'influence exercée par la quinine dans ces deux catégories d'accès : en effet, cette substance, qui est le médicament spécifique du miasme tellurique, dont il combat merveilleusement presque toutes les manifestations, et qui est l'anti-périodique par excellence, échoue presque toujours contre la fièvre intermittente d'origine hépatique. Nous sommes loin d'être le seul à avoir constaté cette inefficacité, car, dans la plupart des observations que nous avons compulsées à ce point de vue, nous avons noté le même résultat. Parfois cependant on voit le sulfate de quinine éloigner un de ces accès fébriles ; mais on ne tarde pas à constater qu'en réalité il est impuissant à empêcher la réapparition des accès. La connaissance de ce fait n'empêchera pas probablement qu'on ne continue à prescrire la quinine dans les cas de fièvre intermittente hépatique ; mais peut-être aura-t-elle pour résultat de prémunir contre une trop grande insistance, ou de trop hautes doses, qui pourraient n'être pas sans inconvénient.

Il y a cependant des cas où la quinine aura presque sûrement de bons effets. Dans les pays où l'impaludisme est endémique, la fièvre hépatique ne peut-elle, comme le font les traumatismes spontanés ou chirurgicaux, déterminer le réveil de cette intoxication et en provoquer la manifestation en lui empruntant son élément caractéristique, sa périodicité ? C'est dans ce sens que nous interpréterions l'observation du docteur F. Simon à laquelle nous faisions allusion précédemment : c'est aussi dans des cas analogues que la quinine peut avoir une influence favorable pour empêcher le retour des accès, bien que sans action sur l'affection hépatique. Le cas en question, nous le rappelons, était bien un cas de lithiase biliaire.

Il nous reste à examiner la *pathogénie* de cette fièvre, pathogénie qui pourra apporter quelque indication utile, quand la thérapeutique est encore possible.

La fièvre intermittente hépatique se produit dans deux conditions différentes : avec ou sans lésion des voies biliaires. C'est dans ce dernier cas seulement que la pathogénie de l'accès pyrétique offre quelque difficulté, car le premier cas rentre dans les faits bien connus de fièvre symptomatique de la pyohémie, comme nous le verrons tout à l'heure.

Pour expliquer donc la manifestation de la fièvre intermittente hépatique sans lésion des voies biliaires, le professeur Charcot a admis la production, dans les cas d'obstruction de ces voies, d'un ferment particulier dit ferment pyrétogène, dont l'existence expliquerait de la façon la plus satisfaisante les phénomènes dont il s'agit ; malheureusement, bien que cette hypothèse n'ait rien d'inadmissible, ce n'est qu'une hypothèse.

Ne pourrait-on admettre aussi que la fièvre hépatique est déterminée dans ce cas par la résorption des acides biliaires, qui, suivant l'intensité et la rapidité de la résorption, produirait tantôt simplement la fièvre hépatique, tantôt cette fièvre accompagnée d'accidents comateux tels qu'on les observe dans l'ictère grave? Si ce mode pathogénique n'était pas admissible, et si l'on ne pouvait accepter non plus le ferment pyrétogène dont nous parlions plus haut, on serait forcé de reconnaître à la fièvre hépatique une seule et unique pathogénie, qui l'assimilerait complètement à la fièvre pyohémique, c'est-à-dire une résorption purulente.

Une grave objection se présente contre cette dernière manière de voir : c'est l'absence de lésion des voies biliaires constatée à l'autopsie de bien des cas où l'on avait observé la fièvre intermittente hépatique. On pourrait, il est vrai, prétendre qu'il peut se produire, sous l'influence de la migration des calculs, surtout s'ils ont des arêtes ou des inégalités acérées, des éraillures des canaux biliaires, éraillures assez légères pour passer inaperçues dans les cas où il y a eu autopsie, mais susceptibles, comme toute plaie, de donner lieu à de la suppuration ; d'où accidents possibles de pyohémie. Ce n'est là sans doute qu'une idée théorique ; mais, dans l'état actuel de la science, on ne saurait opposer à cette opinion une fin de non-recevoir : nous ne connaissons pas d'argument absolument convaincant qu'on puisse invoquer contre elle.

Pour notre part, d'après ce que notre expérience nous a appris là-dessus, nous serions disposé à admettre, comme nous le disions précédemment, une seule fièvre intermittente hépatique, mais avec deux conditions pathogéniques différentes : l'une non pyohémique et probablement produite par résorption biliaire (que ce soit un ferment pyrétogène ou quelque principe de la bile normale ou altérée), résorption amenée ou favorisée par la stase biliaire, par l'augmentation de pression dans les conduits hépatiques et par un trouble de l'innervation sous la dépendance de la lithiase ; l'autre d'origine pyohémique et indiquant une angiocholite, avec formation d'abcès miliaires dans lesquels le pus se trouve généralement mélangé de bile. Dans le premier cas, la cure de Vichy — nous l'avons constaté plusieurs fois — a parfaitement prise sur ces accès contre lesquels la quinine échoue généralement, et cette heureuse influence de la cure thermale alcaline est encore la meilleure démonstration qu'on puisse donner de leur pathogénie biliaire. Quand ces accès ont au contraire une origine pyohémique, la cure de Vichy a peu de chance de réussir, et dans ces cas le sulfate de quinine donnerait plutôt de bons résultats.

Quelle que soit l'origine de ces accès fébriles intermittents, on a constaté qu'ils coïncidaient, non pas toujours, mais assez fréquemment, avec l'élimination de gravelle biliaire, ou avec sa présence dans les canaux intra-hépatiques. Ce fait est assez remarquable, et, bien que la relation entre l'existence de cette gravelle intra-hépatique et les accès de fièvre intermittente ne soit pas des plus aisées à expliquer, elle a été notée un trop grand nombre de fois pour qu'elle ne soit qu'un effet du hasard. Il est probable que la gravelle biliaire, siégeant plutôt dans les plus fins canalicules biliaires, a plus de facilité pour produire soit des éraillures de leur muqueuse, soit l'irritation et l'inflammation de ces conduits, d'où angiocholite avec toutes ses conséquences.

Reste enfin à expliquer la périodicité de ces accidents fébriles, souvent si remarquable par sa régularité. Nous croyons qu'il faut chercher cette explication, de même que pour le retour si régulier des crises fréquemment observé, dans la périodicité même de la fonction hépatique. On

sait que la sécrétion de la bile, bien qu'à peu près continue, est cependant intermittente, en ce sens qu'elle a,
deux fois par jour, un maximum et un minimum d'activité. Quand les crises sont périodiques, on remarque,
ainsi que nous l'avons indiqué dans notre travail sur la
périodicité des troubles hépatiques, qu'elles coïncident
avec les moments où la sécrétion biliaire est mise en activité. Nous croyons que cette explication rend compte tout
aussi bien de la périodicité des accidents fébriles.

§ 2. PHÉNOMÈNES D'IRRITATION LOCALE.

1º Cancer des voies biliaires.

Il ne saurait entrer dans notre plan de présenter ici une
étude du cancer des voies biliaires : si l'on considère cependant le rôle important que joue la lithiase biliaire dans
la pathogénie de cet état morbide, on comprendra que
nous ne pouvions nous dispenser de le mentionner comme
une des complications possibles de la cholélithiase.

C'est un fait aujourd'hui bien démontré que la lithiase
biliaire; par l'irritation constante que produit le contact
des calculs, est la cause déterminante la moins contestable
du cancer de la vésicule. Sur 11 cas de cancer de cet organe réunis par Frerichs, on a constaté dans 9 des calculs
biliaires. Hilton Fagge a fait de son côté (*Guy's Hospital
Reports,* 1875) une observation analogue d'après les résultats des autopsies faites à cet hôpital pendant une quinzaine d'années.

Si toutefois on considère que le cancer est regardé par
certains auteurs comme une manifestation de la diathèse
arthritique, il n'y aurait rien que de très ordinaire à le
voir survenir chez des sujets déjà atteints d'une autre af-

fection appartenant au groupe de l'arthritisme, comme ces
mêmes auteurs l'admettent pour la lithiase biliaire. Le
cancer de la vésicule ou des canaux biliaires, consécutif
ou concomitant à la lithiase biliaire, ne serait donc qu'une
détermination locale commandée plus encore par la diathèse arthritique que par l'irritation due à la présence des
calculs. Quoi qu'il en soit de ces idées un peu théoriques,
le côté pratique qui se dégage des faits acquis, c'est qu'il
y a intérêt à combattre d'aussi bonne heure que possible
la lithiase biliaire et à la combattre tant qu'on en observe
quelque manifestation, afin de laisser le moins de chance
possible au développement du cancer des voies biliaires.

2º Péritonite péri-hépatique.

Bien que la péritonite péri-hépatique s'observe surtout
dans l'obstruction calculeuse, comme, en somme, on peut
la constater en dehors de cette complication, nous avons
cru devoir la signaler à cette place à titre de phénomène
d'irritation locale. L'étude de cet accident servira d'ailleurs
très bien de préface et de transition aux phénomènes qui
constituent l'obstruction calculeuse (rétention biliaire, dilatation, angiocholite, etc.).

En dehors des cas d'ulcération et de rupture des voies
biliaires, qui sont ordinairement accompagnées de péritonite plus ou moins généralisée, et le plus souvent mortelle, on observe dans la lithiase biliaire des atteintes de
péritonite parfaitement caractérisée, mais limitée à la
région hépatique, parfois même peut-être encore plus loca-
lisées et ne portant que sur une portion du péritoine péri-
hépatique. Ces péritonites partielles s'observent dans certaines crises de colique biliaire sans que rien, en apparence

du moins, indique pourquoi elles se manifestent dans une crise plutôt que dans une autre.

Elles débutent d'habitude plutôt à la fin de l'attaque de colique hépatique ou dans son cours, quand elle se prolonge beaucoup : c'est même, autant que nous avons pu en juger, surtout dans les cas de crise prolongée que l'on peut voir survenir la péritonite péri-hépatique. La douleur change un peu de caractère : elle est moins aiguë, moins déchirante, plus constrictive ; la moindre pression sur la partie qui est le siège de la phlegmasie est très douloureuse ; les vomissements sont incessants, accompagnés souvent d'un hoquet très pénible ; le facies est grippé ; à l'agitation qui régnait pendant la crise a succédé l'immobilité la plus complète, car le moindre mouvement réveille ou exaspère les douleurs. Le pouls et la température sont en rapport avec cet état, toujours assez sérieux, et sur le pronostic duquel il est bon d'être très réservé, car quand il s'agit de péritonite même localisée, il y a toujours à craindre une terminaison fatale. Hâtons-nous de dire cependant qu'on voit parfois des malades avoir, à chaque crise, une poussée de péritonite, et traverser impunément, pendant un certain temps, ces redoutables accidents, jusqu'au jour où une attaque plus violente que les autres amène une complication plus grave que les précédentes et qui les enlève.

Si on fait alors l'autopsie, on trouve des exsudats fibreux en quantité, reliant entre eux la plupart des viscères du côté droit de l'abdomen, et présentant les degrés les plus variés d'organisation, correspondant à des périodes très diverses de formation. Un cas fort remarquable de dilatation des voies biliaires d'origine lithiasique, publié par Raynaud et Sabourin (*Archives de physiologie*, 1879), et auquel nous aurons encore à faire allusion, montre ces détails d'anatomie pathologique d'une façon saisissante.

Le traitement ne diffère pas de celui de la péritonite ordinaire : sangsues sur le point le plus douloureux, cuirasse de collodion sur tout le ventre, révulsifs sur le tube intestinal par le calomel à dose fractionnée, aidé par quelques purgatifs salins; à l'intérieur, glace et limonade ou tisane de champagne frappée, etc.

La pathogénie de cette péritonite localisée n'est pas toujours aisée à établir; cependant elle nous paraît limitée à deux conditions pathogéniques : ou bien par une irritation prolongée, les calculs produisent une angiocholite qui, se propageant aux tissus avoisinants, gagne le péritoine, sans que le processus inflammatoire aille jusqu'à l'ulcération et à la perforation des voies biliaires ; ou bien le travail phlegmasique se complique de cette solution de continuité, et alors il peut arriver que, grâce au tissu de nouvelle formation qui s'est produit par l'effet de l'inflammation, le corps étranger se fraye une voie artificielle à travers ces exsudats et aussi à travers le péritoine, jusqu'à un point quelconque des parois abdominales ou de l'intestin par où il est évacué ; et le moins qu'il puisse en résulter, en pareille circonstance, c'est une péritonite limitée à la région intéressée. Nous reviendrons et nous insisterons ultérieurement sur ce mode d'évacuation des calculs : pour le moment, nous ne voulons que signaler la possibilité d'une péritonite partielle avec perforation des voies biliaires, et si nous en disons un mot ici, c'est qu'en réalité il est bien difficile, en présence d'un malade chez lequel on constate les signes indubitables d'une péritonite qui reste localisée, de décider si cette complication s'est produite avec ou sans solution de continuité des voies biliaires.

Enfin, nous ne croyons pas inutile de faire remarquer

que, au point de vue clinique, il sera encore difficile de distinguer bien nettement ce que l'on a décrit sous le nom de péri-cholécystite ou de péri-angiocholite de l'ensemble symptomatique que nous venons d'exposer. En effet, les symptômes de la péri-cholécystite et de la péri-angiocholite n'offrent rien de bien caractéristique et se confondent avec ceux de la cholécystite et de l'angiocholite d'une part, et, d'autre part, avec ceux de la péritonite péri-hépatique.

Bien que la péritonite péri-hépatique ne soit pas toujours mortelle, tant s'en faut, elle peut avoir des conséquences très graves et être cause indirectement d'accidents mortels. En effet, sous l'influence de cette péritonite, il s'établit entre le foie et les organes voisins (estomac, duodénum, côlon) des adhérences qui peuvent modifier complètement, bouleverser même les rapports normaux des organes abdominaux et donner ainsi lieu à des troubles divers dont l'interprétation est parfois très difficile. Mais ce qu'il y a de plus grave, c'est que leur rupture, sous l'influence d'un effort, d'un développement exagéré de gaz et autre circonstance, est susceptible d'entraîner soit des déchirures d'organes, soit une nouvelle péritonite plus sérieuse que la première. Quand il n'y a pas rupture de ces adhérences, les tiraillements auxquels elles sont constamment soumises sont la source de douleurs plus ou moins aiguës dont il est souvent très difficile de démêler la vraie cause, qui, la plupart du temps, font croire à des crises biliaires et qu'il faut observer et suivre de très près pour les rapporter à leur origine exacte. On trouvera dans Habershon, Murchison et Frerichs quelques cas intéressants de ce genre, qui montrent en même temps la tolérance des organes pour ces sortes de lésions inflammatoires chroniques.

Une autre conséquence de ces poussées de péri-hépatite,

c'est l'épaississement de la tunique fibreuse qui, en envoyant des tractus fibreux à l'intérieur de la glande, finit par amener l'atrophie de l'organe consécutivement à la rétraction que subit ce tissu de nouvelle formation essentiellement rétractile. Ce point a été particulièrement mis en lumière par Poulin dans son intéressante dissertation inaugurale sur les atrophies viscérales (Paris, 1880).

§ 3. PHÉNOMÈNES DE L'OBSTRUCTION CALCULEUSE DES VOIES BILIAIRES.

Les complications que nous venons de passer en revue peuvent être observées avec ou sans obstruction des voies biliaires : aussi, entre autres raisons, est-ce pour ce motif que nous les avons décrites à part. Les accidents dont nous allons maintenant entreprendre l'exposé se rapportent spécialement à l'obstruction calculeuse dont ils sont la conséquence immédiate, en quelque sorte nécessaire : il y avait donc intérêt à les séparer des précédents et à les grouper dans une étude d'ensemble.

Sous l'influence soit de la rétention de la bile, de son accumulation dans les voies biliaires et de leur ectasie con_sécutive, soit de l'irritation causée par la présence des calculs, soit de ces deux éléments pathogéniques agissant simultanément — nous discuterons plus tard [ce point — il peut se produire plusieurs sortes de lésions qui ont plus ou moins de connexité, mais dont le déterminisme n'est pas toujours bien connu, ce qui se comprend, étant donnée l'infinie variété de conditions susceptibles d'entrer en jeu dans des cas de ce genre. Dilatation de la totalité ou d'une portion de l'arbre biliaire, suivant la nature et le siège de l'obstacle au cours de la bile, inflammation des canaux biliaires et formation de petits abcès sur le trajet ou à l'extrémité terminale des ramifications biliaires, rupture de ces abcès soit dans le parenchyme hépatique, soit au dehors, rupture de la vésicule, phlegmasie proliférative du parenchyme, c'est-à-dire cirrhose avec ou sans imprégnation biliaire, etc., telles sont les principales lésions qui sont à même de se produire par le fait de l'obstruction calculeuse.

Il semble, au premier abord, que l'analyse des observations très détaillées que possède la science pourrait jeter un grand jour sur cette question et montrer dans quelles circonstances telle lésion doit se produire plutôt que telle autre. Mais, en admettant que les observations soient toujours parfaitement correctes et suffisamment explicites, nous savons que les symptômes notés durant la vie ne sont pas constamment en rapport avec les lésions, dont ils sont maintes fois un miroir infidèle ; nous savons de plus que, plus d'une fois également, en présence des lésions constatées en bloc à l'autopsie, il est difficile d'en établir une chronologie exacte et de reconstituer la marche de la maladie, d'autant mieux que les lésions sont susceptibles de s'influencer réciproquement et de se modifier les unes par les autres.

Il suit de là que, malgré les efforts tentés par les auteurs qui se sont occupés spécialement de ce sujet, il règne encore sur ce point très limité de la science un peu de confusion, qui n'est pas près d'ailleurs de se dissiper, pour les raisons que nous venons de donner. Nous nous sommes attaché, dans les pages qui suivent, à préciser ce qui nous paraissait le mieux acquis là-dessus ; mais nous ne faisons nulle difficulté de convenir qu'elles offriront, pour nous, plus d'un desideratum.

La complication la plus fréquente de la lithiase biliaire,

et en même temps la plus féconde en accidents de tout genre, c'est l'obstruction des voies biliaires. Toutefois, cette complication ne se produit pas toujours dans les mêmes circonstances, ni ne se présente pas toujours avec le même appareil symptomatique : en effet, l'obstruction peut être complète ou incomplète; d'où deux modalités assez distinctes qui n'ont peut-être pas été assez séparées, ce qui tient sans doute à ce qu'elles ont un certain nombre de caractères communs.

Au point de vue clinique, le seul caractère bien apparent qui distingue ces deux variétés d'obstruction, c'est l'ictère : il est évident, en effet, que, si l'obstruction est incomplète, la bile pourra encore circuler, bien que difficilement peut-être, et il n'y aura pas de résorption biliaire, pas d'ictère. Nous disons *évident*, parce que, dans la majorité des cas, les choses doivent se passer ainsi; mais on comprend qu'étant donnée une circulation biliaire ralentie, difficile, comme elle ne peut manquer de l'être quand il y a obstruction à quelque degré que ce soit, il faut peu de chose pour amener de l'ictère, bien qu'il y ait perméabilité relative des voies biliaires. D'autre part, mais beaucoup plus rarement, il peut y avoir obstruction complète, c'est-à-dire oblitération du canal cholédoque, sans qu'il y ait ictère, soit qu'il y ait alors communication fistuleuse entre la vésicule ou quelque autre partie des voies biliaires et le canal intestinal, soit qu'il y ait quelque anomalie des canaux biliaires consistant en canal cholédoque bifide ou telle autre malformation de même nature.

Il y a encore une distinction à établir suivant que l'obstruction siège dans la vésicule ou dans le canal cystique, ce qui revient à peu de chose près au même, ou si elle siège dans le canal hépatique ou le cholédoque. Nous examinerons plus tard ces diverses éventualités.

Obstruction calculeuse du cholédoque.

Pour prendre le cas le plus général, un calcul formé dans la vésicule s'engage dans le canal cystique et de là passe dans le cholédoque où il s'enclave. Généralement, c'est près de l'extrémité duodénale que le calcul s'arrête, souvent même tout à fait à l'embouchure du cholédoque, où on l'a rencontré dans maintes autopsies faisant saillie dans l'intestin et coiffé de la muqueuse refoulée du canal.

Le premier effet de l'arrêt du calcul, après la crise douloureuse qu'a déterminée sa migration jusqu'au point où il s'est enclavé, c'est une réplétion des voies biliaires par la bile, qui, continuant à être sécrétée, ne trouve plus d'issue ou n'a qu'un écoulement des plus précaires si le calcul, au lieu d'être uni et ovalaire, est à facettes. La conséquence de cette réplétion, c'est quelquefois un redoublement de la crise, c'est-à-dire de la contraction spasmodique du canal, laquelle, aidée par la poussée de la bile qui remplit les voies biliaires, peut avoir pour effet de faire franchir l'obstacle qui arrêtait le calcul et le faire passer dans le duodénum. Ce résultat n'est peut-être pas aussi rare qu'on le croit : seulement, quand il a lieu, on est souvent porté à l'attribuer à des causes tout autres ; il ne peut d'ailleurs guère se produire que dans les premiers temps de l'obstruction, alors que le tissu du canal a encore conservé toute sa vitalité et que le calcul a plus de chances de mobilité. Plus tard, en effet, sous l'influence du processus phlegmasique développé par la présence du corps étranger, la muqueuse du canal s'épaissit, ses éléments musculaires sont étouffés par les infiltrations plasmatiques qui se font dans son tissu, sans compter que le calcul lui-même peut s'enchatonner, en quelque sorte s'enkyster dans cette muqueuse boursouflée, d'où il est ensuite bien difficile de le déloger.

Si l'enclavement du calcul persiste, alors on voit se développer successivement les principaux phénomènes de l'obstruction.

Nous laissons pour le moment de côté l'ictère, phénomène trop important pour ne pas en parler à part, et sur lequel nous allons insister plus bas.

La réplétion des voies biliaires amène une dilatation quelquefois assez brusque, mais le plus souvent graduelle des voies biliaires, dilatation qui est susceptible d'aller jusqu'à un degré vraiment extraordinaire. Dans ce dernier cas, elle est habituellement localisée à une partie des voies biliaires, la vésicule, par exemple, ou le canal cholédoque, qui acquièrent un volume des plus considérables : ainsi on a vu la vésicule devenir aussi grosse qu'une tête de fœtus à terme, et même qu'une tête d'adulte, et le cholédoque avoir le calibre de l'intestin grêle et même au-delà. Quand la dilatation est générale, c'est-à-dire porte sur l'ensemble de l'arbre biliaire, elle ne prend pas de pareilles proportions, mais elle présente souvent, dans les dernières ramifications des canaux biliaires, une disposition particulière, ampulliforme, qui explique les lésions ultérieures observées dans ces divisions : ces petites ampoules, qui se forment sur le trajet des canaux de petit calibre et des canalicules, ou à l'extrémité terminale de ces derniers, se remplissent de bile, se distendent de plus en plus, s'enflamment même, finissent par comprimer le tissu hépatique ambiant et y déterminer un processus phlegmasique sur lequel nous insisterons tout à l'heure. Nous laissons donc momentanément de côté ces détails d'anatomie pathologique pour revenir à la réplétion permanente des voies biliaires par obstruction calculeuse.

12.

1° Tumeur biliaire.

La conséquence la plus habituelle et la plus immédiate de cet état morbide, c'est ce qu'on appelle la *tumeur biliaire*, c'est-à-dire la distension exagérée de la vésicule par la bile. La réplétion permanente du cholécyste donne lieu tout d'abord à une sensation de plénitude et de gêne vague dans l'hypocondre droit, avec tendance au vomissement; puis on voit se dessiner dans cette région une tumeur globuleuse, très peu saillante au début, rénitente, offrant une fluctuation ordinairement assez nette, parfois cependant assez obscure, ce qui peut tenir à la couche de graisse de la paroi abdominale interposée. L'obstacle au cours de la bile persistant, et celle-ci continuant à être sécrétée, bien qu'en moindre abondance, son accumulation graduelle dans la vésicule progresse, et le volume de la tumeur augmente au point d'acquérir dans certains cas les dimensions considérables que nous signalions tout à l'heure et qui nécessairement ont donné lieu, par leur invraisemblance même, à pas mal d'erreurs de diagnostic, dont plusieurs étaient en quelque sorte inévitables. Une des plus fréquentes, mais dont J.-L. Petit a un peu exagéré les conséquences, c'est de prendre la tumeur biliaire pour un abcès du foie, erreur qui a provoqué une intervention chirurgicale prématurée et intempestive dans certains cas, et même suivie de complications mortelles, mais des plus heureuses dans d'autres, en ce sens qu'elle a amené l'évacuation de calculs dont le volume rendait l'expulsion impossible autrement que par les voies anormales, avec toutes les éventualités que comporte ce mode d'élimination.

Nous disions tout à l'heure que, malgré l'obstacle qui s'oppose à son libre écoulement, la bile continuait à être sécrétée, mais en moindre quantité : en effet, sous l'influence de la pression de la bile accumulée, qui gêne la circulation sanguine dans l'arbre biliaire, la fonction des organes sécréteurs se trouve entravée, et il en résulte une atténuation de son activité, circonstance très favorable d'ailleurs, grâce à laquelle la dilatation de la vésicule ne prend qu'exceptionnellement des proportions démesurées et qui empêche les accidents d'être plus fréquents. Il est à remarquer en effet que les cas de tumeur biliaire sont relativement assez rares proportionnellement aux cas d'ictère calculeux.

On comprend néanmoins l'importance qu'il y a, dans les cas de tumeur biliaire bien manifeste, à être très réservé sur l'emploi des agents médicamenteux dits *cholagogues* (podophyllin, jalap, scammonée, évonymin, etc.), qui ne pourraient avoir d'autre résultat que d'augmenter la distension de la vésicule, et, par suite, les chances de rupture. Nous insistons d'autant plus sur ce point que l'usage répété des purgatifs, en général, est chose de pratique courante dans les cas d'ictère : il nous paraît donc y avoir grande importance à ne prescrire, en pareille circonstance, que les substances évacuantes agissant sur le tube intestinal par dialyse ou autrement, activant l'élimination en général, et n'exerçant pas d'influence appréciable sur la sécrétion biliaire. Les purgatifs salins sont ceux qui répondent le mieux à cette indication.

La tumeur biliaire peut, suivant la nature de la cause qui lui a donné naissance, ou suivant la manière dont l'obstruction calculeuse est survenue, se développer très lentement, mettre même des années à acquérir un volume suffisant pour attirer l'attention, et pendant tout ce temps ne donner lieu qu'à des symptômes assez vagues pour que son existence reste méconnue pendant une longue période. On l'a même vu chez certains malades acquérir un volume assez considérable sans qu'ils s'en doutassent et sans qu'on eût observé d'appareil symptomatique en rapport avec une lésion aussi accentuée. Il se produit dans ces cas, comme d'ailleurs pour d'autres organes, une tolérance graduelle de l'économie, une accoutumance à un état anormal, qui, n'entravant sérieusement aucune fonction capitale, explique qu'il n'y ait pas de manifestation symptomatique bien caractéristique. Cette évolution silencieuse de la tumeur biliaire observée dans quelques cas peut servir, jusqu'à un certain point, à la distinguer de l'abcès hépatique qui, d'ordinaire, n'affecte pas cette allure, et qui ne tarde pas à manifester des symptômes aigus dont la signification est assez nette.

Sous l'influence de cette distension exagérée de la vésicule, il peut se produire une inflammation de cet organe, et même une rupture, complications sur lesquelles nous aurons à revenir.

Une conséquence infiniment moins sérieuse de cette dilatation excessive de la vésicule, ordinairement accompagnée d'amincissement de ses parois, c'est une atonie de cet organe, comme une espèce de paralysie qui la rend incapable de reprendre son volume primitif quand la cause de la distension a disparu et qu'il n'y a plus de raison pour que la tumeur biliaire persiste. On a ainsi vu des cas où le malade, débarrassé du calcul qui avait amené l'ectasie cholécystique, avait conservé une vésicule très dilatée, si bien que la tumeur existait toujours, mais la pression seule suffisait à la vider de son contenu en le faisant refluer dans l'intestin : la tumeur irréductible s'était transformée en tumeur réductible. Nous avons observé un cas de ce genre, en 1880, à l'hôpital thermal de Vichy, sur une femme du département du Lot : la tumeur était du

volume d'une forte orange, extrêmement molle, se vidant
à la moindre pression et donnant tout à fait la sensation
d'une vessie qui n'a plus de ressort. Nous étions très dé-
sireux de voir si la cure de Vichy aurait quelque heureuse
influence sur cet état : malheureusement cette malade était
arrivée dans un état tel de cachexie que son mari, crai-
gnant de la voir succomber à Vichy, l'emmena au bout de
quelques jours de traitement.

Le *diagnostic de la tumeur biliaire* n'offre généralement
pas de difficulté, l'affection avec laquelle elle pourrait le
plus aisément être confondue, comme nous l'avons dit,
l'abcès du foie, étant rare dans nos climats. Bien que le
développement de la tumeur biliaire présente, suivant les
cas, des variations assez remarquables, cependant les commémoratifs, les phénomènes concomitants et la marche
même de l'affection offrent un ensemble de renseignements
qui suffiront la plupart du temps pour établir le diagnostic. Il y a des cas pourtant où l'on sera presque fatalement
induit en erreur : tel est celui d'Andral où une tumeur
globuleuse se développa dans l'hypocondre droit, croissant
presque à vue d'œil, et emporta le malade en trois semaines (*Arch. de méd.*, t. II, 1re série). Comme il y avait
en même temps de l'ictère et des douleurs très vives, on
avait, en raison du développement rapide, diagnostiqué
une tumeur biliaire. A l'autopsie, on trouva une tumeur
cancéreuse du foie. Dans ce cas, l'erreur était en quelque
sorte inévitable : on pourrait même dire que le diagnostic
avait été correct, bien qu'erroné, en ce sens que, sur
100 cas où l'appareil symptomatique se présentera pareil
à celui exposé dans le cas d'Andral, 99 fois on sera sûr de
ne pas se tromper en portant le même diagnostic.

En général, le cancer n'affecte pas une allure aussi rapide ; et bien qu'Andral, dans le travail que nous venons

de citer, ait réuni d'autres cas d'affections carcinoma-
teuses à marche en quelque sorte aiguë et comparable,
comme il le fait remarquer ailleurs, à certains cas de tu-
berculose galopante, il n'en est pas moins vrai que l'évolution de ce genre de tumeur est d'habitude bien moins
rapide que celle de la tumeur biliaire. Dans tous les cas,
on trouvera d'autres caractères — sans parler même de la
forme de la tumeur — sur lesquels on pourra différencier
les deux lésions : d'abord, s'il s'agit de la tumeur biliaire,
l'ictère (quand il y en a) survient brusquement et *peut
disparaître* et reparaître de nouveau ; dans le cancer, il
vient lentement, et, une fois établi, il persiste indéfiniment. Dans le premier cas, la douleur est plutôt violente
et paroxystique ; dans le second, elle est sourde et vient
plutôt par élancements. L'état général offre aussi des caractères distinctifs assez importants et sur lesquels il nous
paraît inutile d'insister. Enfin, l'étude des anamnestiques
aura également beaucoup d'intérêt pour compléter cet
ensemble de signes différentiels, au sujet desquels nous
ne donnons pas plus de développements, puisque nous
avons déjà un peu traité ce point au chapitre du DIA-
GNOSTIC.

Une étude complète du diagnostic différentiel de la tumeur biliaire avec toutes les tumeurs que cette région est
susceptible de présenter nous obligerait à entrer dans des
développements très étendus ; qu'il nous suffise de rappeler qu'on a pris la distension de la vésicule par la bile
pour une tumeur de l'ovaire, pour une tumeur enkystée
du péritoine, pour un kyste hydatique, pour un rein flot-
tant, etc. On peut voir d'ailleurs, surtout dans les ouvrages de G. Harley et de Murchison, à quelles méprises
la marche parfois si obscure et le volume parfois aussi
extraordinaire de la tumeur biliaire ont pu conduire les

observateurs. De toute manière donc, il faut s'attendre à ce que le diagnostic présente quelque difficulté.

Du reste, à propos du diagnostic de la tumeur biliaire, il ne faut pas oublier que, en admettant qu'on ait dûment établi l'existence d'une tumeur biliaire, on n'a résolu que la moitié de la difficulté en ce sens qu'il y a d'autres affections que la cholélithiase pour lui donner naissance, et comme le traitement sinon immédiat, du moins consécutif, doit nécessairement varier suivant la cause de la rétention biliaire, il importe de compléter le diagnostic en trouvant l'affection qui lui a donné naissance.

On a cherché à établir des caractères distinctifs entre la tumeur biliaire non calculeuse (c'est-à-dire sans calculs dans la vésicule), et celle dans laquelle on trouve des calculs : le signe diagnostique différentiel serait le phénomène de la collision des calculs en palpant convenablement la vésicule. Outre que ce phénomène n'est pas aisé à percevoir, que bien des circonstances s'y opposent parfois, et puis enfin que le calcul peut être unique, nous ne voyons pas bien l'intérêt qu'il peut y avoir à être fixé sur ce point. Ou l'on a affaire à une obstruction calculeuse du cholédoque, cause immédiate de la tumeur biliaire de la vésicule, et alors la présence ou l'absence de calcul dans la vésicule n'a qu'une importance bien secondaire, puisqu'elle n'aggrave ni n'améliore sensiblement la situation ; ou bien il s'agit d'une obstruction de toute autre nature (affection organique, tumeur hydatique, etc.), et alors la question de calcul dans la vésicule est également bien peu importante à côté de la lésion principale.

Lorsque la tumeur biliaire n'a qu'un volume modéré et ne détermine aucune réaction inflammatoire, il n'y a aucun traitement spécial à diriger contre elle : la médication dirigée contre la lithiase biliaire en général s'applique nécessairement aussi à cette complication, puisqu'elle tend à faire disparaître l'obstruction calculeuse qui l'a fait naître ; et, comme des circonstances très diverses peuvent faire dégager un calcul au moment le plus inattendu, il s'ensuit qu'il ne sera pas impossible de voir la tumeur biliaire disparaître brusquement sans qu'on ait même rien tenté dans ce but. Cependant, la tumeur s'enflamme parfois — nous verrons plus tard un autre mode d'inflammation de la vésicule — la fièvre survient, la peau rougit tout autour, la rupture est imminente : alors le chirurgien est autorisé à intervenir et à donner issue à la collection biliaire ou bilio-purulente soit à l'aide du bistouri ou du couteau galvanique s'il y a des signes manifestes d'adhérence de la tumeur à la paroi abdominale, et même en l'absence d'adhérences, soit par l'application de potasse caustique sur le point le plus proéminent de la tumeur.

Appelé par le professeur Brouardel à intervenir dans un cas de rétention biliaire chez une jeune femme affectée en même temps d'ictère très prononcé, et d'un peu d'ascite avec foie assez augmenté de volume, le docteur Bouilly plongea un trocart dans le point où la fluctuation était la plus nette, et retira une première fois 4 à 500 grammes de liquide bilieux ; quelques jours après, les mêmes symptômes persistant, une nouvelle ponction avec un plus gros trocart, et cette fois il sort environ 5 litres de liquide biliaire. Le chirurgien laissa une sonde à demeure, et pendant trois mois il s'écoula tous les jours par cette fistule une certaine quantité de bile, mélangée parfois d'un peu de mucus, quantité qui allait cependant en diminuant à mesure qu'on s'éloignait de l'opération. Une particularité assez intéressante, c'est que toutes les fois que le drain échappait, si la malade n'arrivait pas à le replacer aussitôt dans le trajet fistuleux, elle ne tardait pas à être prise

de frissons, de fièvre, de nausée, de vomissements, etc.
L'ictère continua à persister, mais la quantité de bile qui
s'écoulait par le drain tendait à diminuer, et l'état général, qui avait été un moment très grave, finit par s'améliorer assez pour pouvoir tenter la cure de Vichy, où nous
eûmes ainsi l'occasion d'observer cette intéressante malade.

Nous aurons à revenir tantôt sur cette question à propos
des fistules biliaires. L'intervention chirurgicale sera
d'ailleurs subordonnée à une foule de conditions différentes : il est certain que si une tumeur, de volume même
modéré, donnait lieu, sans complication inflammatoire, à
des symptômes sérieux et persistants, en présence d'une
situation alarmante, on est parfaitement en droit de procéder, avec tous les ménagements possibles, à une action
chirurgicale dont l'opportunité a été mûrement discutée
et dont les résultats peuvent être extrêmement avantageux.

On a fait un certain bruit, dans ces derniers temps, de
quelques opérations de cholécystotomie pratiquées par
Lawson Tait et par Langenbuch, pour des cas où, jusqu'à présent, on n'avait pas eu recours à la chirurgie :
nous apprécierons ces faits quand nous nous occuperons
du traitement de la lithiase ; mais, en somme, ces opérations n'ont paru présenter aucune difficulté sérieuse,
et elles n'ont pas été aussi malheureuses qu'on aurait pu le
craindre ; elles sont donc plutôt de nature à encourager
l'intervention chirurgicale sinon dans des cas aussi peu
urgents, du moins dans ceux où le traitement médical n'a
que des chances fort douteuses d'aboutir.

2° Dilatation des canaux biliaires et angiocholite.

La dilatation de la vésicule ne va pas, on le comprend, sans une dilatation correspondante de la totalité ou d'une partie de l'arbre biliaire, et, dans de nombreux cas, on a pu suivre cette dilatation jusque dans les plus petits conduits biliaires, et, de même que pour la vésicule, cette dilatation prend d'autant plus d'extension qu'elle est survenue plus lentement. Ce qu'il y a de certain, c'est que cette dilatation peut acquérir, comme nous le disions plus haut, des dimensions invraisemblables, et le cas très ancien de Schenk, dans lequel le cholédoque avait été trouvé aussi gros qu'une petite bouteille — *utriculi instar* — n'a rien qui doive étonner quand on a vu, dans le cas récent de Raynaud et Sabourin, le canal hépatique avec ses deux premières divisions transformé en une vaste poche contenant un litre de liquide. Enfin, cette dilatation présente maintes fois ce caractère particulier que, principalement sur le trajet des canaux du plus petit calibre, on voit comme de petits diverticules, qui justifient le nom de *dilatation ampulliforme* qu'on a donné à ce genre d'ectasie, et que nous signalions quelques pages plus haut. Ces diverticules peuvent se transformer en kystes où l'on trouve tantôt seulement de la bile, tantôt de la bile et un petit calcul, quelquefois un mélange de bile et de pus.

Dans les cas où l'on a trouvé une dilatation générale des canaux et canalicules, ou la dilatation d'un certain nombre seulement, avec des calculs dans les petits kystes formés par ces dilatations, on peut se demander si la dilatation s'est faite en raison de la présence de ces calculs ou par suite de la présence des autres calculs trouvés dans les gros conduits. Il est plus probable que les gros calculs, en interceptant le cours de la bile, ont amené la dilatation d'une partie ou de la totalité de l'arbre biliaire, et que la bile, affluant dans ces dilatations qu'elle contribue à augmenter par sa pression, et ne trouvant pas d'issue, par conséquent subissant une stagnation complète, a été mise ainsi dans les conditions les plus favorables à la formation de nouveaux calculs. L'observation très connue de Bressy (*Thèses de Strasbourg*, 1867, et *Archives de médecine*, 1868, t. II, p. 348) ne comporte guère d'autre interprétation que celle-là : l'action de la stase biliaire, au point de vue de la formation des calculs, nous paraît démontrée dans ce fait de la façon la plus évidente. A ce point de vue même, nous croyons qu'une obstruction incomplète, qui amène une dilatation lente, graduelle, serait beaucoup plus favorable pour la formation des calculs qu'une obstruction brusque et complète qui provoque une dilatation très rapide, d'où irritation et catarrhe, résorption de la bile, cachexie biliaire, etc. (Voir à ce sujet une intéressante observation de Barthélemy, *Progrès médical*, 1879, p. 837.)

La dilatation des voies biliaires n'a, au point de vue de la cholélithiase, qu'une importance relativement secondaire, en ce sens que l'affection calculeuse n'est en effet qu'un des nombreux facteurs de cette lésion qui peut aussi bien être produite par n'importe quel obstacle au cours de la bile : que ce soit une tumeur cancéreuse du foie, du pancréas, du pylore, etc., ou un ganglion lymphatique hypertrophié, ou un anévrysme de l'artère hépatique, ou un kyste hydatique du foie, qui soient l'agent de compression du cholédoque ou du canal hépatique, le résultat est le même. On voit par là qu'il ne doit pas être toujours facile d'établir la cause de la dilatation.

Au point de vue clinique, les conséquences de la dilatation des voies biliaires sont considérables. En effet, elle entraîne généralement un état phlegmasique des conduits biliaires, ou *angiocholite*, d'où résulte un épaississement de leurs parois, soit par infiltration interstitielle, soit par production d'exsudats à leur surface. Quel que soit le mécanisme de cet épaississement des parois des canaux biliaires, il a pour effet d'augmenter leur résistance à la distension qu'ils subissent, ce qui explique que leur rupture, une des complications les plus graves de l'obstruction calculeuse, soit relativement rare. On l'observe cependant parfois, quand la dilatation a été poussée trop loin ou s'est faite trop rapidement, ou qu'il s'est produit quelque point d'ulcération par le fait du processus phlegmasique. Dans ce cas, il se produit un épanchement de bile qui entraîne presque toujours une péritonite mortelle.

Cet épaississement n'empêche pas, comme nous l'avons vu, la formation de dilatations partielles en forme de diverticules ou d'anévrysmes, dont l'évolution présente beaucoup d'intérêt et est bien connue, surtout depuis l'important travail de Pentray (*Thèses de Paris*, 1869, Considérations sur certains abcès du foie, etc.). En effet, le contenu de ces sortes d'ampoules est d'abord constitué par de la bile, du mucus, et quelques cellules d'épithélium cylindrique. Plus tard, à mesure que la lésion progresse, le contenu peut se modifier, et on trouve alors du pus mélangé aux produits précédents ; cette espèce d'abcès peut même s'épancher dans le tissu hépatique ambiant où il détermine un certain degré d'hépatite limitée au pourtour du foyer. Ces abcès, généralement miliaires ou lenticulaires, ce qui indique leur petit volume, et qu'on pourrait confondre au premier abord avec les abcès pyohémiques, sont susceptibles cependant de se présenter sous l'aspect de vraies collections par suite de la fusion de plusieurs de ces abcès en un seul. Le cas le plus remarquable que nous connaissions, à cause de ses conséquences, est celui présenté en 1873 à la Société pathologique de Londres, par Wickham Legg, et dans lequel, par suite de la présence d'un calcul dans le cholédoque et de la dilatation générale des canaux biliaires qui en était résultée, il s'était formé un abcès autour d'un de ces canaux, abcès qui se fit jour à la surface du foie, fusa entre cet organe et le diaphragme pour finir par s'ouvrir dans le péricarde. Les cas d'abcès tropical du foie s'ouvrant dans le péricarde sont déjà assez rares; mais ce fait d'abcès d'origine calculeuse avec une pareille terminaison est probablement unique dans la science.

L'*angiocholite* est d'un diagnostic peu aisé; il est même infiniment probable que bien des cas de cette affection passent méconnus ou à peine soupçonnés. Tous ceux qui sont quelque peu familiarisés avec la pathologie hépatique savent très bien qu'il n'est pas rare de constater, à l'autopsie, des lésions du foie très graves qui n'ont donné lieu qu'à des manifestations symptomatiques très peu significatives. A plus forte raison pourra-t-on être embarrassé en présence d'une affection aussi mal caractérisée que celle dont il s'agit. On aura cependant de fortes présomptions pour croire à une angiocholite si, à la suite de crise de colique hépatique, surtout accompagnée d'ictère, la région du foie reste un peu douloureuse ou avec une sensation de tension pénible étendue à tout le côté droit, s'il se produit en même temps un état fébrile à peu près persistant, avec exacerbations, frissons, nausées, vomissements, etc., etc.

Bien que le pronostic de l'angiocholite soit naturellement sous la dépendance de la cause qui l'a produit, on peut dire que, d'une manière générale, il est très grave, d'autant plus que le traitement est forcément très restreint et limité, en dehors des moyens employés pour se débarrasser de la cause première, aux indications symptomatiques.

3° Ictère.

Nous passons maintenant au symptôme le plus important de l'obstruction calculeuse et qui est la conséquence de la rétention biliaire : nous voulons parler de l'*ictère*.

Après ce que nous avons déjà dit concernant cet état morbide au chapitre de la symptomatologie et à celui du diagnostic, il ne nous reste plus qn'à le considérer plus particulièrement au point de vue de l'obstruction calculeuse et comme complication.

La production de l'ictère dans les cas d'obstruction du cholédoque ou du canal hépatique est un phénomène dont le mécauisme est assez simple pour se passer de commentaires. Il y a pourtant dans le mode de manifestation de ce symptôme, dans son degré d'intensité ou même de constance, diverses éventualités qui présentent, au point de vue clinique, un grand intérêt et qui méritent par conséquent d'attirer l'attention.

La façon brusque ou lente dont se produit l'ictère dans l'affection calculeuse peut aider beaucoup à reconnaître la cause qui lui a donné naissance. Quand il survient brusquement, il est presque certain qu'il est le résultat de l'arrêt d'un calcul dans le cholédoque, ou dans le canal hépatique, bien que ce dernier cas soit assez rare. Il est encore fort probable qu'on a affaire à un calcul cylindrique ou ovalaire. Quand, au contraire, on le voit se manifester lentement et progressivement, alors on peut discuter plusieurs éventualités :

1° Le calcul, cause de l'obstruction, est à facettes ou
de forme plus ou moins irrégulière qui a permis le passage d'une certaine quantité de bile, mais dont la présence
a déterminé graduellement une inflammation du conduit
biliaire, inflammation dont le résultat a été de combler les
vides laissés par les irrégularités du calcul et de rendre
l'oblitération complète. Le même résultat peut se produire
sans phlegmasie, par le seul effet du ralentissement forcé
du cours de la bile dans ce cas et dn dépôt qui se forme
autour du calcul, dépôt qui finit également par rendre le
calcul arrondi, et par suite le canal imperméable;

2° On peut encore avoir affaire à une série de calculs
d'un faible volume s'agglomérant dans le canal cholédoque
et n'arrivant à l'oblitérer qu'au bout d'un certain temps ;

3° Enfin l'obstruction calculeuse peut amener l'ictère,
bien que le calcul siège dans la vésicule .ou le canal cystique par le travail phlegmasique que le contact prolongé
du corps étranger est capable de provoquer et qui peut se
propager au canal hépatique ou au cholédoque et obturer
ainsi leur lumière.

Il peut se présenter d'autres conditions qui produisent
le même effet : mais il serait difficile de passer en revue
toutes les éventualités possibles, car, quand il s'agit d'une
affection aussi bizarre que la cholélithiase, il est permis
de s'attendre à des particularités bien diverses, pour l'interprétation desquelles il est indispensable de ne jamais
perdre de vue les notions physiologiques. Ainsi, il ne nous
paraît pas inutile de faire remarquer que la production
de l'ictère, dans les cas d'obstruction calculeuse, est sous
la dépendance du rapport qui existe entre la sécrétion et
l'excrétion. Si la production de bile est très atténuée, avec
une obstruction calculeuse *presque* complète, il pourra ne
pas y avoir de l'ictère, pourvu que le peu de bile qui est

sécrétée puisse encore passer par les voies biliaires, ce qui est fort possible avec un calcul de forme irrégulière, anguleux; mais il peut arriver aussi que, même avec un calcul ne produisant qu'une obturation très imparfaite et laissant par conséquent un passage à peu près suffisant pour l'écoulement de la bile, on constate de l'ictère si la sécrétion biliaire est assez abondante pour que la quantité de bile formée ne puisse être évacuée assez vite et qu'alors il en soit résorbé une certaine quantité. Cela montre combien il faut être réservé dans l'interprétation des faits où les apparences semblaient impliquer la présence ou l'absence en quelque sorte forcée de l'ictère, si l'on n'avait tenu compte des variations considérables que la sécrétion biliaire est susceptible de présenter.

L'ictère doit-il être considéré comme une des complications graves de la lithiase biliaire?

Sans entrer dans des détails trop étendus sur cette question qui ne saurait être traitée complètement que dans une étude approfondie de l'ictère, on peut dire que cette complication est certainement très sérieuse. Bien qu'on ait injecté chez des animaux, tour à tour, les principaux constituants de la bile avec des résultats assez contradictoires, on peut affirmer, d'après les données de la clinique, que chez l'homme la bile n'est pas impunément résorbée et répandue dans tous les tissus. On comprend très bien du reste qu'un sang chargé à un certain degré d'éléments biliaires soit infiniment moins favorable aux échanges nutritifs, parce que les globules sont, dans cet état, moins aptes à fixer l'oxygène, d'où anémie; de plus, la digestion, privée du concours de la bile, ne se fait plus dans des conditions normales, ainsi qu'en témoignent la flatulence, la constipation, parfois la présence des matières grasses dans les selles, etc. : la nutrition languit; il y a un amaigrissement progressif, qui devient même quelquefois excessif ; le malade dépérit, tombe dans le marasme et finit par succomber sans qu'il soit même besoin d'une autre complication. D'autres fois il survient des hémorrhagies qui se répètent plus ou moins souvent et qui font courir au malade les plus grands dangers quand elles ne l'emportent pas. Enfin l'ictère crée une disposition des plus fâcheuses à l'atrophie jaune aiguë, qui en est même une terminaison assez fréquente. Peut-être l'état des reins, qui sont généralement atteints dans l'ictère chronique, ainsi que l'a surtout montré Decaudin (*Thèses de Paris*, 1877), est-il la cause principale de cette terminaison par l'atrophie aiguë.

Les dangers que crée l'ictère sont donc considérables, et nous ne croyons pas en avoir exagéré le tableau. Pour prendre une comparaison clinique, nous rapprocherions volontiers l'ictérique du diabétique : l'un et l'autre ont en quelque sorte une physiologie spéciale, un *modus vivendi* un peu précaire ; en un mot, leur existence a une certaine fragilité. Néanmoins, il n'est nullement rare de voir des ictériques — nous ne parlons, bien entendu, que des ictériques par lithiase biliaire — vivre des mois et des années. Murchison donne comme durée moyenne de la vie, du moment où l'ictère s'est établi, dix-huit mois, mais il s'empresse de citer des cas où les malades ont vécu bien plus longtemps : son observation CXVIII nous montre même une dame qui garda son ictère six ans avec des degrés très divers d'intensité, comme cela arrive en pareil cas, et qui finit par guérir. Nous n'avons pas observé d'ictère d'aussi longue durée, mais nous avons vu un ictérique, homme de trente-cinq ans, qui a vécu quatre ans, et en exerçant une profession assez fatigante, et qui a été emporté en trois ou quatre jours par une fluxion de poi-

13.

trine ; une autre, une femme de quarante et un ans, que nous avons eue dans notre service, en 1882, était ictérique depuis trois ans et a quitté Vichy très améliorée ; nous n'avons plus eu de ses nouvelles, mais nous ne serions pas surpris qu'elle eût guéri. Nous ajouterons que nous avons vu nombre d'ictériques digérer convenablement, ne pas dépérir bien sensiblement, enfin, vaquer à leurs occupations à peu de chose près comme à l'état normal. En somme, avec un régime approprié, l'usage régulier des alcalins et des toniques, en stimulant de temps en temps les fonctions intestinales, et surtout en veillant attentivement à ce que les deux grands émonctoires, la peau et les reins, soient toujours dans un état d'activité fonctionnelle satisfaisant, on peut espérer qu'on empêchera les complications habituelles de l'ictère de se produire et qu'on aura ainsi le temps de combattre l'affection calculeuse qui tient la jaunisse sous sa dépendance.

4° Cirrhose.

Après avoir étudié l'ictère, considéré surtout comme complication, l'enchaînement naturel des faits nous amène à nous occuper de la CIRRHOSE qui l'accompagne souvent et ajoute une complication à une autre déjà existante.

La cirrhose d'origine calculeuse, sur laquelle de nombreux et remarquables travaux ont été publiés dans ces derniers temps, n'a pas été complètement méconnue par les anciens auteurs, en ce sens que plus d'un a noté l'augmentation de volume du foie comme symptôme de l'obstruction calculeuse, et que l'on a même décrit sous des dénominations plus ou moins erronées de vraies cirrhoses d'origine calculeuse ; mais il fallait les progrès de l'histologie pour rattacher ces lésions, en apparence très di-

verses, au groupe des hépatites prolifératives, O. Wyss et
Leyden ont commencé à élucider, en 1866, les lésions du
foie en rapport avec l'ictère ; en 1873, Wickham Legg
publia un mémoire très important sur les altérations hépatiques consécutives à la ligature du cholédoque chez
certains animaux, mémoire complété par de nouvelles
recherches sur le même sujet, publiées en 1876 et 1877
(voir aussi son ouvrage *On Bile, Jaundice,* etc., 1880,
p. 351). En France, c'est le professeur Charcot qui, dans
ses leçons sur la pathologie du foie, professées en 1876 à
la Faculté de médecine (réunies depuis en volume, 2ᵉ éd.
1882), et dans ses mémoires, en collaboration avec le docteur Gombault (*Archives de physiologie,* 1876), qui a le
mieux contribué à préciser les lésions du foie déterminées
par l'obstruction calculeuse et à les synthétiser sous la
forme morbide à laquelle on a donné le nom de *cirrhose
biliaire.*

Comme symptômes, on constate — sans parler de l'ictère qui est indépendant et qui est même un des éléments
pathogéniques de cette cirrhose — une augmentation
presque constante du volume du foie. A ce point de vue,
nous serions un peu en désaccord avec Kelsch : « Dans la
cirrhose biliaire par rétention, dit cet auteur (*Revue de
médecine,* 1881, p. 984), le volume du foie ne s'écarte pas
considérablement de la normale ; il ne présente ni l'atrophie extrême de l'atrophie fibreuse, ni le volume énorme
de la cirrhose hypertrophique ». Bien que le volume du
foie ne présente généralement pas, en effet, un développement très exagéré dans la cirrhose biliaire, nous avons
vu cependant trois cas d'origine calculeuse bien nette dans
lesquels le foie descendait jusqu'à environ un travers de
doigt de l'ombilic. En réalité, il est certain, comme nous
allons le voir, que le volume du foie varie, dans le cours de

l'affection dont il s'agit, suivant la période où on observe, ce qui expliquerait un peu de divergence dans les auteurs. Du reste, en pareil cas, l'hypertrophie est ordinairement uniforme, et, à la palpation, on ne perçoit qu'une surface parfaitement unie, et à bords très nets et amincis. Plus tard — car l'affection a une évolution assez longue, — il n'est pas rare de voir cette augmentation de volume disparaître petit à petit et même faire place à un certain degré d'atrophie, presque jamais très prononcé. Cette atrophie terminale, nous l'avons notée sept fois sur huit cas de cirrhose biliaire relevés au hasard dans les auteurs; mais elle n'infirme nullement — bien entendu — la période hypertrophique du début. Ajoutons encore que le foie n'a généralement pas l'aspect granuleux qui est un des caractères de la cirrhose veineuse ou alcoolique, et qu'il est presque toujours, à cette période, d'un vert très accentué, vert bronze, vert olive très foncé.

Le cours de l'affection est marqué par des poussées aiguës ou sub-aiguës déterminées par des crises de colique hépatique et dans lesquelles on voit l'ictère s'accentuer davantage, le ventre devenir plus douloureux et plus tendu, le tout avec un peu de réaction fébrile qui peut revêtir le caractère de la fièvre hépatique telle que nous l'avons décrite précédemment et sur laquelle nous n'avons pas à revenir. En dehors de ces poussées, le foie est à peu près indolore, à moins qu'il n'y ait un peu de périhépatite. Ajoutons enfin que l'ictère peut finir par disparaître par suite de l'atrophie graduelle des cellules hépatiques ou leur transformation granulo-graisseuse; il est évident, en effet, que si la bile cesse d'être produite par suite de la destruction de l'élément sécréteur, celle qui est accumulée dans l'organisme et imprègne les tissus se trouve peu à peu éliminée par la peau et les urines, et l'ictère disparaît faute de bile.

Nous avons dit tout à l'heure que l'ictère et l'augmentation de volume allaient ensemble, donnant à entendre que le premier était la cause de l'autre : il est certain que, dans la majorité des cas, les choses paraissent se passer comme nous l'avons indiqué ; néanmoins, la cirrhose hypertrophique peut exister sans ictère, en ce sens que l'irritation provenant de la présence du calcul peut très bien produire une augmentation de volume du foie, bien que l'obstruction calculeuse soit incomplète, ainsi que cela a été observé plusieurs fois, et notamment dans le cas si intéressant de J. Besnier, dont nous avons déjà rappelé plusieurs particularités.

L'ascite n'est pas fréquente dans cette forme de cirrhose ; il ne faut pas oublier cependant qu'elle n'est pas absolument rare, même à la période où le foie est encore très gros et où il y a de l'ictère. Nous en avons observé un cas dans lequel l'ascite, bien que considérable, céda à un traitement purement médical ; malheureusement, elle reparut au bout de quelques mois, et cette fois elle fit des progrès très rapides, si bien que le malade succomba en grande partie par là.

La pathogénie de la cirrhose d'origine calculeuse peut varier suivant la nature de l'obstacle et suivant son siège. Quand il s'agit d'un calcul enclavé dans le cholédoque, plusieurs conditions pathogéniques sont en jeu :

1° *L'irritation produite par la présence du calcul.* — Cette irritation existe à des degrés divers, et elle nous paraît incontestable ; toutefois, il ne serait pas exact de l'assimiler complètement à celle produite chez les animaux par la ligature du cholédoque. Cela est si vrai que la ligature de ce canal est suivie de mort à court délai chez la majorité des animaux qui la subissent, et qu'on n'a guère réussi à obtenir de cette manière l'obstruction

des voies biliaires chez les animaux, sans entraîner une
mort assez rapide, qu'en pratiquant une ligature graduelle
ou incomplète, suffisante pour amener l'oblitération du
conduit biliaire, mais ne déterminant pas une phlegmasie
grave. Or, on sait que chez quantité de sujets l'enclavement d'un calcul dans le cholédoque peut persister des
mois sans entraîner de phlegmasie intense. Il faut néanmoins compter avec cette irritation constante du tissu en
contact avec le corps étranger, irritation qui se propage,
par continuité de tissu, jusqu'aux dernières divisions de
l'arbre biliaire, et il est fort probable qu'elle a une part
quelconque dans le processus prolifératif qui se produit
ultérieurement;

2° *Rétention biliaire.*— C'est là très vraisemblablement
la cause principale du travail de néoformation conjonctive
qui a pour siège d'abord les espaces, puis les fissures, et
de là pénètre dans le lobule, car cette cirrhose est intra et
extra-lobulaire. Tout d'abord, les gros canaux se dilatent
sous l'influenc de la pression de la bile, et leurs parois
deviennent plus épaisses ; cette dilatation gagne les petits
conduits, et il n'est pas rare de rencontrer une ectasie
générale des voies biliaires, y compris, bien entendu, la
vésicule ; parfois cette ectasie se produit irrégulièrement
sans qu'il soit toujours aisé d'en trouver la raison. Cette
pression continue de la bile a pour résultat une irritation
des parois des voies biliaires qui se propage au tissu conjonctif environnant : c'est ainsi que se produit l'élargisse-
ment des espaces et des fissures, par le développement de
leur tissu conjonctif. Quant à la néoformation de canali
cules biliaires qu'on constate si souvent dans cette cirrhose, au point qu'on en a fait un des caractères histolo-
giques distinctifs, sa production a donné lieu à des
interprétations diverses dont l'exposé ne serait pas ici à sa

place; cette question est d'ailleurs loin d'être définitivement résolue.

Enfin peut-être faudrait-il faire intervenir comme troisième cause d'irritation le contact incessant de la bile, et d'une bile qui, par suite de sa stase prolongée, est susceptible de subir des métamorphoses donnant lieu à des principes plus irritants qu'elle-même. Nous avons parlé, en traitant de la fièvre hépatique, d'un ferment pyrétogène qui, d'après le professeur Charcot, se produirait par suite d'une altération mal connue de la bile. Il n'y a donc rien d'invraisemblable à ce que la bile possède, dans certaines circonstances, en vertu de modifications survenues dans sa composition, une influence phlogogène plus ou moins active. Il est intéressant, à ce propos et à l'appui de cette idée, de faire remarquer que dans plusieurs cas de rétention biliaire l'analyse microscopique a fait reconnaître dans la bile la présence de quantité de vibrions. S'agissait-il là d'une production vibrionienne *post mortem,* ou était-ce bien une altération morbide de la sécrétion biliaire? C'est ce qui n'a pas, croyons-nous, encore été éclairci.

Si, au lieu d'avoir affaire à un calcul obstruant le cholédoque, c'est le canal hépatique qui est obstrué, on aura, au point de vue de la complication dont nous nous occupons, les mêmes phénomènes que nous venons de mentionner, sauf que la dilatation et que la prolifération cellulaire ne dépasseront pas l'obstacle et que la partie des voies biliaires situées au-delà du calcul seront au contraire frappées de sténose et d'atrophie.

Avec la gravelle biliaire intra-hépatique, le processus pathologique pourra subir quelque changement. L'irritation que sa présence développe peut parfois amener, avec ou sans ictère, une augmentation notable de volume due à de la prolifération conjonctive. Il est rare cependant que la lithiase intra-hépatique soit générale et primitive en même temps : si elle est primitive, elle est ordinairement limitée à un territoire peu étendu, et alors l'augmentation de volume de l'organe est rarement appréciable, parce qu'on n'a qu'une cirrhose partielle ; si elle est secondaire, ses effets risquent de se confondre avec ceux de la cause primitive, de telle sorte qu'il est bien difficile de démêler ce qui lui revient en propre. Il est vrai qu'au point de vue clinique cette distinction n'a pas une importance considérable.

D'autres fois enfin la sclérose revêt une forme toute particulière, en ce sens que, sous l'influence de la pression de la bile qui dilate les conduits biliaires et comprime le tissu hépatique ambiant, sous l'influence également de la pression du tissu conjonctif de nouvelle formation dont le réseau angiocholique est le point de départ, le tissu hépatique se raréfie, plutôt qu'il n'est envahi de toute part, comme cela se voit le plus ordinairement dans la cirrhose hypertrophique : il perd du terrain, mais il n'en est pas ou n'en est qu'à peine attaqué, et, en l'examinant sur de nombreuses coupes, on peut constater que presque partout où il reste du tissu hépatique les lobules sont intacts : en un mot, c'est une atrophie par compression, par refoulement, mais non un envahissement. Le cas déjà cité de Raynaud et Sabourin est un excellent exemple de ce genre de sclérose.

Le pronostic de la cirrhose d'origine calculeuse est toujours grave, et cette affection guérit assez difficilement. Cependant, comme elle est subordonnée à la présence de la lithiase biliaire, on conçoit que le pronostic en soit moins défavorable que celui de la cirrhose atrophique, ou

que celui de la cirrhose hypertrophique ayant une autre
origine.

Nous avons observé à Vichy quinze à dix-huit cas de ce
genre : malheureusement nous n'avons eu de nouvelles que
d'un petit nombre. Deux ou trois sont morts, sur lesquels
un par le fait d'hémorrhagies qui avaient débuté bien
avant sa saison de Vichy. Une autre, une femme évacuée
d'un des hôpitaux de Paris, a été très améliorée au bout
de trente-cinq jours de traitement thermal. Nous n'avons
pu savoir ce qu'elle est devenue. Une autre femme, dans
les mêmes conditions, et qui est venue deux ans de suite,
a été également très améliorée : mais nous n'avons pas
encore observé de ces succès francs et complets — du
moins s'il s'en est produit de tels consécutivement à la
cure de Vichy, nous n'en avons pas eu connaissance —
comme on en voit tant dans les cas les plus habituels de
la lithiase biliaire, c'est-à-dire sans complication grave.
Néanmoins, ce que nous avons vu nous permet de recommander la cure de Vichy dans les cas de cirrhose d'origine
calculeuse avec grande chance d'amélioration, et peut-être
même de guérison, suivant le degré plus ou moins avancé
du processus de prolifération.

Ceci nous amènerait à dire quelques mots du traitement
de l'obstruction calculeuse en général ; mais comme, en
dehors des indications spéciales fournies par les complications, ce traitement ne diffère en rien de celui qui concerne l'affection à laquelle l'obstruction est liée, nous renvoyons à l'exposé général du traitement de l'affection
calculeuse (voir le dernier chapitre). Nous ferons une seule
remarque, c'est que, dans le cas d'obstruction, il y aura
beaucoup plus à insister sur la médication résolutive et
révulsive que dans les accidents les plus habituels de la
cholélithiase.

Obstruction calculeuse du canal hépatique, du canal cystique et de la vésicule.

Jusqu'ici nous nous sommes occupé surtout de l'obstruction calculeuse du cholédoque et de ses conséquences. Il est à peine besoin de faire remarquer que la *présence du calcul dans le canal hépatique* n'entraîne que quelques modifications secondaires dans le tableau que nous venons d'exposer, en ce sens que la dilatation et l'inflammation des canaux biliaires, l'ictère et la cirrhose peuvent persister : seulement la vésicule biliaire ne participe naturellement plus à la dilatation générale; elle a, au contraire, plutôt tendance à s'atrophier, comme tout organe qui ne fonctionne plus; à moins, chose rare, qu'elle ne s'enflamme par propagation de l'inflammation des conduits biliaires. Le cholédoque peut conserver quelque temps son volume; mais, si l'obstruction persiste assez longtemps, il peut finir également par s'atrophier; on l'a vu en effet quelquefois réduit à l'état de cordon fibreux.

Il reste maintenant à examiner les conséquences de l'*obstruction du canal cystique et de la vésicule*, les autres voies étant libres.

Quand le calcul siège dans la vésicule, plusieurs éventualités peuvent se produire, bien entendu en fait de complications, puisque nous ne nous occupons ici que de cette question : si le calcul reste mobile dans la vésicule, il ne s'opposera généralement pas à l'entrée de la bile dans cette poche; mais quand le réservoir biliaire se contractera pour faire passer la bile dans l'intestin, le calcul, plus léger que la bile et soulevé par ce liquide, pourra s'appliquer contre le col de la vésicule et en boucher complètement l'orifice : en un mot, il agira comme une espèce de soupape qui permettra l'accès de la bile et empêchera sa sortie. La conséquence forcée de cette situation sera d'abord une dilatation de la poche, qui s'hypertrophiera, et ses contractions ayant acquis plus d'énergie, le calcul sera peut-être refoulé dans le col de la vésicule ou dans le canal cystique où il aura grande chance de s'enclaver, éventualité sur laquelle nous reviendrons tout à l'heure. Mais si le calcul continue à rester mobile, le résultat sera sensiblement le même, du moins pour la vésicule, que s'il y avait une obstruction du cholédoque. La dilatation continuera à faire des progrès, et l'on aura alors tous les phénomènes de la tumeur biliaire que nous avons exposés précédemment, avec risque d'inflammation, d'ulcération et de rupture. S'il y a rupture, une péritonite mortelle en est la conséquence la plus habituelle, bien qu'elle ne soit pas absolument fatale, ainsi que nous le verrons bientôt : il y a plus de chances pour que, sous l'influence de l'état inflammatoire que développe souvent la distension exagérée de la vésicule, il se produise une obturation complète du col de ce réservoir, et qu'on ait ainsi une occlusion complète et permanente de la poche biliaire. Il en résulte le plus souvent une cholécystite, avec transformation de son contenu bilieux, qui est résorbé peu à peu, en liquide muqueux ou muco-séreux (hydropisie de la vésicule). Si l'obturation n'est pas suivie de cholécystite, ou si cet état phlegmasique développé par l'occlusion n'est que passager, il se peut que la bile soit résorbée graduellement, qu'elle ne soit pas remplacée par du mucus, ou du moins d'une façon insignifiante, et qu'alors la vésicule revienne peu à peu sur elle-même. C'est ainsi qu'on l'a plus d'une fois en pareil cas trouvée épaissie, mais ratatinée, contractée sur un calcul.

Enfin, *l'arrêt du calcul dans le canal cystique* est une

des moins graves éventualités qui puissent se produire, bien qu'elle soit encore susceptible d'être l'origine d'accidents assez sérieux. Avec un calcul enclavé dans le canal cystique, la vésicule cesse ses fonctions de réservoir biliaire, son contenu normal se résorbe, il est remplacé par un peu de mucus qui lui-même finit par disparaître ; l'organe s'atrophie graduellement, si bien qu'on a parfois de la peine à en retrouver vestige, ou qu'on la reconnaît sous la forme d'un conduit plus ou moins régulier faisant suite au canal cystique. D'autres fois, sous l'influense de l'irritation causée par la présence du calcul, il y aura inflammation du canal cystique et de la vésicule avec toutes ses conséquences, c'est-à-dire avec possibilité d'hydropisie ou même d'abcès de la vésicule.

Dans les pages qui précèdent, nous avons exposé les conséquences de l'arrêt d'*un* calcul soit dans le cholédoque, soit dans le canal hépatique, soit dans la vésicule ou le canal cystique. Il est certain que les choses peuvent se passer ainsi et qu'on n'ait affaire qu'à *un seul* calcul siégeant dans un de ces organes. Il arrive cependant, et même assez fréquemment, que *plusieurs* calculs occupent en même temps plusieurs points des voies biliaires, et par suite donnent lieu à une combinaison d'accidents plus complexes. Mais, après les détails dans lesquels nous sommes entrés, il est facile de voir quelles seront ces conséquences, et nous ne pourrions, en revenant sur ce sujet, que nous exposer à des redites.

Il ne faut pas oublier enfin que, malgré le nombre de cas qu'on trouve dans les auteurs ou dans les recueils périodiques, de complications pareilles à celles que nous avons décrites, ces accidents sont en somme rares, relativement à la quantité de cas dans lesquels la lithiase évolue sans complications. Quant à vouloir rechercher

pourquoi certains cas présentent des complications plutôt
que d'autres, pourquoi un calcul enclavé sera supporté
par les tissus chez l'un, sans déterminer de réaction inflammatoire, tandis que chez un autre il sera, dans la
même situation, l'occasion d'accidents variés, c'est là une
tâche presque impossible à entreprendre avec les données
que nous possédons. La forme plus ou moins irrégulière
des calculs, leur nombre, l'état antérieur des parties, et
surtout peut-être l'état général du sujet, fourniraient des
éléments importants pour répondre en partie à ces questions, tout en laissant persister pas mal d'incertitudes.

Pyléphlébite.

Il est une autre complication inflammatoire due à la
présence des calculs dans les voies biliaires, mais que
nous ne ferons que signaler, car son étude laisse beaucoup
à désirer : nous voulons parler de la pyléphlébite d'origine
calculeuse.

Cette inflammation de la veine porte se présente sous
deux formes assez différentes : 1° forme oblitérante ou
adhésive ; 2° forme suppurative. Dans la première forme, les
symptômes sont ceux qui accompagnent les lésions de circulation de ce système important (diarrhée, ascite, hypertrophie de la rate, congestions ou hémorrhagies, etc.) ;
dans l'autre, un appareil fébrile à forme irrégulièrement
intermittente : aussi cette dernière forme est d'un diagnostic fort difficile et risque fort de passer méconnue.
L'une et l'autre sont d'un pronostic très grave et relèvent
plus de l'anatomie pathologique que de la clinique.

Ce qui rend le diagnostic de la pyléphlébite très difficile, dans l'affection dont nous nous occupons ici, c'est
que ses symptômes n'offrent rien de bien caractéristique :

fièvre, douleur, augmentation de volume du foie et de la rate, ictère, etc., aucun de ces symptômes ne se présente avec une allure particulière qui porte le cachet de la pyléphlébite. L'irrégularité et la persistance de l'appareil fébrile (frissons, fièvre et température) pourraient avoir cependant quelque valeur ; la localisation, bien qu'un peu diffuse, de la douleur à l'épigastre et à l'hypocondre, l'absence de paroxysme violent dans sa manifestation, l'apparition progressive de l'ictère, rarement intense d'ailleurs, enfin l'augmentation de volume de la rate, peuvent à la rigueur constituer un ensemble diagnostique suffisant, que viendront peut-être corroborer les anamnestiques. Il n'en ressort pas moins qu'il y a là bien des difficultés et que la plupart du temps l'évolution de la pyléphlébite se fait en quelque sorte silencieusement, parce qu'elle se trouve englobée dans d'autres manifestations généralement plus accentuées et qui la masquent plus ou moins complètement. Les travaux de Leudet, de Ledien, et surtout celui tout récent de Gendron, tout en mettant mieux en lumière la pathogénie et la marche de la pyléphlébite, montrent en même temps combien il est malaisé de la reconnaître.

Ulcération et perforation des voies biliaires.

Nous avons dit, dans les pages consacrées à la dilatation des voies biliaires, que, sous l'influence de l'irritation causée par la présence des calculs et de la dilatation que détermine l'obstruction biliaire, l'inflammation peut s'établir, et, ou bien s'arrêter dès sa première période, ou, suivant le degré de persistance de l'obstacle et autres conditions, suivre toutes ses phases et aboutir à l'ulcération et finalement à la perforation. Reste maintenant à déterminer quel est, dans ce résultat définitif, le rôle qui revient à chacune de ces causes.

Les accidents produits par la rupture d'un conduit biliaire varient considérablement, suivant qu'il s'agit d'un conduit intra-hépatique ou d'un des gros canaux extra-hépatiques, bien que ce soit au fond la même lésion et qu'elle soit due, dans les deux cas, à la même cause. En effet, dans le premier cas, le parenchyme sert en quelque sorte de barrière aux lésions qui pourraient résulter de ce grave accident : la lésion se limite généralement autour du point où a eu lieu la rupture ; il se fait là un épanchement de bile ou de pus, ou de l'un et de l'autre, avec ou sans gravier, un peu d'induration du parenchyme tout autour, ou d'hépatite circonscrite : dans tous les cas, peu de retentissement général immédiat ; la lésion peut être très grave par ses conséquences ultérieures, mais elle évolue sans appareil symptomatique très significatif. Dans le second cas, au contraire, le pus ou le calcul tombent dans le péritoine, et il en résulte les accidents formidables que l'on sait et qui éclatent brusquement pour se terminer le plus souvent avec une rapidité foudroyante.

Autant qu'on peut en juger par les données que fournit l'anatomie pathologique, il est infiniment probable que l'irritation provoquée par le contact prolongé du calcul doit, à ce point de vue, exercer une action plus marquée que la dilatation, et qu'à elle seule elle peut suffire pour amener la complication dont nous nous occupons. Dans une observation de Bercioux, communiquée en 1857 à la Société anatomique, nous voyons qu'avec une dilatation générale des voies biliaires, sauf de la vésicule, c'est sur cette dernière, dont les parois étaient cependant épaissies, qu'ont eu lieu l'ulcération et la perforation ; c'était là, d'ailleurs, que se trouvait le calcul. Il est à remarquer que la vésicule était petite. Dans un cas non moins intéressant, publié par Spilmann (*Revue médicale de l'Est*, 1880), on trouve une dilatation générale des voies biliaires se continuant jusqu'aux dernières ramifications intra-hépatiques, mais avec une vésicule biliaire très petite et à parois épaissies. Or, la perforation siégeait sur le canal cystique, très dilaté comme les autres canaux. Ne peut-on admettre que si la perforation s'est faite en ce point plutôt qu'en un autre, c'est parce que le calcul qui, à l'autopsie, a été trouvé enclavé dans l'ampoule de Vater, a été tout d'abord pendant quelque temps arrêté dans le canal cystique qui, par suite de l'irritation causée par ce contact prolongé, est devenu un *locus minoris resistentiæ* et a cédé, par suite, plus facilement aux progrès de la dilatation ? L'arrêt du calcul dans le canal cystique est rendu plus probable par l'état de la vésicule. Du reste, l'obstruction de ce conduit peut avoir été produite par un des trois calculs qui restaient dans la vésicule.

Ce qui prouve d'ailleurs que le contact prolongé d'un calcul prédispose à l'ulcération et à la perforation, c'est que c'est dans la vésicule qu'on constate le plus souvent cette lésion, et que c'est aussi cet organe qui est le siège le plus ordinaire des calculs.

Il est bon de rappeler qu'en dehors de la dilatation et du contact prolongé d'un calcul, la perforation peut se produire par la seule migration du cholélithe s'il a une forme irrégulière, à arêtes aiguës, ou si seulement son volume est trop en disproportion avec le calibre du conduit biliaire. Mais il est infiniment probable qu'il se produit, en pareil cas, des éraflures, des déchirures de la muqueuse, plutôt que de vraies perforations, et elles ont des conséquences infiniment moins sérieuses que ces dernières ; elles ne sont, du reste, accompagnées souvent d'aucun signe qui permette d'en affirmer l'existence, tandis que les ulcérations donnent toujours lieu à des frissons et à de la fièvre.

Il est évident, et nous avons à peine besoin d'insister sur ce point, que l'état général ou diathésique du sujet aura une influence incontestable sur la production des ulcérations ou des perforations. A ce propos, un mot, en passant, sur la fièvre typhoïde considérée dans ses rapports avec cette lésion.

Si l'on tient compte qu'on a parfois observé, dans le cours de la fièvre typhoïde, des ulcérations de la vésicule biliaire, et que cette affection générale semble être une condition favorable à la production de ces ulcérations, on admettra aisément que sur des sujets atteints de lithiase biliaire. la fièvre typhoïde puisse, à ce point de vue, avoir des conséquences particulières assez sérieuses. Sans vouloir insister sur ce sujet, nous signalerons également les conséquences que pourrait avoir, pour des sujets atteints de fièvre typhoïde, la coexistence de lithiase biliaire, par l'action irritante que des débris de calculs, ou de la gravelle biliaire, peuvent exercer sur les ulcérations intestinales dont elle peut favoriser la perforation, ou encore sur les contractions péristaltiques de l'intestin, ce qui peut augmenter la tendance aux hémorrhagies, comme l'a fait très judicieusement remarquer R. Archer (*The Liverpool Med. Chir. Journ.*, janvier 1883), à propos de deux cas assez curieux de fièvre typhoïde à l'autopsie desquels on trouva des calculs dans la vésicule, sans que cependant on pût affirmer que la cholélithiase avait eu une certaine influence sur la terminaison fatale.

L'ulcération de la vésicule ou des canaux biliaires n'aboutit pas fatalement à la perforation, et a par conséquent un pronostic moins grave. D'abord, elle peut se terminer

14

par la cicatrisation, quand l'ulcération n'a pas dépassé la muqueuse : les faits n'en sont pas très fréquents sans doute, mais on en a observé. Ainsi, Barth a montré, en 1851, à la Société anatomique, dans un cas de lithiase biliaire, une cicatrice étoilée, évidente, à la face interne de la vésicule, résultant d'une inflammation ulcérative calculeuse. Le même auteur a communiqué encore à la Société anatomique (26e année, p. 148) le cas d'une ulcération cicatrisée du cholédoque, consécutive à une angiocholite calculeuse. Murchison n'en rapporte pas de cas, mais il en signale la possibilité et admet même que la cicatrisation de ces ulcérations, en amenant un rétrécissement du canal, peut devenir une cause d'ictère, ainsi que cela a été observé pour des ulcérations du cholédoque, indépendantes de l'affection calculeuse.

Un autre danger des ulcérations, en dehors de la perforation, c'est la pyohémie dont elles peuvent être l'occasion, et dont il ne serait pas difficile de citer quelques cas. Cette complication est pourtant assez rare.

Enfin, l'ulcération se termine maintes fois par perforation, et, dans cette circonstance, plusieurs éventualités se présentent : par suite du travail inflammatoire développé autour de cette ulcération, il peut s'établir des adhérences avec l'épiploon, et alors on observe — ce qui a parfois lieu pour les ulcères perforants de l'estomac non suivis d'épanchement dans le péritoine : — l'épiploon sert de fond à la perforation et s'oppose à l'issue soit de la bile, soit du calcul. Mais on comprend combien est précaire cette ressource fournie par la nature, et combien de chances de péritonite comporte encore ce mode, pourtant favorable, de terminaison. C'est encore exceptionnellement que des calculs passés de la vésicule dans la cavité péritonéale n'ont occasionné aucun accident grave, sans doute par suite de leur enkystement favorisé par la production de fausses membranes. C'est également par le même processus que des collections bilieuses, bilio-purulentes ou purulentes ont pu s'enkyster et se faire jour ultérieurement ou être ouvertes par intervention chirurgicale, sans autre accident. En traitant plus loin de l'élimination anormale des calculs, nous montrerons un fait de ce genre des plus curieux.

Dans la majorité des cas de perforation des voies biliaires, une péritonite rapidement mortelle sera la conséquence à peu près inévitable. Du reste, cette lésion s'annonce, comme nous le disions tout à l'heure, par des symptômes généraux qui indiquent une inflammation des voies biliaires, et dès lors on peut craindre que la cholécystite ou l'angiocholite n'aboutisse à la perforation. En général, c'est plutôt chez des sujets qui ont eu déjà des crises assez violentes et plus ou moins rapprochées que cet accident sera observé : mais il faut bien savoir que le processus morbide qui se termine aussi malheureusement est susceptible de se produire dans des cas *en apparence assez bénins*, et même, en pareil cas, d'évoluer assez rapidement, ainsi qu'on peut le voir dans une observation de Mac Swiney (*Dublin patholog. Society*, 13 février 1869), où une semblable terminaison a eu lieu en cinq jours chez une femme qui n'avait jamais été sérieusement malade et qui n'avait eu jusque-là que quelques coliques de temps en temps, et peu violentes.

La perforation des voies biliaires par cholélithiase nous sert de transition toute naturelle pour exposer les diverses façons anormales dont un calcul peut s'éliminer.

ARTICLE II.

Accidents produits par les calculs hors des voies biliaires.

§ 1. OBSTRUCTION INTESTINALE.

Un calcul dont la présence dans les voies biliaires n'a été marquée par aucun inconvénient sérieux et qui a franchi l'embouchure duodénale du cholédoque peut, même en s'éliminant par les voies normales, déterminer des accidents. En effet, au lieu d'être rapidement rendu par les selles, il peut être arrêté en un point quelconque du tube intestinal, et y occasionner un obstacle au cours des matières avec toutes les graves conséquences que comporte l'obstruction intestinale. Cette question offre un grand intérêt pratique; aussi insisterons-nous un peu sur ce sujet, sauf à être plus bref sur ceux des autres modes d'élimination qui intéressent plus l'anatomie pathologique que la clinique.

Mais, avant d'aller plus loin, tous les calculs trouvés dans les intestins ou éliminés par cette voie y sont-ils arrivés par cette route normale?

Il faut considérer d'abord que la plupart des calculs qui ont déterminé des symptômes d'obstruction offraient un volume assez considérable — qui était du reste la principale cause de l'obstruction — que ce volume a varié depuis une petite noix jusqu'à celui d'un œuf de cane, et que, dans ces conditions, il est peu probable qu'ils aient pu passer par l'orifice duodénal du cholédoque. A ce sujet, Rokitansky fait valoir, à l'appui du passage possible de volumineux cholélithes par le cholédoque, la dilatabilité considérable des voies biliaires. Cette dilatabilité est, en effet, très grande; nous l'avons signalée ailleurs, et nous en avons donné des exemples concluants : mais il faut faire remarquer que cette dilatation ne se produit que quand il y a un obstacle prolongé au cours de la bile, circonstance qui est plus faite pour amener quelque complication que pour faciliter le passage du calcul à travers le cholédoque, d'autant mieux que généralement l'orifice duodénal du cholédoque ne participe guère à cette dilatation.

Il est donc certain que, maintes fois, on pourrait dire même *dans la majorité des cas*, un calcul qui a été assez volumineux pour déterminer des symptômes d'obstruction intestinale, est arrivé dans l'intestin par une ulcération de la vésicule et à la faveur du travail inflammatoire qui a produit des adhérences entre cet organe et l'intestin. D'autres circonstances viennent d'ailleurs confirmer cette opinion : 1° L'âge des sujets ; c'est en effet plutôt chez des personnes âgées qu'on a constaté les accidents de l'obstruction intestinale d'origine calculeuse, c'est-à-dire celles chez lesquelles on trouve plutôt des calculs de la vésicule que des calculs des canaux biliaires ; 2° la forme des cholélithes, qu'on a constatée plus d'une fois présentant le moule de la cavité de la vésicule ; 3° enfin l'absence fréquente d'ictère et parfois même de coliques hépatiques dans les antécédents de ces malades.

On s'est demandé pourtant s'il fallait admettre une voie ulcérative pour tous les cas où l'on a vu un calcul de grosse dimension s'éliminer par l'intestin, et si un cholélithe de moyenne dimension, et qui a pu franchir le cholédoque, ne serait pas susceptible, en faisant un séjour plus ou moins prolongé dans l'intestin, d'y accroître son volume par le dépôt successif de nouvelles couches ? Il n'est guère contestable, croyons-nous, qu'un calcul puisse augmenter

14.

de volume dans l'intestin : mais ce qui nous semble fort douteux, c'est que les nouvelles couches dont il s'accroît soient de même composition que le calcul biliaire primitif. En effet, en arrivant dans le duodénum, la bile subit une modification complète par son mélange avec le suc pancréatique, le suc intestinal, et les aliments imprégnés des sucs gastrique et salivaire, modification qui ne paraît pas favorable à la séparation et à la précipitation de la cholestérine ; en outre, les mouvements péristaltiques incessants de l'intestin ne sont pas non plus bien faits pour favoriser le dépôt de cette substance à la surface du cholélithe intestinal. Reste donc l'accroissement possible par dépôt de matières colorantes et de matières fécales suivant le point de l'intestin qu'occupe le corps étranger. Cet accroissement est réel et a été constaté plusieurs fois : mais si l'on remarque que, d'une part, d'après l'examen des antécédents, le calcul avait dû faire un séjour assez prolongé (plusieurs mois dans deux cas) dans l'intestin, et que, d'autre part, la couche de matière additionnelle était relativement très mince, on en conclura qu'un calcul trouvé volumineux dans l'intestin y est arrivé, à très peu de chose près, dans cet état.

Une des rares circonstances où des calculs de dimension moyenne arrivés dans l'intestin en suivant le cholédoque puissent devenir le point de départ d'obstruction, c'est quand un certain nombre de concrétions ont été éliminées à peu près ensemble, et qu'arrivant dans un intestin habituellement paresseux, elles se sont agglutinées et ont formé ainsi une masse compacte assez volumineuse pour obturer le calibre de l'intestin.

Quoi qu'il en soit, il est certain — et la science en possède un nombre suffisant de cas — que les cholélithes passent assez fréquemment, beaucoup plus fréquemment

même qu'on ne s'en doute, de la vésicule ou, exceptionnellement, d'un canal biliaire dans l'intestin par une ouverture fistuleuse, et ce qui explique que ces cas passent
maintes fois méconnus, c'est qu'ils peuvent évoluer sans
crise violente, avec un appareil symptomatique assez complexe où l'élément fébrile et inflammatoire avec douleurs
sourdes, mal définies, est à peu près le seul caractère auquel
on puisse se rattacher, élément bien vague, comme on voit.

La nature de l'obstacle ne modifie pas d'une façon bien
appréciable la marche de l'obstruction intestinale : les
accidents ont cependant moins de tendance à se précipiter
que lorsqu'il s'agit d'un véritable étranglement interne.
Nous ne décrirons pas ici les symptômes de l'obstruction
qui n'offrent, du reste, rien de bien particulier. La durée
est assez variable, depuis deux ou trois jours jusqu'à six et
sept jours (cas de Hilton Fagge et de Breuardel) ; dans
un cas de Omond, les vomissements ont persisté fécaloïdes
pendant trois semaines, et cependant il y eut guérison.
Nous ferons remarquer à ce sujet qu'un calcul peut séjourner longtemps dans l'intestin et y donner même lieu
à des symptômes d'obstruction sans être évacué dans un
court délai. Ainsi, dans un cas de Feltz (*Paris médical*,
27 janvier 1883, d'après la *Gazette hebdom. des sciences
méd. de Montpellier*), les premiers symptômes d'obstruction se manifestèrent au mois de mars ; on eut raison de
ces premiers accidents, mais le calcul ne fut définitivement évacué qu'en mai. Dans ce cas, il est probable que
les symptômes du début se rattachaient à la présence du
cholélithe dans le duodénum, et il lui a fallu deux mois
pour franchir le reste des intestins. D'autres fois, le calcul
vient s'accoler à la valvule iléo-cœcale, provoque ainsi
des phénomènes d'obstruction, puis se trouve remonter
par l'effet des mouvements péristaltiques ; les accidents

cessent et recommencent dès que le corps étranger est venu de nouveau s'appliquer contre la valvule, déterminant ainsi une espèce d'obstruction intermittente, comme on le voit surtout dans un cas de Neil (*Liverpool med. chir. Journ.*, janvier 1858, et *Archivès de médecine*, mars 1858).

Un cas, un peu analogue à celui de Feltz pour la marche, mais très différenι quant à la terminaison, est ῥun fait de Le Gros Clark (*Brit. med. Journ.*, 4 novembre 1871), concernant une femme de cinquante-huit ans, chez laquelle, onze jours après le début des accidents (douleur abdominale, vomissements bilieux et constipation), les vomissements devinrent slercoraux : mais, deux jours plus tard, le cours des matières se rétablit, et les vomissements cessent. Dix jours plus tard, ils recommencent et continuent, par intervalles, durant une semaine. Pendant les trois semaines suivantes, garde-robes régulières, pas de vomissements. Puis, de nouveau, les vomissements reparaissent, accompagnés de violentes douleurs dans le ventre, qui est sensible surtout au niveau du cœcum, où l'on sent une tumeur dure. Enfin, la mort arrive, deux mois après le début des accidents. Il n'y avait jamais eu d'ictère, ni au cours de la maladie, ni antérieurement. A l'autopsie, on trouva deux gros calculs adossés contre la valvule iléo-cœcale; d'autres calculs plus petits avaient perforé l'intestin.

Le calcul s'est trouvé, dans certains cas, tellement gros, qu'arrivé à l'anus, il a fallu procéder à une véritable extraction, ou bien qu'il a provoqué des douleurs expulsives comparables à celles de l'accouchement.

Il faut mentionner un autre mode de terminaison qui, bien que rare, est parfaitement possible et n'a rien d'extraordinaire quand on connaît les péripéties que l'élimi-

nation d'un corps étranger est susceptible de présenter.
Un calcul passé sans accident dans l'intestin par une ouverture fistuleuse de la vésicule, ou par le cholédoque,
peut, s'il s'arrête et s'enclave en un point du tube intestinal, y déterminer une inflammation dont la terminaison
variera suivant les circonstances. On a vu en effet cette
inflammation aboutir à une perforation mortelle ; mais,
dans un autre cas, cette perforation n'a pas été fatale,
et le corps étranger a pu se frayer un chemin jusqu'à la
paroi abdominale et être ainsi éliminé après un trajet
des plus accidentés. Nous reviendrons du reste plus loin
sur ce sujet en parlant de l'élimination des calculs par la
surface abdominale.

Le diagnostic non pas de l'obstruction, ce qui ne présente généralement pas de grandes difficultés, mais de son
origine calculeuse, a rarement été affirmé d'une façon
bien nette, ce qui n'a rien de surprenant si l'on se re-
porte à ce que nous avons dit tout à l'heure sur la marche
le plus souvent insidieuse de la fistule cystico-duodénale,
quand elle ne détermine pas une péritonite mortelle.
Aussi, dans la plupart des cas, n'a-t-on reconnu la cause
réelle de l'obstruction qu'en voyant le corps du délit. Il
est clair cependant qu'on pourra la soupçonner, si l'on
constate dans les antécédents du malade des crises douloureuses dans la région abdominale ; à plus forte raison
s'il y a eu antérieurement de l'ictère.

Si l'obstruction intestinale par calcul vient à se produire chez une personne affectée de hernie, c'est à cette
dernière que seront tout naturellement rapportés tous les
accidents. Nous avons déjà appelé l'attention sur ce point
au chapitre du diagnostic, auquel nous renvoyons : nous
n'ajouterons qu'un mot à ce sujet. Leigh Thomas rapporte le fait d'une dame âgée, affectée depuis quatorze ans

d'une hernie ombilicale qu'on n'avait jamais tenté de réduire, et qui, prise de symptômes d'étranglement interne, fut considérée comme atteinte de hernie étranglée. On prit même des dispositions en vue de l'opération ; mais une amélioration légère s'étant produite, on attendit, et la malade finit par rendre un calcul pesant à l'état frais environ 14 grammes et mesurant 8 centimètres de circonférence (*Med. chir. Transact.*, t. VI, p. 98, 1819).

Le pronostic de l'obstruction intestinale d'origine calculeuse est assez grave. Bien que les cas de terminaison favorable ne soient pas absolument rares — on peut citer notamment ceux de J. Magnin (*Journal de méd. et de chir. prat.*, 1883, p. 356, de J. Feltz (*loc. cit.*), de Brouardel et Ch. Martin (*Soc. anat.*, octobre 1875), de Duménil (*Union méd. de la Seine-Infér.*, 1880), de Neil, de Peter Campbell, de Logerais, de Hilton Fagge, etc. — il ne faut pas oublier qu'un certain nombre se sont terminés par la mort. A ce propos, Hilton Fagge a fait remarquer que jusqu'en 1868, époque où il a communiqué deux cas heureux, les *Transactions* de la Société pathologique de Londres ne contenaient que six cas d'obstruction intestinale par calculs biliaires, tous malheureux, et ce sont d'ordinaire ceux qu'on met le moins d'empressement à publier. Murchison rapporte un cas (obs. CLXVII) dans lequel on voit un malade traverser heureusement les dangers de cette obstruction et mourir sept ans et demi après, d'une cirrhose atrophique, avec ascite, déterminée par une obstruction calculeuse du cholédoque et des conduits biliaires intra-hépatiques. Le malade de Neil fut également très bien débarrassé de son obstruction, mais il fut emporté au bout de quinze jours par une diarrhée incoercible ; il faut ajouter qu'il avait soixante-dix-neuf ans.

On voit d'ailleurs, par le cas de Le Gros Clark, rapporté

quelques lignes plus haut, qu'il ne faut pas trop se hâter, en présence d'une amélioration manifeste des symptômes, même après la disparition des signes rationnels de l'obstruction, d'annoncer une terminaison favorable, car les événements pourraient très bien donner un démenti.

Une particularité qui est bien de nature à aggraver le pronostic, c'est le genre de *traitement* qu'on est obligé d'employer pour triompher de cette grave complication : on est en effet forcé, pour provoquer l'expulsion du corps étranger, de prescrire les moyens qui excitent le mieux les mouvements péristaltiques de l'intestin : or, il est aisé de comprendre combien ces contractions et ces mouvements énergiques des intestins sont dangereux, étant données les adhérences qui existent généralement en pareil cas entre les voies biliaires et l'intestin, adhérences qui peuvent ainsi être tiraillées et finalement déchirées, ce qui entraîne presque inévitablement une péritonite mortelle. Malheureusement on n'a guère le choix des moyens, et, avant tout, il faut vaincre l'obstruction, et ce n'est pas toujours chose facile, car s'il est des cas, comme celui de Peter Campbell, où elle n'a pas été tenace, dans d'autres, comme celui de Magnin par exemple, il a fallu employer successivement, et dans l'espace de trois à quatre jours, 15 grammes d'eau-de-vie allemande, 30 grammes d'huile de ricin additionnés d'huile de croton, de l'eau d'Huniady Janos, une limonade purgative à 60 grammes, un lavement purgatif, 2 grammes de calomel, jalap et scammonée, et deux lavements à l'eau de Seltz administrés avec la sonde œsophagienne, pour obtenir non pas l'expulsion du calcul, mais un commencement de garde-robes liquides, et le corps étranger n'est venu que plus tard après des applications d'électricité et une nouvelle purgation énergique.

Puisque nous parlons de purgation, nous rappellerons que le meilleur moyen d'éviter la complication dont nous venons d'exposer la pathologie, c'est d'avoir soin d'en prescrire toujours une le lendemain ou au plus tard le sur-lendemain d'une crise.

Si, dans la majorité des cas, des moyens un peu éner-giques seront nécessaires, il peut se rencontrer telle cir-constance où des pratiques assez simples soient suivies d'un bon résultat. « Une pression douce, dit Murchison, et une certaine manipulation de l'abdomen ont paru dans certains cas avoir opéré le déplacement du calcul. Sir Th. Watson raconte (*Lect. on pract. of Phys.*, 5th ed., t. II, p. 549) qu'une dame souffrant d'un iléus éprouva dans son ventre une certaine sensation coïncidant avec l'examen qu'elle venait de subir de trois médecins successivement : pendant que les médecins étaient encore à discuter entre eux leur consultation, elle eut une selle liquide dont les matières ressemblaient précisément à ce qu'elle avait vomi en dernier lieu, et le lendemain elle évacua un calcul bi-liaire gros comme une noix. » Enfin, Murchison recom-mande, si l'on croit avoir affaire à une concrétion biliaire, de pratiquer l'examen du rectum, parce que le calcul pourrait être arrêté dans cette partie de l'intestin, et se trouverait par suite accessible à l'aide de moyens purement mécaniques. Dans un cas de ce genre présenté à la Société anatomique (février 1883) par Babinski, l'examen rectal ne put rien faire découvrir, parce que le calcul, empri-sonné par la muqueuse intestinale, tuméfiée, mais non ul-cérée, siégeait à l'union de la portion supérieure et moyenne du rectum. Le calcul, de forme cylindrique et composé de cholestérine, n'était du reste guère volumineux : 2 centi-mètres et demi de diamètre sur 1 centimètre et demi de hauteur; mais il n'en avait pas moins déterminé l'adhérence de la vésicule au côlon transverse qui communiquait par une large ulcération. Il est vrai que dans ce cas l'examen ne put être fait, à l'hôpital, qu'*in extremis,* six heures avant la mort, et qu'un plus long délai aurait probablement permis de venir à bout de l'obstacle.

§ 2. VOIES ANORMALES D'ÉLIMINATION DES CALCULS.
FISTULES.

Il nous reste, pour terminer le chapitre des complications, à exposer les voies anormales par où peuvent s'éliminer les calculs, c'est-à-dire par l'estomac, l'abdomen, les reins, le poumon, etc., ce qui nous fournira par conséquent l'occasion d'étudier les communications fistuleuses qui s'établissent entre la vésicule et les organes avec lesquels elle contracte des adhérences (fistules cystico-duodénales, cystico-coliques, cystico-abdominales, cystico-rénales, etc.)

1º Élimination par l'estomac.

La science possède une vingtaine de cas (dont l'authenticité n'est discutable que pour un très petit nombre) de calculs rendus par le vomissement, et on a invoqué, pour expliquer le fait, le mouvement péristaltique des intestins. Puisqu'on voit se produire, dans certaines circonstances, des vomissements de matières fécales, il n'est pas plus extraordinaire qu'un calcul qui se trouve dans le duodénum reflue jusque dans l'estomac. Sans doute, les substances liquides ont plus de facilité pour remonter le courant et franchir le pylore : mais il est certain que des corps solides de faible volume sont capables de forcer à rebours l'obstacle que leur oppose l'anneau pylorique. Des calculs de petite dimension ont donc parfaitement pu remonter de l'intestin dans l'estomac et être ainsi expulsés par le vomissement. Nous en avons observé deux cas qui ne nous ont laissé aucun doute à ce sujet : dans l'un, le calcul était en très menus fragments ; dans l'autre, il avait à peu près la forme et le volume d'une lentille. Peut-on admettre le même mode d'élimination pour des concrétions d'un volume beaucoup plus considérable ? Ici, il est permis d'émettre un doute assez sérieux, et de croire plutôt à une voie fistuleuse. Il est infiniment probable que, dans ce dernier cas, il se sera établi une communication fistuleuse entre l'estomac et la vésicule, et, ce qui tend à confirmer cette opinion, c'est que, dans la plupart des cas, l'expulsion du calcul a été précédée pendant plusieurs jours de douleurs très vives dans l'estomac et qu'on n'avait pas noté d'ictère dans les antécédents des malades. Ces raisons ne sont sans doute pas absolument péremptoires ; mais elles ont cependant une valeur importante. Le docteur Jeaffreson avait communiqué en 1861, à la Société pathologique de Londres, un cas de ce genre dont il avait été le sujet : il mourut peu de temps après, et à son autopsie on constata que le calcul s'était fait jour par une ulcération de l'estomac. On a donc eu là une confirmation positive de la voie ulcérative suivie par le calcul. On connaît d'ailleurs une demi-douzaine au moins de cas où il s'est fait une communication fistuleuse entre les voies biliaires et l'estomac.

2° Élimination par les parois abdominales.

C'est là le mode d'élimination de beaucoup le plus fréquent parmi les modes anormaux, puisque Murchison a pu aisément en réunir 86 cas dont il donne d'ailleurs l'indi-

cation bibliographique, et qu'il ne serait peut-être pas
impossible d'en trouver encore autant. Ce fait indique
déjà la grande fréquence de l'élimination des calculs
par ulcération des voies biliaires, et comme, dans la
grande majorité de ces cas, c'est de la vésicule plutôt que
des canaux biliaires qu'ils sortent, on s'explique en partie
que l'ictère fasse défaut dans tant de cas de lithiase biliaire, et que même les vraies crises de colique hépatique,
non pas les malaises vagues ou les douleurs sourdes produits par la présence de concrétions dans la vésicule, mais
la douleur paroxystique, violente, angoissante, que détermine généralement un calcul en traversant le cholédoque
et en franchissant son orifice duodénal, n'aient jamais été
constatées dans de nombreux cas de cette affection reconnue seulement à l'amphithéâtre.

Les phénomènes qui marquent la migration d'un calcul
depuis sa sortie de la vésicule par voie d'ulcération jusqu'à
un point quelconque des parois abdominales présentent
assez de variété. Et d'abord il est exceptionnel qu'avant
l'apparition du corps étranger à l'extérieur on ait établi
un diagnostic positif : généralement on croit à un abcès
soit des parois abdominales, dont on ne s'explique pas
bien la cause, comme dans un cas de Desprès (*Société
anatomique*, 1873), soit du foie, comme dans un cas rapporté par Fretin (*Thèses de Paris*, 1853), ce qui était assez
vraisemblable, car le fait se passait en Algérie ; dans un
cas de Garcin (*Revue mensuelle de médecine*, 1879), on
crut à une hernie, etc.

En général, l'évolution de cette complication, c'est-
à-dire le temps écoulé depuis l'époque probable où a eu
lieu la perforation de la vésicule jusqu'au moment où le
calcul est apparu à la surface de l'abdomen, présente une
durée assez variable. Ainsi, dans un cas fort intéressant

de Reichardt (*Société de médecine de Strasbourg*, 6 mars 1879), il s'est écoulé deux mois entre les premiers accidents — correspondant très vraisemblablement à la perforation de la vésicule et la formation de l'abcès, et environ deux autres mois entre la formation de l'abcès et l'apparition du calcul au dehors. Dans un cas de Leclerq (*Société anatomique*, 1856), l'abcès déterminé par l'élimination anormale du calcul mit longtemps à se former, et ce ne fut même que quinze jours après l'ouverture de cette collection qu'on vit sortir les calculs. Quant au nombre et au volume des cholélithes, on comprend qu'il soit extrêmement variable ; cette particularité ne paraît même pas avoir d'importance appréciable au point de vue du pronostic. Une circonstance qui offre plus d'intérêt sous ce rapport, c'est l'issue plus ou moins prolongée de la bile par l'orifice qui a donné passage aux calculs, ce qui indique la persistance d'une communication fistuleuse entre les voies biliaires et l'abdomen : si, en effet, cette communication persiste trop longtemps, et parfois cela se produit malgré toutes les tentatives pour y mettre un terme, cet écoulement presque continuel de bile par la plaie épuise le malade, la nutrition se fait mal par suite d'une assimilation défectueuse, il y a affaiblissement et dépérissement graduels, et le malade, arrivé au dernier degré de l'émaciation, finit par succomber dans le marasme. C'est ainsi que mourut la malade dont G. Robinson rapporte l'histoire (*Med. Chir. Transact.*, t. XXXV, p. 471). A vrai dire, on ne peut donner ce fait comme un cas d'élimination anormale d'un calcul, puisque la concrétion était restée dans le cholédoque : mais comme on n'y mentionne pas l'état de la vésicule, que d'ailleurs l'abcès communiquait avec un canal très dilaté, il n'est pas trop arbitraire d'admettre qu'un autre calcul a pu s'éliminer avec le pus ou avec la bile sans qu'on l'ait remarqué. Il est bien certain cependant qu'il peut se produire une communication fistuleuse entre les voies biliaires et les parois abdominales sans qu'un calcul se fasse jour par là : il suffit que, sous l'influence d'une obstruction calculeuse du cholédoque, par exemple, ou d'une obstruction calculeuse de toute autre origine, il y ait dilatation, puis rétention biliaire, suivie d'angiocholite ; cette phlegmasie se propageant aux tissus ambiants peut déterminer la formation d'adhérences entre la tumeur biliaire et la paroi interne de l'abdomen, et aboutir enfin à l'ouverture de cette tumeur en un point quelconque de la surface abdominale, comme nous l'avons vu en parlant de l'obstruction calculeuse.

Pour en revenir à l'élimination des calculs par l'abdomen, nous avons fait observer qu'elle pouvait s'accompagner de fistule cystique, ce qui est une complication fâcheuse, à moins que cette fistule ne se ferme peu après l'issue du cholélithe ; mais l'ouverture ulcéreuse de la vésicule peut s'être fermée spontanément après avoir donné passage au calcul, de telle sorte qu'au moment où ce dernier arrive à la surface extérieure, toute communication a cessé d'exister entre lui et la vésicule, ce qui explique que son élimination ne soit pas accompagnée d'écoulement de bile. Toutefois cette circonstance de l'absence de bile dans ce cas n'indiquerait pas d'une façon absolue que la perforation de la vésicule s'est réparée, attendu qu'il peut y avoir une obstruction calculeuse du canal cystique qui intercepte l'entrée de la bile dans la vésicule.

En général, quand l'ictère existe au moment où s'établit une fistule cystico-abdominale, il ne tarde pas à disparaître au fur et à mesure que la bile s'écoule librement par la fistule. Cette disparition de l'ictère est pourtant très longue à se faire parfois, surtout lorsqu'il dure depuis longtemps, ce qui tient à l'alanguissement de toutes les fonctions et en particulier à la diminution d'activité de tous les émonctoires ; peut-être aussi, surtout dans les rares cas où l'ictère n'a pas disparu complètement, comme nous l'avons observé une fois sur une malade dont nous avons déjà parlé en traitant de la tumeur biliaire, cela tenait-il à ce que, sous l'influence de la dilatation dont les voies biliaires avaient été affectées, les conditions de circulation de la bile se trouvaient considérablement modifiées, et il y avait très probablement un certain degré permanent de stagnation biliaire, d'où résorption et ictère.

Bien que les cas de fistule cystico-abdominale paraissent des plus favorables au premier abord pour l'étude de certaines questions physiologiques afférentes à la bile, il ne faudrait pas vouloir en tirer des déductions trop absolues. On a voulu juger de la quantité de bile sécrétée journellement à l'état normal par celle qu'on recueillait d'une fistule dans des cas d'obstruction calculeuse du cholédoque. Or, nous trouvons sous ce rapport les données les plus variables : tel sujet a fourni 250 grammes seulement par jour (on s'était assuré que les urines et les garde-robes n'en contenaient pas trace) ; tel autre a donné 500 à 600 grammes ; tel autre 1 litre. Est-il probable qu'à l'état physiologique la production de la bile présente de semblables variations de quantité, et ces différences ne tenaient-elles pas, dans ces cas, aux conditions particulières dans lesquelles se trouvaient ces malades, chez lesquels l'activité de la nutrition avait subi des atteintes ou des atténuations plus ou moins marquées, qui avaient eu pour résultat une diminution proportionnelle dans la sécrétion biliaire ? Malgré ces restrictions, il est incontestable que les cas dont nous nous occupons peuvent jeter un certain jour sur la physiologie de la bile.

Lorsque le calcul a·été éliminé par l'abdomen, généralement la plaie extérieure ne tarde pas à guérir, comme on le voit dans un cas de Wannebroucq (*Bulletin médical du Nord*, avril 1876), où cependant il y avait eu élimination d'une trentaine de calculs dont le plus gros pesait 30 grammes : mais d'autres fois, et même sans que la présence de la bile maintienne l'ouverture libre, la plaie abdominale n'arrive que difficilement à se fermer ; dans le cas déjà cité de Fretin, elle mit deux mois, et huit mois dans un cas observé par Kœberlé. Quand il a fallu plus longtemps, c'est que, ou bien tous les calculs n'étaient pas évacués, ou bien la communication était entretenue par l'issue permanente de la bile. La durée variable de la guérison de la plaie tient évidemment, en grande partie, à la longueur et à la direction du trajet fistuleux qui s'étend des voies biliaires à la paroi abdominale : la guérison sera naturellement d'autant plus prompte que le trajet sera plus court et plus direct ; on sait d'ailleurs combien on a de mal à faire cicatriser les trajets sinueux et anfractueux. Ce qu'il y a de certain, c'est que des fistules biliaires peuvent persister plusieurs années, bien qu'avec une terminaison favorable.

Quant au point des parois abdominales où viennent se faire jour les calculs, il est non moins variable que les autres circonstances dont nous avons déjà parlé. Souvent, c'est dans les environs de l'ombilic que se fait l'ouverture; d'autres fois, c'est à l'ombilic même (cas de Mac Pherson, *Americ. Journ. of med. sc.*, t. LXI, p. 409, de Duckworth, *Pathol. Transact.*, t. XXII, p. 157, de Duncan, *Edinb. Med. Journ.*, juin 1872, etc., etc.); Kœberlé a vu un calcul biliaire sortir près du pubis ; dans un autre cas, l'issue s'est produite tout à fait dans l'aine. On pourrait aisément s'étendre là-dessus.

L'élimination des calculs biliaires par la paroi abdominale est, en somme, un mode de terminaison favorable, étant donné que le malade a traversé les accidents de péritonite localisée qui accompagnent généralement la perforation des voies biliaires ; du moment où le calcul est arrivé jusqu'à la paroi abdominale, il y a de grandes chances pour que le malade se tire d'affaire.

Nous avons fait remarquer précédemment que, dans la plupart des cas, les calculs éliminés par l'abdomen y sont venus par une ulcération de la vésicule ou des voies biliaires. Cependant il n'est pas impossible qu'un calcul passé dans les intestins par la voie du cholédoque soit arrêté en un point de l'intestin, y détermine, comme corps étranger, un travail inflammatoire suivi d'ulcération et de perforation, et finalement s'élimine par la paroi abdominale. C'est ainsi qu'on a vu des cholélithes amener une typhlite ulcérative suivie d'une péritonite par perforation. Un des rares cas de ce genre terminés favorablement est celui de Siry (*Société anat.*, 1857, p. 289) : dans ce fait, un petit calcul de 1 centimètre dans son plus grand diamètre, d'aspect lisse, très vraisemblablement passé par le cholédoque dans l'intestin, s'est engagé dans l'appendice vermiculaire, où il a provoqué une inflammation suivie de perforation, et il s'est éliminé au niveau de l'aine. Le processus pathologique paraît avoir duré environ cinq mois. La perforation intestinale a dû parfaitement guérir, car il n'y a eu aucun accident consécutif.

Les détails dans lesquels nous sommes entré au sujet de l'obstruction intestinale nous permettent d'être bref sur les *fistules cystico-intestinales*. Nous avons fait remarquer en effet que la plupart des cas d'obstruction intestinale d'origine calculeuse étaient dus au passage d'un cholélithe de la vésicule dans l'intestin par voie d'ulcération. Quant au fait même de la fistule, il a infiniment moins d'importance, au point de vue clinique, que l'accident d'obstruction qui peut en résulter. Il n'est pas sans intérêt cependant de connaître quelle est la portion de l'intestin qui sert le plus souvent de voie d'élimination. Or, Murchison, qui s'est beaucoup occupé de cette question, a pu réunir 34 cas de fistule cystico-duodénale, tandis qu'il n'a pu trouver que 9 cas de fistule cystico-colique : par conséquent, les cas où la vésicule communique avec le duodénum sont environ quatre fois plus fréquents que ceux où elle communique avec le côlon, ce qui tient évidemment à la plus grande mobilité de cette partie du gros intestin. A ce point de vue, nous citerons un cas assez curieux communiqué en 1876 à la Société anatomique par Quenu : il s'agit d'un homme mort, dans le service de Desprès, d'une affection tout à fait étrangère aux voies biliaires, et chez lequel on trouva le bord antérieur du foie adhérent au côlon transverse par des brides péritonéales ; on s'attendait par suite à rencontrer une fistule colique communiquant avec la vésicule biliaire, mais ce réservoir ne communiquait qu'avec le duodénum qui présentait même deux ouvertures fistuleuses.

Bien que cela n'ait rien de particulier aux fistules duodénales et que nous eussions dû en parler plus tôt, rappelons que les fistules biliaires sont, comme les autres plaies, susceptibles de devenir une cause d'infection purulente. Murchison en rapporte un cas fort intéressant ; Hayden en a publié un autre cas (*Dublin Journ. of med. sc.*, avril 1870) dans lequel, à la suite d'un abcès biliaire, une malade avait déjà éliminé plusieurs calculs ; on se proposait de débrider pour permettre l'extraction de nouveaux calculs qu'on sentait au fond de la plaie : mais la malade hésitait à se laisser faire cette opération, lors-

15.

qu'elle fut prise de symptômes de pyohémie, et elle succomba en quelques jours.

Quant aux fistules cystico-coliques, le point le plus intéressant à noter, c'est que, sur les neuf cas réunis par Murchison, il y avait six fois un cancer de la vésicule, ce qui n'exclut pas l'origine calculeuse de la fistule, puisqu'il est bien établi que l'irritation causée par le contact prolongé des calculs est la cause prédisposante la plus efficace du cancer de la vésicule; et, de fait, dans les six cas auxquels nous venons de faire allusion, il y avait eu des antécédents d'affection calculeuse hépatique.

3⁰ Fistules cystico-vasculaires.

Ces cas sont assez rares : nous ne connaissons, en fait de calculs biliaires ayant passé de la vésicule ou des conduits hépatiques dans les vaisseaux, que les deux ou trois observations de cholélithes rencontrés dans la veine porte, et dont la plus célèbre concerne le fondateur de l'ordre des Jésuites. Tous les auteurs qui se sont occupés de la lithiase biliaire ont rappelé ce cas : mais Thudichum conteste fortement, en s'appuyant sur les textes des contemporains de Loyola, qu'il s'agît là de vraies concrétions biliaires, et il est porté à admettre plutôt des *phlébolithes,* c'est-à-dire des concrétions autochtones. Quoi qu'il en soit, il existe trois ou quatre cas authentiques de calculs biliaires passés dans la veine porte. Inutile d'ajouter que ces faits sont infiniment plus intéressants au point de vue de l'anatomie pathologique que de la clinique.

4° Calculs biliaires dans les voies urinaires et fistules cystico-rénales.

Les rapports du foie avec le rein droit expliquent suffisamment qu'un cholélithe puisse passer des voies biliaires dans les voies urinaires, et l'on pourrait même s'attendre à *priori* à ce que ce fait se soit présenté assez fréquemment. Les cas de ce genre sont cependant assez rares. Faber, cité par Fauconneau-Dufresne, aurait publié un cas de communication de la vésicule biliaire avec le bassinet du rein droit ; 13 calculs, dont 4 gros et 9 petits, furent ainsi évacués par les urines qui renfermaient une forte proportion de bile. Dans les *Archives de Virchow* (t. LXVI), Guterbock rapporte l'observation d'un calcul biliaire extrait, à l'aide de la lithotritie, de la vessie d'une femme de cinquante ans, qui n'avait antérieurement remarqué d'autres symptômes que ceux produits en général par la présence des calculs. L'analyse faite par Schultzen montra que ce calcul était composé de cholestérine avec de petites quantités d'urée, de phosphate de chaux et de pigment biliaire. O. Liebreich y trouva des cristaux de cholestérine et de bilirubine avec une couche superficielle d'acide urique. L'urine avait contenu du pigment biliaire ; mais l'analyse n'y avait pas décelé la présence de la cholestérine. Les concrétions retirées pesaient en tout 13 grammes. Réunies, elles formaient évidemment un calcul biliaire trop gros pour avoir été volontairement introduit dans la vessie. Le même auteur cite un |autre cas où l'on trouva une communication oblitérée entre la vésicule biliaire et la vessie par l'ouraque.

Etant donnée la présence dans la vessie d'un calcul biliaire qui y sera arrivé par communication fistuleuse cystico-rénale, cette concrétion pourra, chez un ictérique, subir un certain degré d'accroissement pendant son séjour dans le réservoir urinaire, soit par le dépôt successif de principes biliaires contenus dans l'urine, soit, en l'absence d'ictère, par l'adjonction de principes constituants normaux de ce liquide ; il est très probable que, dans le cas de Guterbock, le calcul a dû augmenter ainsi un peu de volume.

5° Calculs biliaires évacués par les bronches.

Dans le cas de Cayley (*Pathol. Soc. Transact.*, t. XVII, p. 161), rappelé par Murchison, il y avait bien une communication fistuleuse entre un conduit biliaire très dilaté et la plèvre gauche qui contenait un demi-litre de bile mêlée de pus ; mais il ne parut pas y avoir élimination de calcul par là. Cette lésion fut une conséquence de la dilatation des voies biliaires par obstruction calculeuse du cholédoque ; mais dans ce cas le calcul s'élimina très vraisemblablement par l'intestin. Cependant, si l'on réfléchit qu'il existe dans la science au moins deux ou trois cas d'abcès biliaire d'origine calculeuse ouvert dans la plèvre, on admettra que des calculs puissent s'éliminer par cette voie. Toutefois ces cas sont extrêmement rares.

Nous ne pouvons terminer la question des fistules biliaires sans dire un mot sur leur traitement en général.

En présence d'un cas de fistule biliaire, il faut, avant d'examiner l'opportunité d'une intervention, chercher à élucider quelle en a été la pathogénie et à quoi elle sert. Une fistule ne tient pas toujours en effet à la présence ou au passage d'une concrétion biliaire : elle peut avoir été produite par une phlegmasie suppurative consécutive à une dilatation des voies biliaires. Ainsi, par exemple, une obstruction du cholédoque amène une ectasie généralisée des voies biliaires, et l'inflammation ulcérative peut s'établir ailleurs qu'au cholédoque. Dans ces cas, la fistule ne sert à rien, ainsi qu'on a pu s'en convaincre dans plus d'une autopsie.

Mais, dans les cas où l'on est sûr d'avoir affaire à une fistule calculeuse, quelle conduite aura-t-on à tenir ?

D'abord, il ne faut pas oublier que, dans la majorité des cas de fistule calculeuse, la nature a fait tous les frais de la guérison, et souvent avec tout l'à-propos désirable. Ainsi, G. Harley rapporte (p. 674) le cas d'un ecclésiastique très âgé qui, après une longue période de malaises divers dont on méconnut d'ailleurs l'origine, vit se former à la paroi abdominale une ouverture fistuleuse par où se firent jour graduellement une dizaine de petits calculs. Cette ouverture s'étant fermée spontanément au bout de trois ou quatre mois, il s'en forma une seconde par où continua à sortir une matière ayant l'aspect de la bile. On peut admettre sans peine que si cette deuxième ouverture ne s'était pas produite, il aurait pu se former une collection intra-abdominale dont les conséquences entraînaient des éventualités redoutables. On voit donc que si l'intervention chirurgicale est parfois indispensable, il ne faut peut-être pas trop se hâter d'y avoir recours. Du reste, Murchison a traité cette question d'une manière si précise et en même temps si judicieuse que nous ne pouvons mieux faire que de le citer.

Dans ces circonstances, dit-il, se présentera la question de savoir s'il faut dilater ou inciser la fistule pour faciliter l'extraction des calculs : on a, dans bien des cas, tenté cette opération, et avec succès ; mais, d'un autre côté, on a publié quelques cas où la plus légère intervention, telle que l'introduction d'une pince à pansement, a déterminé une péritonite mortelle. Il n'y a pas de règle générale susceptible de s'appliquer à tous ces cas, mais la question d'opération doit être décidée par les particularités de chaque cas. Si, en sondant, on sent qu'un calcul est proche de l'orifice externe et s'il y est depuis longtemps, il faut procéder à son extraction ; mais si l'on ne sent aucun calcul et surtout si la fistule prend une direction intérieure vers le péritoine, les risques de l'intervention doivent contrebalancer les inconvénients de la fistule, et dès lors il vaut mieux attendre. Lorsque de la bile pure s'écoule en grande quantité par la fistule et qu'il n'en passe pas du tout par l'intestin, il y a peu de chance que la fistule se ferme, et il ne faudrait pas le désirer, à moins que l'obstruction du canal cholédoque ne fût en même temps levée ; mais si le cholédoque est libre et que le malade s'épuise par l'issue anormale de la bile au dehors, on peut songer sérieusement à l'occlusion de la fistule.

CHAPITRE VIII.

ARTICLE I.

Considérations générales.

Le traitement de la lithiase biliaire offre plusieurs questions à examiner : en effet, le but du traitement, c'est de
débarrasser l'organisme des corps étrangers — calculs,
graviers ou sable biliaire — qui sont le produit de l'affection, et de mettre ensuite l'organisme dans les meilleures
conditions possibles pour qu'il ne s'en forme pas d'autres.
Laissons pour le moment ce dernier point, dont nous nous
occuperons tout à l'heure, et revenons à la question des
moyens à employer pour éliminer de l'économie les concrétions calculeuses. Faut-il avoir recours aux moyens
expéditifs, ou vaut-il mieux agir lentement?

Quant aux moyens expéditifs, plusieurs se présentent :
on peut ouvrir la vésicule biliaire, si on est assez sûr que
les calculs siègent dans cet organe, et enlever les corps
étrangers qui s'y trouvent; c'est la taille appliquée à la
pierre biliaire. Nous en dirons bientôt quelques mots. On
peut encore essayer de provoquer des crises, si elles ne se
produisent pas assez fréquemment, par des exercices violents (équitation, escrime, courses en voiture sur de très
mauvaises routes, gymnastique, purgations énergiques et
répétées, etc.). Puisqu'il faut que les calculs sortent pour
qu'on puisse espérer la guérison de la maladie, cette idée
de pousser par tous les moyens possibles à leur expulsion

peut, à la rigueur, être soutenue. Il y a cependant une objection grave à lui faire : on se lance un peu dans l'inconnu, et cela tout à fait volontairement.

Sans doute, en ne cherchant à rien précipiter, on court le risque de laisser un calcul acquérir dans la vésicule un volume de plus en plus considérable, bien que cet accroissement se fasse en général très lentement. Mais s'il est vrai que la présence d'un calcul de n'importe quelle grosseur dans la vésicule peut devenir le point de départ d'accidents graves, il n'en est pas moins vrai, comme on a pu le voir aux chapitres de la symptomatologie et du pronostic, que le patient peut garder son cholélithe indéfiniment sans que sa santé en soit notablement altérée.

Si on était sûr de n'avoir affaire qu'à des concrétions d'un volume très médiocre, nous ne verrions pas d'inconvénient bien sérieux à l'emploi des moyens énergiques, et on peut même arguer qu'il vaut mieux agir quand les concrétions n'ont que des dimensions très ordinaires, au lieu d'attendre qu'elles aient pris des proportions considérables. Malheureusement, dans l'état actuel de la science, nous ne connaissons pas, ainsi que nous l'avons fait remarquer ailleurs, de signes ou symptômes qui puissent nous renseigner exactement sur la grosseur des calculs qui se trouvent dans les voies biliaires ; ce n'est même pas parce que le malade aura antérieurement rendu des cholélithes d'un certain volume qu'on pourra se baser là-dessus pour préjuger une opinion sur ceux qui restent. Or, si par des pratiques violentes on vient à mettre en mouvement des calculs d'un volume hors de toute proportion avec le calibre des voies biliaires, on voit tout de suite quelle terrible série d'aléas on peut faire subir au malade (accidents nerveux par violence de la douleur, perforation des voies biliaires avec péritonite mortelle, ob-

struction chronique du cholédoque avec toutes ses conséquences, etc., etc.), et par suite quelle grave responsabilité
on endosse, sans avoir comme compensation des chances
bien plausibles de succès.

Nous croyons donc que cette pratique, qu'on peut qua-
lifier de perturbatrice, est trop périlleuse pour être conseillée à titre de méthode générale de traitement : dans
tous les cas, il vaut mieux n'y avoir recours que lorsque,
par une médication appropriée, continuée assez longtemps,
on peut espérer avoir atténué dans une certaine mesure le
volume du calcul, ou avoir amené dans sa constitution
physique ou chimique un changement tel que sa consistance ait sensiblement diminué et que sa fragmentation
soit facilitée, sinon déjà opérée.

Quand donc le malade a été convenablement préparé
par plusieurs mois de traitement, si alors l'absence de
crises effectives d'une part, d'autre part la persistance
d'une douleur sourde peu intense, mais tenace et presque
continue, permettent de penser qu'il y a des calculs dans
la vésicule, mais que, pour une raison ou pour une autre,
on ait lieu de craindre que ces calculs ne tardent indéfiniment à s'engager dans le cholédoque pour de là être évacués, alors on peut, et avec beaucoup plus de chances de
succès, essayer de provoquer des crises expulsives. La
question du tempérament du malade mérite, en pareil cas,
quelque considération. Il est certain que si nous nous
croyons tenu à une grande réserve, pour cette pratique,
avec des sujets très nerveux, chez lesquels les crises douloureuses peuvent se compliquer d'accidents sérieux du
côté de l'innervation du cœur, chez des sujets lymphati-
ques nous n'aurons pas les mêmes inconvénients à re-
douter, du moins au même degré, et nous savons même
qu'une stimulation artificielle sera peut-être indispensable

pour donner à leur organisme l'excitation et l'énergie nécessaires à la production et à l'évolution complète de la crise qui favorise la migration des cholélithes.

Encore un mot avant de terminer ces généralités.

Etant connues la marche insidieuse que présente assez souvent l'affection calculeuse du foie, l'absence de symptômes, et autres circonstances qui masquent la manifestation de cet état morbide, il convient d'être très réservé si l'on a à se prononcer sur l'action curative de tel ou tel agent thérapeutique. De même, si, à la suite d'une certaine médication, on n'a plus constaté de crises pendant plusieurs mois — les observations n'ont pas souvent une plus longue portée, — ne faut-il pas trop se hâter de mettre une guérison à l'actif de cette médication ? En procédant autrement, on serait exposé à de nombreux mécomptes ; il ne faut pas oublier que la cholélithiase est une affection essentiellement chronique, et ce n'est pas sur un résultat à courte portée qu'il faut se baser pour annoncer une amélioration ou une guérison.

Quand il s'agit d'une maladie aiguë, dont l'évolution est parfaitement connue et qui parcourt ses phases en un temps toujours approximativement le même, trouver une médication qui abrège la durée de cette évolution constitue une donnée précise et presque indiscutable ; mais dans le cas d'une affection aussi bizarre que la lithiase biliaire dans sa marche et sa durée, il est bien difficile, en présence d'un résultat obtenu, de pouvoir dire : *Post hoc, ergo propter hoc*, à moins que la multiplicité des cas ne permette d'écarter toute possibilité de pure coïncidence.

Ces généralités posées, nous pouvons passer à l'exposé didactique du traitement, en commençant par le traitement de l'affection dans sa période chronique, pour terminer par celui de la crise.

Le traitement de l'affection calculeuse exposé en prenant comme base la classification que nous avons adoptée pour l'étiologie et la pathogénie comprendrait deux grandes divisions :

1° Moyens destinés à agir sur la composition de la bile, de manière à la rendre plus liquide, moins riche en cholestérine, plus alcaline, etc.;

2° Moyens capables d'activer la circulation de la bile, et, par suite, de s'opposer à sa stagnation.

Cette classification serait évidemment la plus rationnelle ; mais, au point de vue didactique, elle n'est guère possible, car elle obligerait à des redites constantes, le même moyen thérapeutique agissant souvent sur la bile dans les deux sens. Nous nous en tiendrons donc à une classification mixte, c'est-à-dire que nous rapprocherons, sous forme de groupes, les agents exerçant un mode d'action analogue.

Dans une première catégorie, nous rangerons les *lithontriptiques*, c'est-à-dire les substances destinées à fondre, à dissoudre les calculs, ou censées agir dans ce sens (térébenthine, éther, etc.), y compris les *résolutifs*, qui se rapprochent des lithontriptiques et qui sont surtout représentés par l'iodure de potassium ; puis les *révulsifs* et *dérivatifs*, très peu, trop peu employés peut-être ; les *purgatifs*, qui agissent principalement en activant la circulation de la bile ; certains *toniques*, qu'on ne peut considérer que comme des adjuvants, mais dont quelques-uns, comme le boldo, viseraient à être des spécifiques ; enfin, les *alcalins*, comprenant les *eaux minérales*.

Mais avant d'exposer le traitement proprement dit, nous

devons dire quelques mots de l'intervention chirurgicale dans l'affection calculeuse hépatique, intervention qui, grâce aux progrès de la chirurgie antiseptique, n'est plus considérée comme chose téméraire, mais seulement hardie : nous voulons parler de la cholécystotomie, pratiquée dans ces derniers temps par quelques chirurgiens étrangers, et qu'on peut considérer comme le moyen le plus radical de guérir l'affection dont nous nous occupons.

ARTICLE II.

Traitement chirurgical.

A une époque où l'hystérectomie, l'extirpation du larynx, la résection du pylore ou d'une portion de l'estomac, la cautérisation des cavernes pulmonaires, sont devenues ou en train de devenir des opérations presque de pratique courante, on conçoit que l'ouverture de la vésicule, pour la débarrasser des calculs qu'elle peut contenir, soit considérée comme une opération très naturelle et fort simple. Mais encore faut-il s'entendre sur ce point : il ne s'agit pas, en effet, de n'intervenir chirurgicalement que lorsqu'on a affaire à une tumeur biliaire, bien et dûment diagnostiquée, et lorsque tous les signes possibles d'adhérence de la tumeur à la paroi abdominale ont été constatés, ainsi qu'ils ont été si minutieusement indiqués par J.-L. Petit, dans son célèbre mémoire, et d'attendre, une fois l'incision faite, que les calculs se présentent pour leur tendre la main ou la pince à pansement. Aujourd'hui, on va plus loin : un malade est atteint de coliques hépatiques fréquentes et violentes ; on a essayé divers traitements qui n'ont pas abouti ; on propose alors d'ouvrir la vésicule, de la débarrasser de ses calculs, elle ou bien les canaux voisins, d'appliquer ensuite quelques points de suture, avec ou même sans drain, et tout est dit. On s'est même demandé si, en pareil cas, il ne valait pas mieux extirper la vésicule, puisque certains animaux (l'éléphant, le rhinocéros, le cheval, le cerf, le pigeon, etc.) paraissent se trouver très bien de n'en pas avoir, et que chez l'homme elle sert surtout à favoriser la formation des calculs.

Il est difficile de prévoir l'avenir réservé à cette opération : tout ce que nous pouvons dire, c'est que sur les sept cas de cholécystotomie que nous connaissons, il n'y a eu que deux insuccès. La malade de Marion Sims est morte huit jours après l'opération. On avait extrait de la vésicule environ 60 calculs : il paraît que l'examen complet de cette poche n'avait pas été aisé, car, à l'autopsie, on y trouva encore 18 calculs, mais qui étaient enkystés dans des loges de la vésicule. L'opération avait duré plus d'une heure. Lawson Tait, celui qui — du moins autant que nous sachions — a fait le plus de cholécystotomies, en a déjà publié trois observations, toutes suivies de guérison. Dans l'un de ces cas, le calcul était d'un volume qui rendait son passage par les voies biliaires impossible autrement que par ulcération et perforation. Le fait de Bryant, qui a été discuté au sein de la Société clinique de Londres, n'a pas été moins heureux. Il est vrai que dans ce cas on avait pour se guider une fistule biliaire ancienne, et que l'opération a en somme consisté surtout dans le débridement de la fistule plutôt qu'en une véritable cholécystotomie. Enfin, vers la fin de 1882, Langenbuch a pratiqué cette dernière opération pour un cas où il croyait l'intervention chirurgicale très utile parce qu'il avait diagnostiqué un gros calcul. Le malade a guéri, il est vrai, mais le faible volume des calculs retirés de la vésicule a montré, contrairement à ce qu'il avait pensé,

que l'opération n'était nullement urgente. La cholécystotomie a été encore pratiquée aux Etats-Unis, notamment
à Cincinnati, où, en présence d'un diagnostic incertain,
on eut recours à une ponction exploratrice qui permit de
constater la présence d'un calcul dans la vésicule. L'opération fut donc entreprise en parfaite connaissance de
cause, mais elle ne fut pas suivie de succès : le malade
succomba quelques heures après ; il est vrai qu'il était
dans des conditions assez peu favorables.

En définitive, et sans vouloir juger une question pour
laquelle nous n'avons pas une compétence suffisante, l'o-
pération de la cholécystotomie est parfaitement rationnelle dans certains cas, et ne paraît pas être généralement
d'une exécution bien difficile. Il ne faudrait pas cependant
en dissimuler les dangers, qui sont très réels, quelque at-
ténués qu'ils soient par les précautions minutieuses dont
s'entourent aujourd'hui les chirurgiens : c'est assez indiquer que, à notre avis du moins, il n'y aurait lieu d'y
avoir recours qu'en présence de symptômes graves d'obstruction, ou encore si l'on a affaire à un cas où les crises
très souvent répétées et extrêmement violentes risquent
d'amener des accidents graves, et, bien entendu, après
qu'on aura vu échouer les traitements généralement re-
connus pour efficaces. Il sera utile, avant d'entreprendre
l'opération, et si la vésicule est assez facilement accessible,
d'essayer une ponction exploratrice avec une aiguille très
fine pour s'assurer que c'est bien d'une lithiase biliaire
qu'il s'agit.

ARTICLE III.

Traitement hygiénique.

1º Aliments et boissons.

Après ce que nous avons déjà dit sur ce sujet au chapitre de l'ETIOLOGIE et de la PATHOGÉNIE, on comprendra,
malgré les quelques réserves que nous avons faites sur
certains points, quel rôle important doit jouer le régime
dans le traitement de l'affection calculeuse du foie.

Un mot d'abord sur l'heure des repas.

Il est très important de ne pas laisser s'écouler un trop
long intervalle entre les repas, parce que la vésicule ne se
vidant guère de son contenu que pendant la période digestive, en dehors de ce moment la bile tend à s'accumuler
dans ce réservoir, et plus les repas seront éloignés, plus
long sera le séjour de la bile dans la vésicule, plus la stagnation sera accentuée. Or, nous avons montré qu'un des
deux modes pathogéniques les plus manifestes de la lithiase
biliaire, c'est précisément le ralentissement dans le cours
de la bile, la stagnation de ce liquide.

Le jeûne doit donc être prolongé le moins possible ; par
suite, on ne doit pas laisser un trop long intervalle entre
les repas, qui ne doivent pas non plus être trop copieux,
particularité dont les inconvénients sont assez évidents
pour que nous n'ayons pas besoin d'insister là-dessus.

Après ces quelques généralités sur les repas, nous pouvons examiner quels sont les aliments ou boissons dont on
doit recommander l'abstention ou un usage très modéré
aux personnes atteintes de lithiase biliaire.

La plupart des auteurs — on pourrait même peut-être
dire tous les auteurs — s'accordent pour proscrire autant

que possible les corps gras, les sucres et les farineux. Pour certains, G. Harley, par exemple, pour citer un des plus éminents, l'abus de ces aliments, en général, serait la cause principale et la plus fréquente de la lithiase biliaire, par l'augmentation dans la proportion de cholestérine contenue dans la bile, que cet abus prolongé doit entraîner. Cette relation entre les corps gras et la cholestérine est basée sur ce que la cholestérine a plusieurs des propriétés physiques des corps gras, bien qu'au point de vue de sa constitution chimique elle se rapproche plutôt du groupe des alcools. Ce qu'il y a de certain, c'est que c'est une substance très riche en carbone et que l'ingestion de substances alimentaires où le carbone est en excès peut contribuer, dans une certaine mesure, à faire augmenter la proportion de cholestérine contenue dans la bile. Quant aux matières sucrées et aux aliments susceptibles de produire du sucre dans l'organisme, leurs mauvais effets peuvent être déduits de la transformation du sucre en graisse non cristallisable, et celle-ci en graisse cristallisable, comme la cholestérine ; ou bien encore de la formation d'acide lactique qui est un des produits de dédoublement ou de combustion du sucre.

Qu'il y ait dans tout cela plus d'idées théoriques que de faits absolument démontrés, ainsi que nous l'avons indiqué au chapitre II, nous ne le contestons nullement : ce qu'il y a de plus sûr, c'est que l'abus des substances dont il s'agit et surtout des corps gras a pour résultat de rendre les digestions difficiles, et qu'une dyspepsie habituelle est une des conditions les plus favorables au développement de la lithiase biliaire. Quand ce ne serait donc qu'à ce titre, nous croyons qu'il y a intérêt à proscrire aussi rigoureusement que possible les corps gras, c'est-à-dire de n'en laisser consommer que juste ce qui est indispensable, et, dans tous les cas, de ne les laisser consommer que sous la forme qui les présente le moins indigestes, c'est-à-dire sans avoir été bouillis ou roussis, car la cuisson tend à développer des acides gras qui les rendent encore plus indigestes. C'est assez dire que si nous autorisions à la rigueur le beurre cru ou simplement fondu à la chaleur des légumes, nous l'interdirions sous forme de roux, de fritures, etc.

Ceci posé, nous pourrions entrer dans le détail des aliments permis ou interdits au point de vue de la lithiase biliaire, s'il y avait réellement un choix bien spécial à faire : nous ne ferons donc pas une énumération complète, qui serait fastidieuse, et nous nous bornerons à quelques recommandations. Nous conseillerons donc d'éviter les viandes ou les poissons à chair trop grasse ou trop dense, ainsi que les pâtés, de n'user du gibier qu'avec modération, de ne manger que peu de pain et de le choisir très cuit et avec le moins de mie possible ; œufs en petite quantité ; éviter les sauces, les épices et les condiments acides ; avoir à tous les repas des légumes verts (surtout la chicorée, les épinards, la laitue, les poireaux, les endives, le céleri, le carotte), ou de la salade, ou du fruit, ou tout cela à la fois si la saison le permet ; ne manger des légumes secs ou des pommes de terre que rarement, en petite quantité, et plutôt sous forme de purée ; éviter les tomates, l'oseille, le chocolat, les pâtisseries, les fromages faits, les noix, les olives, les châtaignes, etc.; très peu de vin pur, et surtout pas de mélange de vins fins ; pas de vins sucrés ou mousseux ; lait à discrétion ; boisson assez abondante, sous forme d'eau rougie ; usage facultatif d'eau minérale dite de table. A ce propos, nous tenons à préciser un peu, car, sous la rubrique d'eau de table, on consomme des eaux minérales

qui, bien que très agréables et parfaitement appropriées
à leur destination, à un point de vue général, ne nous
paraissent pas trop convenir dans l'affection qui nous
occupe.

Si, comme nous avons essayé de le montrer ailleurs
(p. 19 et 26), on admet le rôle assez important que pourrait jouer un excès de chaux dans la bile, on comprendra
que nous ne puissions conseiller aux sujets atteints de
cette maladie les eaux bicarbonatées appartenant au
groupe calcique, quelles que soient par ailleurs leurs qualités : aussi exclurons-nous les eaux dans lesquelles l'élément prédominant est le bicarbonate de chaux ou dans
lesquelles la proportion de ce sel l'emporte sur celle de
bicarbonate sodique. On nous objectera, il est vrai, que la
proportion de principes minéraux contenus dans les eaux
de table est généralement assez faible : si l'on considère
cependant que ces eaux sont souvent consommées à dose
assez forte, il y a à se préoccuper sérieusement de leur
composition parce que, en définitive, leur usage habituel
peut finir par introduire dans l'organisme une proportion
trop forte de principes sinon manifestement nuisibles, du
moins peu propres à maintenir la constitution chimique
de la bile dans un état physiologique. Il est donc infiniment probable que les eaux, même faiblement calciques,
ne sont guère à recommander, et si on ne doit pas les
proscrire absolument du réigme des lithiasiques, du moins
faut-il mettre en garde contre les inconvénients que pourrait avoir une consommation trop large et habituelle. Partant de là, nous n'admettrons pas, parmi les eaux de table
qu'on peut impunément consommer dans la cholélithiase,
ni l'eau de Saint-Galmier, ni l'eau de Châteldon, ni l'eau
de Condillac, ni l'eau de Pougues (bien que cette eau soit
plutôt considérée comme médicamenteuse que comme eau

de table), ni même celle de Saint-Alban ; nous ne conseillerions pas trop non plus l'eau de Renaison ; plus volontiers celle de Couzan ou de Châteauneuf (plutôt la source Desaix que la source Morny, parce que la première est moins riche en bicarbonate de chaux et plus riche en sel sodique que la seconde) ; mais nous recommanderons encore mieux l'eau de Soultzmatt, Saint-Jean ou Pauline (de Vals), et surtout l'eau de Mauléon (Ardèche), la source du Petit-Moulin (de Châteauneuf), et enfin celle d'Andabre (Aveyron). Voici d'ailleurs la composition, seulement au point de vue des principes qui nous intéressent le plus ici, d'un certain nombre d'eaux minérales de table, classées en tenant compte de leurs qualités (soude, fer, acide carbonique) et de leur inconvénient (chaux). Le tableau qui suit aurait dû être beaucoup plus étendu si nous avions eu la prétention d'y comprendre toutes les eaux qui pourraient être utiles au même degré et dans les mêmes conditions.

NOMS DES SOURCES.	QUANTITÉ, PAR LITRE, DE			
	BICARBONATE de chaux.	BICARBONATE de soude.	BICARBONATE de protoxyde de fer.	ACIDE carbonique libre.
Andabre.	0,285	0,8	65$^{\text{millig.}}$	1 vol.
Châteauneuf (Pt-Moulin)	0,475	0,98	62	1^{gr},40
Maléon.	0,172	0,26	Traces	2 ,60
Vals (Saint-Jean).......	0,310	0,48	6	0 ,42
Châteauneuf (Desaix)..	0,516	0,61	1	1 ,80
Châteauneuf (Morny) ..	0,706	0,75	52	1 ,80
Soultzmatt.	0,430	0,05	Traces	1 vol.
Saint-Alban...........	0,940	0,85	23	1^{gr},90
Couzan...............	0,580	0,52	8	1/4 de vol.
Chateldon.............	1 (moy°)	0,50 (moy°)	30 (moy°)	2^{gr} (moy°)
Renaison	0,660	0,24	Traces	1/2 vol.
Pougues.............	0,30	0,63	20	1/3 de vol.
Saint-Galmier.........	1	0,56	Traces	1 vol. 1/2
Condillac	1 (moy°)	0,16	20	1/2 vol.

Pour terminer ce qui a trait aux boissons, nous avons à peine besoin d'ajouter que les liqueurs de toute sorte doivent être laissées de côté, ainsi que la bière et le cidre ; le café ou le thé, à dose modérée, et pris seulement après le repas de midi, n'ont pas d'inconvénient, et peuvent même avoir une certaine utilité par la stimulation légère qu'ils donnent à la digestion et à la circulation générale.

2° Exercice.

Il n'y a pas de bonne hygiène sans une part, et même une bonne part, faite à l'exercice. Cette vérité a beau être aussi banale que possible, on ne saurait se lasser de la répéter aux sujets affectés de cholélithiase : nous nous sommes d'ailleurs assez étendu (p. 37 à 40) sur les inconvénients de la vie sédentaire pour n'avoir plus à démontrer que l'exercice est indispensable. Nous passons donc à la pratique.

La *marche* est un genre d'exercice assez général, d'une utilité très réelle et qui est beaucoup trop négligé, surtout par les femmes. Deux heures par jour de promenade, une dans la matinée et une vers la fin de l'après-midi, constituent déjà une assez bonne hygiène. Si l'on a affaire à des sujets dont le foie est rarement ou point douloureux, on pourra prescrire l'escrime ou l'équitation. L'*escrime* a l'avantage d'imprimer une plus grande activité à tous les phénomènes nutritifs, ainsi qu'à la circulation générale et aux circulations locales ; mais son application est en somme assez restreinte, dans le cas d'affection calculeuse hépatique, car, outre qu'on se heurte souvent à des impossibilités matérielles ou à des résistances invincibles, il faut aussi veiller à ne pas provoquer des accidents aigus du côté du foie par une gymnastique locale trop violente ou pratiquée intempestivement. Une recommandation qui, à ce point de vue, a beaucoup d'importance, c'est de faire tirer successivement des deux bras : un côté se repose pendant que l'autre agit, et l'action générale sur l'organisme est plus uniforme et plus efficace.

L'équitation a un tout autre mode d'action : les secousses régulières qu'elle détermine ne peuvent qu'activer également la circulation générale et particulièrement celle de la bile, mais elles ont de plus l'avantage (de même, d'ailleurs, que l'escrime, mais à un plus haut degré) de retentir sur les voies biliaires, et par suite de favoriser jusqu'à un certain point soit la fragmentation des calculs, soit leur engagement dans les voies d'excrétion, soit encore leur dégagement, s'ils sont enclavés. Tout cela n'ira évidemment pas sans crise ; mais puisque la crise est l'accompagnement presque obligé de l'issue des calculs, mieux vaut encore parfois une crise — pourvu qu'elle se produise dans des conditions favorables, crise qui pourra être très douloureuse sans doute, mais qui pourra aussi amener l'expulsion des cholélithes et donner à la suite une certaine sécurité — qu'un *statu quo* plein de dangers de toute sorte.

Un mot encore pour compléter ce qui concerne le traitement hygiénique.

Pour mieux maintenir en bon état les fonctions de la peau, nous conseillons l'emploi régulier des bains alcalins, à raison d'un ou deux par semaine, suivis de friction générale avec une brosse de flanelle, friction qui pourrait d'ailleurs, et avec grand avantage, être faite tous les matins en se levant.

Enfin, nous n'avons pas besoin de rappeler qu'il faut exiger des malades une grande régularité dans les garderobes, régularité à laquelle le régime disposera, et qu'on pourra au besoin aider tantôt par un peu de rhubarbe ou

16.

de poudre de réglisse composée, tantôt par une ou deux cuillerées à café de phosphate de soude ou de sel de sei-gnette.

ARTICLE IV.

Traitement médical proprement dit.

§ 1. LITHONTRIPTIQUES.

On conçoit que l'idée de dissoudre les calculs biliaires dans la vésicule, comme on a essayé de les dissoudre dans la vessie, ait pu séduire bien des esprits. Sans vouloir nier une analogie, qui est indiscutable, entre les calculs bi-liaires et les calculs vésicaux, au point de vue de la possi-bilité de leur dissolution, il est impossible de n'être pas frappé des difficultés que cette opération présente du côté des cholélithes, par le seul fait que la vésicule est loin d'être aussi directement accessible que la vessie ; autant vaut même dire qu'elle est inaccessible directement, car nous ne connaissons aucune tentative d'injection d'un dissolvant quelconque dans le réservoir biliaire, ce qui s'explique d'ailleurs par le danger sérieux qu'offrirait cette tentative, les difficultés de son exécution et l'incertitude du résultat.

Restait la voie de la grande circulation. On a pensé qu'en faisant passer dans le torrent circulatoire des sub-stances exerçant une action dissolvante incontestable sur les calculs biliaires, on avait grande chance d'arriver à en débarrasser ainsi les voies biliaires. C'est sur cette action qu'est basée la médication préconisée par Durande (*Mé-moire sur les pierres biliaires et sur l'efficacité*, etc., etc.; Dijon, 1774 et 1782), et qui porte son nom.

L'éther et l'essence de térébenthine sont, en effet, à des

degrés divers, capables de désagréger et même de dissoudre des calculs biliaires... dans un verre à expérience. Sur ce point, les recherches n'ont pas manqué depuis Guyton de Morveau, et même avant lui, jusqu'à Bouchut et Gobley. Ce dernier notamment a fait des expériences comparatives (*Bulletin de thérap.*, 1861, t. LXI, p. 264) sur l'action dissolvante exercée par diverses substances sur les cholélithes, et il a constaté que le chloroforme vient, sous ce rapport, en première ligne ; le sulfure de carbone est presque aussi actif à ce point de vue que le précédent ; puis viennent l'amylène, la benzine, l'éther, le remède de Durande, l'essence de térébenthine, l'huile de naphte et enfin les alcalins. Ces derniers, sur lesquels nous aurons à revenir plus tard longuement, n'exercent qu'une action très faible, surtout comparée à celle du chloroforme et des quatre ou cinq substances que nous venons de signaler.

Nous trouvons dans la *Semaine médicale* du 27 septembre 1883 l'indication d'une autre substance qui aurait le même mode d'action, au point de vue qui nous occupe, que le chloroforme et l'éther : c'est l'éther amyl-valérianique ou valérianate d'amyle. Excitant aussi énergique qu'inoffensif, d'après cette note, il agirait aussi comme anesthésique. Comme dissolvant de la cholestérine, l'éther amyl-valérianique serait même supérieur au chloroforme, puisque 4^g,50 suffiraient pour dissoudre 1 gramme de cholestérine. Or, si l'on considère qu'un calcul pesant 1 gramme est déjà d'un volume assez notable, on voit quel agent précieux serait la substance en question. Malheureusement, c'est tout ce que nous pouvons en dire, car nous ne connaissons pas d'expérience clinique sérieuse qui ait été faite de cet éther dans la cholélithiase.

Théoriquement donc, ou dans le laboratoire, les choses

se passent ainsi ; mais, dans la pratique, il en est tout différemment. Ces substances que le chimiste met en contact avec les calculs, on ne peut les faire agir dans l'organisme que diluées dans le sang, et d'autant plus diluées qu'elles sont d'un maniement plus dangereux. Or, quand on songe qu'il y a dans l'économie de 5 à 6 litres de sang et qu'on ne peut administrer impunément plus de 1 à 3 grammes de chloroforme ou d'éther par jour, surtout en tenant compte que cette médication doit être continuée longtemps, on voit à quelle dilution ces agents thérapeutiques se trouvent réduits, et par suite combien leur puissance dissolvante sera atténuée, si tant est même qu'elle subsiste à un certain degré.

Quoi qu'il en soit, et quelque hypothétique que paraisse cette action dissolvante, c'est en raison de cette propriété que Durande a préconisé le remède qui porte son nom, et qui est constitué par 3 parties d'éther pour 2 de térébenthine. Depuis lors, cette préparation est devenue d'un usage courant dans la thérapeutique de la lithiase biliaire. Il serait aisé de trouver dans la littérature médicale nombre de cas où elle a semblé produire d'excellents résultats : rappelons seulement que Trousseau, dans sa *Clinique*, en conseille l'usage alterné avec les alcalins ; que Barth (*loc. cit.*) lui préférait l'éther, dans lequel il avait une plus grande confiance comme dissolvant, et que N. Guéneau de Mussy (*Clinique médicale*, t. II, p. 75) ne croit guère à une action lithontriptique et paraît attacher plus d'importance aux alcalins. Pour ce qui est de notre expérience personnelle, nous pouvons dire que nous avons plusieurs fois conseillé le remède de Durande ; mais comme nous l'avons toujours associé à d'autres substances destinées à concourir au même but, il nous serait difficile de faire la part qui lui revient dans le résultat définitif.

Un reproche qu'on a fait à cette préparation, et qu'elle mérite, c'est qu'elle est rarement très bien et longtemps supportée, d'autant mieux que chez les lithiasiques l'estomac est souvent assez susceptible. Martin Solon, qui attribuait une grande efficacité à ce remède, en avait modifié la composition de la façon suivante : essence de térébenthine, 2 parties, éther, 1 partie (au lieu de 3), et il en prescrivait deux cuillerées à café tous les matins (*Bull. de thérap.*, t. XXXVI, p. 297). Cette modification ne nous paraît pas heureuse, car elle n'est pas de nature à faire mieux supporter la préparation, et de plus elle diminue la proportion de celle des deux substances dont l'action est probablement la plus marquée. Nous préférons donc la formule de Durande. De toute façon, le meilleur mode d'administration consiste à donner le mélange d'éther et de térébenthine en capsules prises immédiatement avant les repas, ou même dans la première cuillerée de potage ou la première gorgée d'eau rougie.

Quant au mode d'action, si l'on repousse l'action dissolvante — on a vu d'ailleurs combien elle était problématique — il reste, pour expliquer l'influence de la térébenthine, son action anticatarrhale qui peut modifier l'état des conduits biliaires ainsi que leur sécrétion. Nous avons vu en effet que le catarrhe des voies biliaires était une des causes possibles de lithiase. L'effet purgatif que cette substance produit souvent peut encore favoriser l'expulsion des calculs et contribuer ainsi aux bons résultats qu'on a observés à la suite de son administration prolongée. Quant à l'éther, il agirait comme excitant diffusible et antispasmodique, s'attaquant à l'état général et à l'élément douleur.

Duparcque, ayant eu plusieurs fois l'occasion de constater l'action irritante exercée par l'essence de térébenthine sur le tube gastro-intestinal, a proposé (*Revue mé-dicale*, 1844, et *Bullet. de la Société de médecine de Paris*, 1860) une autre modification du remède de Durande, modification tellement radicale même qu'elle constitue une médication nouvelle. Voici la formule de Duparcque :

Éther......................................	4 gr.
Huile fraîche de ricin..................	60
Sirop de sucre...........................	30

Cet auteur dit s'être très bien trouvé de cette médication, toujours parfaitement supportée du reste, non seulement pour combattre l'affection établie, mais même dans la période des crises. Nous ne croyons pas que d'autres auteurs aient publié des faits où ce traitement a été employé : il y aurait donc peut-être lieu de reprendre ces essais jusqu'à présent trop restreints, de manière à pouvoir émettre un jugement mieux motivé.

Pour terminer la question des dissolvants, nous avons encore un mot à dire touchant le chloroforme :

L'idée d'employer le chloroforme contre les calculs biliaires revient au docteur Corlieu qui adressa sur ce sujet à la Société de médecine pratique une note parue dans la *Gazette des hôpitaux* du 19 juin 1856. Bouchut reprit la question quelques années plus tard et publia dans le *Bulletin de thérapeutique*, t. LXI, p. 49, un travail dans lequel, après avoir recherché quel est le meilleur mode d'administration du chloroforme à l'intérieur, il rapporte un cas de colique hépatique dont le diagnostic n'est nullement douteux, mais qui est loin d'être concluant, puisque le malade n'a été en observation que pendant sept mois (tout le monde sait combien sont trompeuses des *guérisons* qui n'ont que cette durée), et puisque l'on a alterné l'emploi du chloroforme avec celui de l'eau de

Vichy, successivement un mois de l'un et un mois de l'autre pendant sept mois. Or, étant donnée l'efficacité généralement reconnue de l'eau de Vichy dans la lithiase biliaire, il n'y a nulle présomption à lui attribuer, plutôt qu'au chloroforme, la prétendue guérison — disons amélioration — obtenue dans ce cas.

Corlieu, du reste, ne croit pas lui-même à la possibilité de cette dissolution des calculs par le chloroforme dans l'organisme, et il met sur le compte de l'action sédative sur le système nerveux les bons effets qu'on a pu retirer de l'emploi de cette substance dans les coliques hépatiques. C'est aussi notre opinion : le chloroforme est un excellent sédatif, et, n'étaient les inconvénients que peut présenter son administration sous forme de potion, et les surprises beaucoup plus graves que donne parfois l'inhalation de cet agent, il mériterait certainement qu'on eût plus fréquemment recours à ses remarquables propriétés. Mais étant admis que son action dissolvante sur les calculs par la voie gastrique est des plus problématiques et qu'on a dans les injections de morphine un moyen aussi sûr que rapide et commode de soulager, on comprend que la plupart des praticiens aient à peu près complètement cessé d'employer cette substance.

Le chloral offrirait moins d'inconvénients que le chloroforme et la térébenthine : mais il n'est pas à notre connaissance qu'on l'ait expérimenté dans l'affection calculeuse du foie autrement qu'à titre de calmant.

A propos des expériences de laboratoire faites sur les dissolvants des calculs biliaires, nous avons signalé en dernier lieu les alcalins, qui n'exercent à ce point de vue qu'une action très faible et à peine sensible ; mais s'ils n'ont qu'une action très problématique comme dissolvants, les alcalins n'en ont pas moins cette grande supériorité sur les autres substances, c'est que, introduits dans la circulation, ils agissent dans un milieu qui leur est éminemment favorable et où ils ne jouent pas, comme les autres lithontriptiques, en quelque sorte le rôle de corps étranger. On peut admettre cependant que, s'ils ne sont pas capables de dissoudre les calculs, ils peuvent en provoquer l'émiettement, ou la dissociation, par leur réaction sur les principes constituants des calculs. Nous avons observé quatre ou cinq cas où, immédiatement après la saison de Vichy, le malade a expulsé des fragments de calculs, ce qui nous autorise à penser qu'il y avait eu probablement un commencement de désagrégation sous l'influence de la cure alcaline. Mais ce n'est là qu'un des effets des alcalins : nous reviendrons ultérieurement et plus en détail sur leur action.

Enfin, dans ces derniers temps, on a préconisé comme dissolvant des calculs biliaires un composé dérivé de la bile même. Schiff a en effet proposé (*Imparziale*, 1873, n° 4, et *Union médicale*, 13 mars 1873) l'emploi du choléinate de soude (choléate de soude du commerce) à la dose de 50 centigrammes deux fois par jour, en augmentant graduellement jusqu'à ce que les troubles de la digestion ou de la circulation indiquent qu'il y a saturation et qu'il faut s'arrêter. Un médecin américain, Dabney, a expérimenté ce traitement et prétend s'en être bien trouvé. De nouvelles expériences ne seraient pas de trop pour être bien édifié sur la valeur de ce médicament.

L'*iodure de potassium* doit se rapprocher beaucoup des alcalins dans sa manière d'agir sur les calculs, si réellement il exerce une certaine influence à ce point de vue. Trousseau, il est vrai, l'a proclamé le meilleur des lithontriptiques ; mais resterait à savoir si ce maître n'a pas cédé, dans la circonstance, à un de ces engouements qui lui étaient assez familiers. Tout ce que nous pouvons dire, c'est que la littérature médicale ne nous fournit guère de documents positifs pour juger la valeur de ce médicament à ce point de vue spécial.

Pour en finir avec cette question, nous signalerons un moyen qui n'est pas à ranger parmi les lithontriptiques, mais qui est plutôt voisin de la lithotritie : c'est le *massage local*, c'est-à-dire le massage de la région hépatique, qui aurait pour résultat, suivant quelques auteurs, Durand-Fardel entre autres, de fragmenter les calculs dans la vésicule même. Quelque hardi et même aventuré que soit le procédé, nous ne contestons pas que, quand la cure de Vichy a déjà préparé, facilité la fragmentation, le massage local, pratiqué prudemment et avec intelligence, ne puisse arriver à fragmenter les calculs biliaires, d'autant mieux qu'ils ont souvent une très faible cohésion ; mais il ne faut pas non plus en dissimuler les inconvénients et même les dangers, sans compter qu'il n'est pas souvent praticable.

§ 2. DÉRIVATIFS ET RÉVULSIFS.

Bien que la médication dérivative et révulsive soit considérablement déchue de l'importance qu'on lui accordait autrefois, ce serait, croyons-nous, une grande erreur que de lui refuser toute espèce d'action curative. Ce n'est pas ici le lieu d'exposer les hypothèses sur lesquelles on peut baser le mécanisme de son action, pas plus que les inconvénients incontestables qu'elle présente. Il est évident que c'est là un genre de traitement auquel le malade ne se soumettra pas aisément : mais lorsque les moyens les plus rationnels auront échoué, il y aura peut-être lieu de tenter cette médication. Qu'on la réserve, si l'on veut, pour des cas de coliques hépatiques très fréquentes et très intenses, rebelles aux médications habituelles, pour certains cas d'obstruction chronique du cholédoque, ou encore pour des cas de cholécystite chronique, d'origine calculeuse : le champ de ses indications ne sera sans doute pas très étendu ; mais encore faut-il, au besoin, ne pas craindre d'avoir recours à ce moyen un peu démodé.

Il ne serait peut-être pas très difficile de trouver dans la littérature médicale des faits qui justifieraient ce que nous venons de dire de l'emploi des dérivatifs et des révulsifs dans l'affection calculeuse du foie ; mais il est probable qu'il faudrait les puiser dans l'ancienne médecine et qu'ils offriraient ainsi prise à plus d'une objection. Notre expérience personnelle ne nous permet de mettre en avant aucun fait de ce genre, mais nous avons eu l'occasion de donner des soins, à Vichy, à un notaire de la province, chez lequel un cautère, appliqué dans la région de l'hypocondre droit, avait fait disparaître très rapidement des crises de colique hépatique qui étaient très fréquentes et très violentes. Ce traitement lui avait été conseillé par le professeur Peter, qui nous a dit avoir obtenu un aussi bon résultat dans deux autres cas analogues. Ce malade avait conservé de la congestion hépatique (il est vrai que c'était un arthritique); mais les crises de colique hépatique n'avaient pas reparu depuis un an à l'époque où nous l'avons observé. Dans un autre cas, observé tout récemment sur une femme d'un certain âge et assez analogue au précédent, des vésicatoires répétés pendant six semaines, à trois ou quatre jours d'intervalle, sur la région du foie, ont suspendu des crises dont la fréquence et la violence finissaient par constituer un danger réel en épuisant les forces de la malade et l'empêchant de se nourrir. Nous disons *suspendu*, car les crises, au lieu de venir tous les deux ou trois jours depuis deux mois, ne se manifestèrent plus que tous les vingt à vingt-cinq jours, jusqu'au moment où la malade a été envoyée à Vichy. A partir de cette saison, cette personne n'a plus eu de crise, ou du moins n'en a pas eu jusqu'à sa seconde saison.

§ 3. PURGATIFS.

L'influence des purgatifs dans l'affection calculeuse du foie est basée principalement sur l'activité qu'ils impriment à la circulation de la bile. A ce point de vue, ils agissent de deux façons : d'abord ils déterminent une certaine spoliation de liquide par l'intestin ; ils provoquent par suite un mouvement des liquides qui se trouvent dans les tissus vers les parties qui ont été spoliées, ce qui contribue à donner plus d'activité à la circulation générale et conséquemment à dégager un peu le système porte. Ensuite, le mouvement péristaltique imprimé aux intestins par le purgatif se communique en partie aux voies biliaires, qui sont en continuité de tissu. Ce qu'il y a de certain, c'est qu'une purgation, en général, amène une évacuation de bile plus ou moins abondante, ce qui montre bien que la circulation biliaire se trouve influencée.

Les purgatifs ont d'autant plus d'utilité dans la lithiase biliaire que cette affection s'accompagne assez fréquemment de constipation, et même parfois d'une constipation assez opiniâtre. Nous avons, du reste, remarqué que la lithiase est plus rebelle chez les sujets habituellement constipés. Il y a donc une grande importance à surveiller cette fâcheuse disposition. Reste à rechercher à quel purgatif il faut avoir recours.

Il n'entre nullement dans notre plan de passer en revue la plupart des purgatifs et d'examiner leurs propriétés respectives. Une telle étude aurait sans doute son intérêt, mais nous entraînerait à des longueurs considérables. Nous nous bornerons donc à indiquer ceux qui nous ont paru donner les meilleurs résultats dans les conditions spéciales où nous nous plaçons. Au surplus, on trouvera dans la thèse d'agrégation (1883) du docteur Clément (de Lyon) sur la *Médication purgative* tous les renseignements complémentaires.

Nous mettrons au premier rang le calomel.

Contrairement à ce que croient beaucoup de médecins, le calomel n'agit pas directement sur le foie, ou, pour être plus précis, sur la sécrétion biliaire : en effet, administré à des chiens, chez lesquels on a préalablement lié le cholédoque et pratiqué une fistule biliaire, on constate que la quantité de bile éliminée sous son influence n'augmente pas et aurait plutôt même tendance à diminuer. Ce n'est donc pas un cholagogue, dans le vrai sens du mot. Mais, d'autre part, tout le monde sait que, dans la pratique courante, quand on a fait prendre du calomel, on constate des selles caractéristiques, bilieuses. Les résultats de l'expérimentation physiologique et de l'expérimentation clinique sont donc contradictoires, mais seulement en apparence; ils prouvent, en effet, que si le calomel n'agit pas sur l'élément glandulaire pour en activer le fonctionnement, il agit sur une partie de l'intestin où la bile se trouve encore intacte, c'est-à-dire sur la partie supérieure de l'intestin grêle. Il est donc probable que le calomel stimule spécialement cette partie du tube intestinal, dont il active le mouvement péristaltique et conséquemment y active aussi le cours de la bile; par suite, ce liquide, au lieu de subir dans l'intestin des tranformations lentes et même d'y être résorbé en partie pour rentrer ensuite partiellement dans la circulation porte, traverse plus rapidement l'intestin grêle et arrive au gros intestin par où elle est évacuée sans guère avoir perdu de ses caractères, ou du mois après s'être mêlée dans une large proportion aux matières fécales, ce qui leur donne l'aspect particulier auquel nous faisions allusion tout à l'heure.

· Nous ne croyons pas qu'il soit utile d'avoir recours à de fortes doses de ce médicament : pour notre part, nous ne le prescrivons guère qu'à faible dose, 3 à 5 centigrammes, associés à pareille dose d'extrait de jusquiame, et pris le soir en se couchant ou dans la première cuillerée de soupe au dîner. Cette dose suffit généralement pour maintenir le ventre libre et assurer une circulation biliaire convenable ; on la renouvelle, au besoin, tous les deux ou trois jours pendant quelques semaines pour habituer l'organisme à cette bonne disposition. Si cette dose de calomel ne suffit pas à produire l'effet voulu, plutôt que de l'augmenter, il vaut mieux, le lendemain du jour où l'on a prescrit le calomel, faire prendre, le matin à jeun, une cuillerée à dessert de tartrate de potasse et de soude, ou de sulfate de soude dans un demi-verre d'eau sucrée légèrement aromatisée.

- En définitive, si l'on admet, avec Murchison, que le calomel a la propriété d'activer non pas la sécrétion de la bile, mais son excrétion en stimulant le duodénum, et par suite de s'opposer, dans une certaine mesure, au séjour de la bile dans la vésicule par la propagation de l'excitation duodénale aux voies biliaires, son indication dans la cholélithiase est des plus rationnelles. Cette stimulation du duodénum a un autre avantage, c'est qu'elle favorise le balayage des produits septiques ou de décomposition putride (acides acétique, valérianique et autres) qui, transportés de l'intestin au foie par la veine porte, peuvent y décomposer les sels biliaires très instables (glycocholate et taurocholate de soude) qui maintiennent en suspension ou en solution la cholestérine et les pigments biliaires.

Nous avons parlé du calomel à propos des purgatifs, bien que, à la dose où nous l'avons conseillé, il ne soit en définitive qu'un laxatif; mais une foule d'autres médicaments, réellement purgatifs, peuvent trouver leur indication dans le traitement de la lithiase biliaire : la scammonée, le jalap, la gomme gutte, le podophyllin, l'évonymin, etc., etc., qui sont de vrais cholagogues, activeront utilement la sécrétion du foie dans les cas où il y aura des signes d'atonie de l'organe, se traduisant notamment par de la constipation accompagnée de météorisme. L'évonymin, en particulier, nous paraît mériter, d'après ce que nous avons observé, d'être beaucoup plus employé qu'il ne l'est : à la dose de 2 à 5 centigrammes, c'est un cholagogue qui, sans effet violent, agit cependant assez sur l'appareil biliaire, ainsi qu'en témoignent les garde-robes assez chargées de bile à la suite de l'administration de ce médicament.

Il est inutile d'insister sur l'inconvénient qu'auraient de semblables agents médicamenteux dans le cas d'obstruction du cholédoque : leur emploi inconsidéré, en provoquant une surabondance de sécrétion biliaire, pourrait être l'occasion d'une cholécystite ou d'une angiocholite, à laquelle l'obstruction aurait déjà fortement disposé.

Les *sels neutres* agissent surtout en activant les mouvements péristaltiques de l'intestin , ainsi que la sécrétion muqueuse de son appareil glandulaire si considérable; ce qui a pour résultat de stimuler indirectement la circulation biliaire, sans avoir une action spéciale sur le foie ni sur la bile. Tels sont les sulfates de soude et de magnésie, le phosphate de soude, le tartrate double de potasse et de soude, le citrate de magnésie, etc., etc., ou encore les eaux minérales de Montmirail, de Miers, de Birmenstorf, de Pullna, etc.

L'usage des purgatifs dans la lithiase biliaire a pour effet, en somme :

1° D'accélérer indirectement le cours de la bile et d'en prévenir par suite la stagnation ;

2° D'empêcher l'absorption des produits acides de la fermentation intestinale qui peuvent être transportés au foie par la veine porte s'ils ne sont pas entraînés par la circulation des matières dans l'intestin, comme quand il y a constipation ;

3° Enfin — ce qui est le point le plus important — d'aider à la migration des calculs en excitant les mouvements des intestins, mouvements qui peuvent se propager aux voies biliaires. A ce point de vue, le séné jouirait d'une action spéciale sur les fibres musculaires qui le rapprocherait du seigle ergoté et du sulfate de quinine. Si cette action était bien démontrée, ce purgatif, très efficace d'ailleurs quoique très doux, mériterait dans bien des cas d'être préféré.

Ce dernier effet des purgatifs indique que, s'il y a maintes fois grand intérêt à le mettre en jeu, il peut y avoir également imprudence à en abuser. Nous ne saurions approuver un traitement de la cholélithiase qui ne serait basé, comme nous en avons vu quelques exemples, que sur l'emploi en quelque sorte journalier des purgatifs. Cet abus peut avoir deux inconvénients : d'abord l'hypersécrétion séro-muqueuse qui se produit à la surface dés intestins et qui constitue une espèce de dérivation aqueuse vers cet organe, aux dépens du reste de l'économie, n'est-elle pas susceptible, si elle est trop abondante, excessive, de rendre la bile plus épaisse et, par suite, de mettre ce liquide dans des conditions plus favorables à la lithiase ? De plus, en stimulant d'une façon intempestive les mouvements de contraction ou d'expulsion des voies biliaires, ne risque-t-on pas d'engager prématurément un calcul dont on aurait pu préparer la fragmentation ou faciliter l'expulsion dans des conditions plus favorables par un traitement approprié ? Nous connaissons deux cas où cet abus des purgatifs a entraîné une terminaison fatale, qui aurait très probablement été évitée sans cette circonstance : dans un cas, à la suite d'un purgatif, qui venait après bien d'autres, mais qui était plus énergique que d'habitude, il s'est produit un ictère catarrhal compliqué, au bout de quatre à cinq jours, d'angiocholite suppurée qui a rapidement amené la mort ; c'est du moins ce que m'a rapporté le médecin de la malade. Dans l'autre cas, le soir d'une purgation assez forte (60 grammes d'huile de ricin), il est survenu une crise très violente de colique hépatique suivie le surlendemain d'une péritonite par perforation qui a emporté la malade en vingt-quatre heures. Enfin, on sait qu'il n'est pas rare de voir se produire une communication fistuleuse entre la vésicule et le côlon par un travail ulcératif très lent et qui passe souvent inaperçu. Or, on voit le danger que pourraient faire courir des mouvements péristaltiques très prononcés : déchirure d'adhérences, écoulement de la bile ou chute de calculs dans le péritoine, etc. Pour toutes ces raisons, nous croyons que, sans méconnaître tout le parti qu'on peut tirer de l'emploi des purgatifs, c'est un moyen qu'il ne faut pas employer trop empiriquement, et que, dan tous les cas, il vaut mieux procéder avec une certaine modération.

Voici donc comment il nous semble qu'on peut régler l'administration des purgatifs dans la lithiase biliaire.

Il est évident qu'avant toute considération il faut veiller à la régularité des garde-robes, régularité qui a une importance toute particulière dans l'affection qui nous occupe : s'il y a donc de ce côté quelque défectuosité, il vaut mieux recourir soit au calomel, à très petite dose, soit aux pilules laxatives du Codex, soit aux sels neutres, également à petite dose (une cuillerée à dessert de sulfate de soude, ou de sel de seignette, ou de phosphate de soude, ou un verre ou deux d'une des eaux minérales purgatives que nous avons énumérées précédemment, administrées au moment du coucher ou au réveil).

Une autre indication des purgatifs, c'est au lendemain d'une crise, de façon à favoriser la circulation de la bile, aider au travail d'expulsion du calcul, et enfin, si ce dernier a quitté les voies biliaires, empêcher qu'il ne s'arrête dans l'intestin, où il pourrait, comme nous l'avons vu au chapitre précédent, occasionner un arrêt des matières avec tous les symptômes d'une obstruction intestinale.

Enfin, une troisième indication, c'est pendant, ou plutôt immédiatement après un traitement qui a pu influencer la consistance des calculs ou leur composition chimique et par suite rendre possible leur émiettement, leur fragmentation ; il est certain qu'à ce moment un purgatif peut déterminer un effort expulsif dans les conditions les plus favorables à l'issue des calculs. C'est pour cette raison qu'après la cure de Vichy, deux ou trois jours après que le malade est rentré chez lui, nous conseillons généralement une purgation, et les résultats très satisfaisants que nous avons eus de cette pratique nous encouragent à y persévérer.

§ 4. TONIQUES GÉNÉRAUX ET SPÉCIAUX.

L'*hydrothérapie* pourrait être considérée, *à la rigueur*, comme une vraie méthode de traitement de l'affection calculeuse du foie : en effet, bien que son action principale s'exerce sur l'état général, elle est également susceptible d'agir sur l'état local. Nous verrons cependant tout à l'heure qu'il y a quelques réserves à faire.

Nous ne pouvons ici étudier incidemment l'hydrothérapie au point de vue de ses effets généraux sur l'organisme : cette question comporterait des développements qui seraient hors de proportion avec la nature et le sujet de cet ouvrage. Nous nous bornerons à dire que c'est un des agents les plus puissants de la thérapeutique toutes les fois qu'il s'agit de donner du ton, de réveiller la vitalité alanguie, de donner une plus grande activité à tous les phénomènes nutritifs, à toutes les fonctions, enfin c'est un reconstituant des plus efficaces. Son application se trouve donc naturellement indiquée dans une affection qui s'accompagne si souvent d'un état général assez médiocre, d'anémie, d'un vrai ralentissement de la nutrition. Nous ne croyons pas qu'il y ait lieu d'en faire le traitement habituel de la cholélithiase, parce que nous avons des médications mieux appropriées pour combattre le fond de la maladie, et puis aussi parce qu'il y a des sujets auxquels l'hydrothérapie ne saurait convenir : par conséquent il n'y a pas à craindre des empiètements qui n'ont pas de raison d'être — car l'hydrothérapie n'est pas le traitement thermal et ne saurait viser à le remplacer — mais, encore une fois, ce sera un auxiliaire puissant dans la plupart des cas où l'on aura besoin de combattre la dépression de l'organisme que finissent par amener des souffrances trop prolongées et l'affaiblissement des fonctions de nutrition.

Mais l'hydrothérapie peut également être utilisée comme médication locale. En effet, les douches administrées sur la région hépatique exercent une influence à la fois révulsive et résolutive qui trouve son application dans maintes circonstances, sans compter que ce moyen produit encore l'effet d'une sorte de massage local dont nous avons montré précédemment les avantages.

Nous ferons remarquer, à ce dernier point de vue, que c'est là un agent dont il ne faudrait pas abuser et qui pourrait, manié imprudemment, donner lieu à bien des mécomptes. Ce que nous disons là à propos de la douche locale s'applique du reste parfaitement aux autres pratiques hydrothérapiques. Si nous appelons l'attention sur ce point, c'est précisément parce que l'hydrothérapie tend à devenir, entre les mains des gens du monde, un moyen banal dont on dit : « Si ça ne fait pas de bien, ça ne fera pas de mal. » Il y aurait donc lieu de réagir contre cette tendance qu'a le public à mettre l'hydrothérapie à toute sauce, comme on dit vulgairement. Le meilleur moyen d'y arriver, c'est d'abord que les médecins donnent eux-mêmes l'exemple, et considèrent ce moyen en quelque sorte comme un agent de la matière médicale dont il faut régler la forme et la dose ; par conséquent, au lieu de dire à leurs malades, comme cela arrive encore assez souvent, de *faire de l'hydrothérapie*, ils doivent examiner les indications et *formuler* ensuite d'une façon très précise la façon dont les pratiques devront être suivies. Nous avons déjà vu un certain nombre de malades chez lesquels l'hydrothérapie, quoique parfaitement indiquée, avait complètement échoué, c'est-à-dire non seulement n'avait pas fait le bien qu'on en attendait et qu'on était en droit d'en attendre, mais même avait fait du mal uniquement parce que les pratiques avaient été mal dirigées ou les sujets mal préparés. Si l'engouement actuel pour l'hydrothérapie, fort bien justifié d'ailleurs par les résultats merveilleux qu'on en obtient, se heurtait souvent à des déboires, le public perdrait vite confiance dans ce moyen, confiance que nous aurions bien de la peine à lui rendre, et nous nous serions privés d'une ressource des plus précieuses.

Dans les lignes qui précèdent, nous n'avons pas eu la prétention d'exposer les effets complexes de l'hydrothérapie pas plus que le maniement de ce moyen : nous avons tenu seulement à signaler le parti qu'on pouvait en tirer dans le traitement de la cholélithiase et mettre en garde nos confrères contre un emploi non suffisamment indiqué ou mal dirigé.

Nous aurions été tout disposé à croire *à priori* que dans une affection entraînant souvent un degré plus ou moins prononcé d'anémie et de dénutrition par le trouble apporté aux fonctions du foie et de l'estomac, les *bains de mer* devaient réussir pour ainsi dire à coup sûr par la stimulation qu'ils impriment à toutes les fonctions. Mais s'il pouvait en être ainsi théoriquement, dans la pratique les choses ne se passent pas de même. Nous avons en effet *maintes fois* constaté que les hépatiques en général, mais surtout ceux affectés de lithiase biliaire, ne se trouvaient pas bien non seulement des bains de mer, mais même de l'air maritime : les uns se sont sentis assez mal à l'aise pendant toute la durée de leur séjour à la mer, sans être positivement malades ; d'autres y ont été repris de leurs crises dans des circonstances où ils semblaient devoir être en pleine sécurité de ce côté et sans qu'aucune imprudence les justifiât ; enfin c'est à la mer que d'autres ont vu leurs crises débuter. Que dans quelques-uns de ces cas il y ait eu parfois pure coïncidence des crises avec le séjour à la mer, crises qui auraient éclaté n'importe où, nous l'accorderons volontiers : mais le fait s'est, à notre connaissance, trop souvent produit pour qu'il n'y ait pas une certaine relation de cause à effet qu'il reste à trouver.

L'explication la plus vraisemblable, c'est que les coliques hépatiques s'observant assez souvent chez des personnes arthritiques, et se trouvant d'ailleurs une manifestation possible de la diathèse arthritique, tout ce qui est de nature à réveiller, à exciter les phénomènes de cette diathèse est susceptible de préparer la production des coliques hépatiques et de les provoquer même. Or l'humidité extrême qui règne constamment au bord de la mer et dont l'air est habituellement saturé, est une condition des plus favorables pour réveiller et déterminer les manifestations arthritiques. Aussi nous faisons-nous un devoir d'interdire les bains de mer aux sujets affectés de cholélithiase et de leur déconseiller même l'air de la mer. Nous devons ajouter que plusieurs de nos collègues de Vichy, à qui nous avons demandé leur opinion sur ce sujet, nous ont déclaré avoir observé des faits analogues aux nôtres et être du même avis que nous sur ce point.

Les *ferrugineux* ne sauraient être considérés que comme un moyen adjuvant du traitement, et non comme une médication de la lithiase biliaire; mais c'est un adjuvant assez précieux. En effet, étant donnée la part qui revient au foie dans le processus de sanguification, on comprend que lorsque les fonctions de cet organe sont troublées, la transformation que le sang doit y subir ne se fasse qu'incomplètement, et il en résulte que le liquide nourricier n'est plus aussi apte à l'accomplissement de tous les phénomènes nutritifs dont il est un des agents les plus actifs. C'est probablement à cette cause qu'est due l'anémie dont sont affectés la plupart des hépatiques, anémie qui se trouve favorablement modifiée par les ferrugineux, le protochlorure de fer, le sous-carbonate et l'albuminate de fer, le fer réduit et surtout les eaux minérales ferrugineuses d'Orezza, de Bussang, de Renlaigue, de Spa, etc., conviendront on ne peut mieux dans ces cas. Vichy possède deux sources ferrugineuses qui, sans être aussi riches en fer que toutes celles que nous venons de citer, valent cependant autant et plus que Bussang sous ce rapport, et permettent donc de faire suivre en quelque sorte deux médications à la fois, la médication alcaline et la médication ferrugineuse.

Le *boldo* a été introduit il y a quelques années dans la thérapeutique à titre de médicament spécial du foie : c'est ainsi qu'il est, dit-on, considéré au Chili, et c'est à ce titre qu'il a été préconisé en France. Il n'existe pas encore, du moins à notre connaissance, une bonne étude physiologique et clinique sur ce médicament, si bien qu'on est réduit, pour se faire une opinion, à s'enquérir, de droite et de gauche, des résultats obtenus. A ce sujet, nous avons recueilli des assertions très diverses, les unes ne lui attribuant aucune espèce de valeur, d'autres le considérant comme un vrai spécifique pour la plupart des affections hépatiques. Nous avons cru, par acquit de conscience, devoir également le prescrire; mais nous n'avons encore eu l'occasion de le faire qu'à la suite de la cure de Vichy, et comme de plus nous ne l'avons jamais prescrit isolément, mais bien associé à d'autres moyens susceptibles de concourir au même but, il ne nous serait pas encore possible d'émettre sur cette substance un jugement bien fondé.

Tout ce qu'on peut avancer, sans crainte de se tromper, c'est que, entre autres propriétés, le boldo est un tonique et un stimulant, ayant sous ce rapport pas mal d'analogie avec la coca et avec les labiées les plus aromatiques, telles que la menthe et le thym. Sans vouloir lui refuser une influence quelconque sur le foie, nous croyons que son action comme tonique dynamophore est ce qu'il y a de plus incontestable dans ce médicament. Quant à la façon de l'administrer, on pourra le donner soit sous forme d'infusion, soit sous forme de teinture, cette dernière à la dose de 1, 2 et même jusqu'à 4 grammes par jour, dans un véhicule approprié.

§ 5. ALCALINS.

Laissant, pour le moment, de côté l'action des alcalins dans la cholélithiase, question que nous nous proposons de traiter dans le paragraphe suivant consacré à la cure thermale, nous nous bornerons ici en quelque sorte à une simple énumération.

Le médicament alcalin par excellence, c'est le bicarbonate de soude, qui est le principe actif de bon nombre de sources minérales. On l'administre à la dose de 1 à 4 grammes par jour, et même plus à la rigueur, soit seul, simplement dissous dans l'eau qui sert à couper le vin, soit associé à une ou plusieurs substances synergiques ou autres, ainsi l'extrait ou le sirop de pissenlit, de fumeterre, de saponaire. L'acétate de soude ou de potasse, le carbonate ou le chlorhydrate d'ammoniaque constituent également de bons médicaments alcalins ; nous en dirons autant de tous les sels de potasse ou de soude à acides organiques, tels que les citrates, les malates, les tartrates, etc., qui, dans l'organisme, se transforment en carbonates alcalins. C'est encore à la présence de ces sels que les sucs d'herbe doivent l'influence favorable qu'ils exercent sur l'affection calculeuse. Ces sucs, préparés principalement avec la chicorée sauvage, le pissenlit, la bourrache, la fumeterre et autres, étaient très employés autrefois ; ils ne méritent certainement pas l'oubli dans lequel ils sont un peu tombés, car il est bien certain qu'ils sont assez rarement prescrits. Quoi qu'il en soit, on pourra faire prendre tous les matins 120 à 150 grammes de ces sucs, soit purs, soit dans une tasse de bouillon dégraissé. Nous rappellerons enfin que le sirop alcalin si fréquemment prescrit par Fauconneau-Dufresne a pour base le carbonate de soude.

Bien que nous ayons indiqué indifféremment les sels alcalins *de potasse* ou *de soude*, attachant le plus d'importance à l'alcalinité, nous ferons cependant remarquer que les sels de soude sont préférables, pour cette raison que la soude est un principe constituant normal de la bile, et que la proportion de ce principe contenu dans la bile n'est pas sans influence sur la pathogénie de la lithiase biliaire ; en effet, c'est grâce à la soude contenue dans le taurocholate et le glycocholate de la bile que la cholestérine reste en dissolution ; du moins c'est une des principales causes en vertu desquelles elle ne se précipite pas. On voit donc qu'il y a avantage à prescrire les sels de soude de préférence aux sels de potasse.

§ 6. CURE THERMALE.

1º Agents de la médication thermale en général.

Dans le résultat favorable produit par une cure thermale, il faut nécessairement tenir compte d'une foule d'éléments, les uns communs à toutes les stations minérales, les autres spéciaux à telle ou telle de ces stations et qui servent à la caractériser. Parmi les premiers figurent le changement d'air, le changement d'hygiène, un repos relatif si le sujet est habitué à une vie très fatigante, une vie plus active si le sujet a des habitudes sédentaires, la vie au grand air pendant trois ou quatre semaines, une grande régularité dans les heures des repas, les distractions, l'absence de préoccupations ou de tracas d'affaires, toutes conditions qu'il suffit de signaler, sans avoir besoin d'insister sur chacune d'elles, pour voir tout de suite la part qui leur revient dans l'influence complexe de la cure thermale. Ce sont donc des moyens adjuvants très précieux, mais dont il ne faudrait pas cependant exagérer l'importance.

A côté de ces éléments très généraux, nous en mentionnerons d'autres communs également à l'ensemble des stations minérales, bien que plus spéciaux que les précédents; nous voulons parler de l'eau et des bains d'une manière générale. En dehors de l'action qu'elles exercent par leurs principes constituants, les eaux minérales produisent une espèce de lavage et de drainage de l'organisme, servant à entraîner plus aisément les déchets de la nutrition, et tendant à augmenter la fluidité des humeurs. Faisons remarquer en passant que les eaux de Vichy, bien qu'administrées à moins haute dose que la plupart des autres eaux minérales, sont cependant prises en quantité très suffisante pour agir dans ce sens.

Le bain, que l'on aurait grandement tort, selon nous, de vouloir remplacer par l'hydrothérapie — d'autant plus tort que ces moyens, loin de s'exclure mutuellement, peuvent se compléter l'un par l'autre — exerce une action assez complexe et sur laquelle on n'est pas encore aujourd'hui tout à fait d'accord. Pour nous en tenir à ce qui est admis

par tout le monde, nous rappellerons que les bains favorisent et stimulent les fonctions de la peau, dont on connaît l'importance comme émonctoire ; ils sont, par le
même effet, révulsifs, et même révulsifs puissants, par le
seul fait qu'ils activent la circulation sur une surface aussi
étendue que celle de la peau, contribuant ainsi largement
à décongestionner les organes internes ; ils sont sédatifs
de la circulation, ce dont on peut s'assurer en voyant le
pouls baisser, après le bain, de quatre à huit pulsations,
suivant les cas ; ils sont surtout sédatifs de la douleur, en
particulier des douleurs hépatiques liées à la congestion
de cet organe. Nous ne voulons pas dire par là qu'ils soient
capables de calmer des crises violentes de colique hépatique, à la manière des opiacés ; mais dans cet état douloureux qui n'est pas encore la crise, qui n'en est que le
prodrome, et qui parfois constitue toute la crise, surtout
dans l'endolorissement général avec courbature et douleur
sourde encore assez intense à l'hypochondre droit qui succèdent à la crise, le bain minéral est un calmant admi-
rable, bien supérieur — on peut le dire — à tous les
opiacés : ces médicaments n'abolissent en effet la sensation douloureuse qu'en laissant souvent à sa place un état
de lourdeur, d'engourdissement, d'anéantissement qui est
loin d'être agréable ; le calme apporté par le bain minéral
a quelque chose de rafraîchissant, de bienfaisant, de tonique même, qui ne manque pas de surprendre le bai-
gneur. Que de fois n'avons-nous pas vu des malades se
traîner littéralement jusqu'au bain, courbés en deux par
une crise à peine terminée, ou par une crise au début, et
en revenir considérablement soulagés, ragaillardis !

Il est évident que l'effet du bain n'est pas toujours aussi
merveilleux ; mais il est certain que dans *la plupart* des
cas de lithiase biliaire, le bain minéral quotidien, pourvu

qu'il ne soit pas prolongé au-delà de trente à trente-cinq minutes et que sa température soit très légèrement fraîche, loin d'être débilitant, fatigant, comme on pourrait peut-être le croire *a priori*, procure au contraire un grand bien-être. C'est surtout après avoir constaté, sans parti pris, ces effets du bain dans notre service de l'hôpital thermal de Vichy, uniquement composé de femmes, la plupart plus ou moins anémiques et fatiguées, que notre opinion s'est faite sur ce point.

Nous ne voulons pas dire par là que dans tous les cas de lithiase biliaire l'emploi répété des bains aura nécessairement les mêmes bons résultats : comme tous les autres agents thérapeutiques, ils ont leurs contre-indications, et il se présentera certainement plus d'une circonstance où la douche devra être substituée au bain, et même où la douche et le bain ne seront pas indiqués ; mais ces restrictions ne diminuent en rien l'efficacité que nous leur avons attribuée en général.

2º Médication thermale spéciale.

Il serait bien difficile de dresser une liste même à peu près exacte de toutes les eaux minérales qu'on a conseillées pour combattre la cholélithiase : nous ne croyons pas, du reste, qu'il y aurait grande utilité à le faire. Nous nous contenterons de signaler les principales, mais nous n'entrerons dans aucun détail, l'expérience personnelle nous faisant défaut sur ce point ; nous ne nous appesantirons que sur la cure de Vichy, qu'on peut, sans crainte de soulever des réclamations passionnées, placer au premier rang, et qui à ce seul titre mérite quelques développements.

On pourrait rapporter à trois catégories principales les

eaux minérales dont l'application à la cholélithiase paraît tout à fait rationnelle : les eaux bicarbonatées sodiques, les sulfatées sodiques et les chlorurées sodiques. Aux premières appartiennent Vichy, Vals, le Boulou, Ems, Bilin, etc.; dans les secondes nous trouvons Karlsbad, Miers, Marienbad, etc.; enfin parmi les chlorurées, il suffit de nommer Kissingen, Niederbronn, Châtel-Guyon, Leamington, certaines sources de Cheltenham, etc.

Il n'est pas besoin d'insister sur les propriétés spéciales appartenant à ces trois groupes pour montrer comment les eaux qu'ils comprennent sont susceptibles d'influencer favorablement l'affection dont il s'agit ici : la qualification de chaque groupe indique d'ailleurs suffisamment quel peut être son mode d'action. C'est donc une question soit de forme de la maladie, soit de tempérament du sujet, ou autres circonstances accessoires, qui peuvent faire préférer telle ou telle catégorie. Il n'en reste pas moins établi que les eaux appartenant à la première sont celles dont la spécialisation s'adapte le mieux au traitement de la lithiase biliaire.

En dehors de ces catégories, il existe un certain nombre de sources, appartenant la plupart au groupe des sulfatées calciques, auxquelles l'expérience a reconnu un certain degré d'efficacité dans l'affection calculeuse : nous voulons parler de Pougues, de Capvern et de Vittel. Ce que nous avons dit précédemment sur l'eau de Pougues pourrait nous dispenser d'entrer dans plus de détails sur les deux autres. Les eaux de Vittel et de Capvern, en effet, bien que présentant des différences de composition assez sensibles, appartiennent à la catégorie des eaux à prédominance calcique, et, à ce titre, nous les écartons du traitement habituel de l'affection calculeuse hépatique. Sans doute, la constitution chimique d'une eau minérale ne rend souvent que très imparfaitement compte de ses effets dans les diverses manifestations pathologiques contre lesquelles on la prescrit : nous admettrons donc volontiers que les eaux dont nous parlons soient susceptibles de répondre à certaines indications spéciales sur lesquelles il n'y a pas lieu de nous étendre ici, et qu'en raison de cela elles puissent mettre à leur actif nombre de cas où leur emploi a été suivi d'excellents résultats : mais, encore une fois, nous ne pouvons leur reconnaître qu'une application extrêmement limitée, et nous sommes même persuadé qu'on les conseillera de moins en moins dans cette maladie à mesure que les médecins seront mieux convaincus que la cure de Vichy peut être faite — et est en réalité maintes fois faite aujourd'hui — avec des doses d'eau assez faibles, du moins comparées à celles qu'on prescrivait il y a quinze à vingt ans.

Nous aurions peut-être dû étudier avec plus de développement l'action des eaux minérales les plus employées contre la lithiase biliaire ; mais faisant surtout une œuvre personnelle, nous nous sommes borné à ces généralités, de manière à pouvoir nous étendre plus particulièrement sur la cure de Vichy.

3° Cure de Vichy.

Avant d'exposer l'influence de la cure de Vichy dans l'affection calculeuse du foie, question sur laquelle nous allons insister tant à cause de l'importance prédominante de ce traitement que parce que nous en avons beaucoup plus l'expérience, nous tenons à faire remarquer que tout ce que nous allons dire de l'eau de Vichy s'applique à l'eau minérale consommée à la source. Nous ne voulons pas indiquer par là que l'eau de Vichy transportée soit dépourvue d'efficacité : loin de là ; mais enfin nous avons surtout étudié les effets de l'eau de Vichy bue à la source, et c'est de ceux-là que nous allons parler. Il est bien entendu également que nous n'avons pas l'intention de décrire tous les effets de l'eau de Vichy, mais simplement comment elle agit chez les sujets affectés de lithiase biliaire.

Un des premiers effets de l'eau de Vichy, le premier même et celui qui manque le moins, c'est de réveiller l'appétit. Chez les lithiasiques qui ont des crises fréquentes, entre lesquelles ils ont à peine le temps de se remettre, ou dont les digestions sont devenues de plus en plus pénibles, c'est merveille de voir, au bout de deux ou trois jours, l'appétit revenir parfois lentement et modeste, d'autres fois très vite et impérieux. Ce réveil souvent si intense de l'appétit n'est, du reste, pas sans quelque inconvénient, en ce sens que le malade y cède sans réserve, et se laisse souvent aller à manger beaucoup plus que ne le comporte l'état encore précaire de l'estomac qui n'a pas eu le temps de recouvrer l'intégrité de ses fonctions : aussi, au bout de quelques jours, on recommence à avoir des pesanteurs d'estomac, la digestion ne se fait plus aussi bien, et une bonne partie de l'appétit gagné se reperd. Avec un peu plus de ménagement dans le régime, en conservant l'habitude de quitter la table avec encore un peu d'appétit, on évite ces rechutes à peu près sûrement.

On explique le retour de l'appétit dès le début de la cure par des raisons extra-médicales : le changement d'air, d'habitudes, de cuisine, la distraction de la table d'hôte, la mise en scène qui flatte l'imagination, l'heure plus matinale à laquelle on se lève, etc., etc.: sans doute toutes ces circonstances sont bien capables d'amener le résultat indiqué chez des sujets simplement fatigués et dont l'estomac n'est pas très malade ; mais elles sont sans effet sur ceux qui, dans leur existence habituelle, ont toutes les séductions de la table qu'ils rencontrent aux eaux, ou qui sont trop malades pour être influencés par des circonstances aussi secondaires. Que de fois ne voit-on pas des malades arrivant à Vichy avec le dégoût le plus profond pour la nourriture, avec des nausées continuelles et des vomissements fréquents, et qui, rien qu'à l'idée qu'ils auront à boire de l'eau minérale tiède ou chaude, en ont le cœur soulevé, se demandant avec anxiété comment ils pourront bien non seulement digérer cette eau, mais même l'avaler sans la rendre aussitôt, digérer d'abord très bien l'eau minérale et sentir promptement l'appétence pour la nourriture leur revenir, et puis la digestion se faire graduellement mieux ! Dans ces cas, assurément, les circonstances accessoires n'auraient jamais suffi pour amener ce résultat qui appartient en propre à l'action de l'eau. Ce qui prouve bien d'ailleurs que c'est à l'eau de Vichy qu'est dû cet effet, c'est qu'on obtient souvent, dans une certaine mesure, des résultats analogues avec la même eau transportée, c'est-à-dire prise en dehors de toute circonstance adjuvante.

Quel est le mécanisme de cette action, par quelle influence l'eau produit-elle cet effet ? Ici nous quittons le terrain de la clinique pour nous engager dans les explications physiologiques. Il est probable que l'eau de Vichy agit dans ce cas en activant la sécrétion du suc gastrique, ainsi d'ailleurs que Claude Bernard l'avait observé en expérimentant sur les alcalins. Y a-t-il une autre action en dehors de celle-là ? Faut-il faire la part du traitement externe qui, en activant les fonctions de la peau, contribue indirectement à stimuler toutes les autres fonctions ? Il est assez probable que les modifications physiologiques ou l'influence thérapeutique exercées par la cure de Vichy sont le résultat d'une action complexe; mais il est non moins probable que c'est à la boisson qu'on doit rapporter la majeure partie de ces effets.

Les mêmes considérations s'appliquent à l'action de la cure de Vichy sur la bile. En voyant, à la suite d'une saison faite dans des conditions convenables, les crises diminuer graduellement de fréquence et d'intensité pour finir souvent par disparaître, il a bien fallu admettre une influence spéciale soit sur les calculs, soit sur la bile. Nous avons vu, en traitant dans ce chapitre des agents lithontriptiques, que l'eau de Vichy n'exerçait sur les calculs qu'une action dissolvante très faible, parce qu'en réalité la cholestérine est insoluble dans l'eau, même alcaline. Toutefois il n'est pas invraisemblable qu'une bile plus alcaline n'ait une action sur le mucus qui entre dans la composition de bon nombre de calculs et qui, jusqu'à un certain point, doit jouer un rôle plus ou moins important dans leur organisation et leur degré de cohésion. C'est grâce à cette action dissolvante sur le mucus exercée par la bile alcalinisée que l'on peut s'expliquer la dissociation des calculs, ou leur plus grande friabilité, observées parfois à la suite de la cure de Vichy et qui se traduit par l'expulsion des cholélithes fragmentés ou émiettés.

Un autre effet de la cure de Vichy sur la bile, c'est qu'elle rend ce liquide plus riche en soude, comme nous venons de l'indiquer, et qu'elle le met par là dans des conditions telles qu'elle est moins apte à laisser déposer soit les pigments biliaires, soit surtout la cholestérine, qui, ainsi que nous l'avons fait remarquer dans le premier chapitre, n'est maintenue en dissolution ou en suspension dans la bile qu'à la faveur du taurocholate et du glycocholate de soude. C'est même probablement là l'influence la plus importante de la cure de Vichy, au point de vue de l'affection calculeuse, dans ce rôle préventif qu'elle joue après qu'elle a effectué une certaine action curative.

Dans un ouvrage qui n'est pas exclusivement consacré à étudier l'action physiologique ou thérapeutique de la cure de Vichy, nous ne pouvons passer en revue et discuter tous les phénomènes observés durant son cours, pas plus que toutes les questions qu'elle peut soulever. Nous tâcherons cependant de signaler ceux qui nous paraissent les plus intéressants.

Parlons d'abord des crises.

La cure de Vichy favorise-t-elle la production des crises? Tout le monde sait que dans la plupart des stations dont l'eau est fortement minéralisée ou contient des principes plus ou moins excitants (soufre, arsenic, etc.), il se produit, au bout de quelques jours de traitement, une série de phénomènes d'excitation qui se traduisent par de la chaleur à la peau, avec picotements ou démangeaisons assez vifs, un peu de congestion vers la tête, un pouls plein et un peu plus fréquent, de l'insomnie, de l'agitation, moins d'appétit que d'habitude, une sensation de plénitude générale, enfin un état de malaise assez prononcé ; c'est là ce qu'on appelle *la poussée.* Sous l'influence de cette excitation générale de l'organisme, infiniment moins accentuée à Vichy que dans bien d'autres stations, on voit en effet assez souvent des crises expulsives se produire, avec ou sans résultat. Un traitement thermal trop vivement conduit, un tempérament nerveux ou pléthorique trop marqué, une alimentation trop copieuse, sont des circonstances qui y aident singulièrement : mais ce qui prouve bien que le phénomène de la crise pendant le trai-

tement n'a rien de particulier à Vichy, c'est qu'à Karlsbad il est bien plus prononcé et manque assez rarement.
Un de nos collègues, le docteur Anglada, inspecteur des
Eaux-Chaudes, nous a dit avoir observé comme phénomène de la poussée, à cette station sulfureuse, chez une
dame qui faisait la cure pour une affection utérine, une
violente crise de colique hépatique, sans autre circonstance
adjuvante.

On a prétendu que la crise était indispensable, ou tout
au moins utile, dans le cours de la cure. Nous ne le
croyons nullement : nous la considérons même plutôt
comme un accident gênant, qui entrave parfois plus longtemps qu'on ne veut le cours régulier de la cure, qui dé-
concerte souvent les malades, qui les rend maintes fois
très souffrants dans les conditions d'isolement où les met
la vie à l'hôtel, sans le confortable intérieur auquel ils sont
habitués, et généralement sans les soins affectueux de la
famille. Quoi qu'il en soit, et s'il est exact que la cure de
Vichy est susceptible de pousser à la crise, on est, jusqu'à
un certain point, maître de l'empêcher en conduisant le
traitement avec assez de ménagement et en recommman-
dant aux malades d'éviter tout écart de régime et autres
circonstances agissant dans le même sens.

Une considération qui fait parfois hésiter le médecin
pour envoyer à Vichy un sujet affecté de lithiase biliaire,
avec constipation habituelle, c'est que les eaux de Vichy
ont souvent tendance à amener ou augmenter la constipation. Il serait inutile de nier cette tendance, très réelle
dans bien des cas, mais qui est loin d'être aussi générale
qu'on le croit, et qui a été singulièrement exagérée. Il est à
remarquer du reste que ce peut n'être que passager et
n'entraîne aucun inconvénient. Par contre, nous avons vu
maintes fois, mais plutôt à l'hôpital qu'en ville, des ma-

lades affectés de constipation habituelle recouvrer la régularité des garde-robes pendant la cure ; d'autres enfin, mais en plus petit nombre, avoir tout le temps de leur saison une tendance au devoiement qui n'existait pas auparavant. N'oublions pas du reste que plus d'une fois, au bout de quelques jours de traitement thermal, la couleur des matières fécales est très modifiée, c'est-à-dire qu'elles prennent une teinte vert-foncé qui témoigne d'une action de l'eau sur la bile. Dans tous les cas, cette question de constipation possible ne saurait constituer une difficulté sérieuse, encore moins une contre-indication, car il sera toujours assez facile de la prévenir ou de la combattre, sans troubler du tout la marche de la cure et sans avoir recours à des moyens bien énergiques.

Un inconvénient plus problématique, mais qui a fait beaucoup plus de bruit, et qui effraie encore aujourd'hui quelques médecins — tant on a de peine à extirper des légendes — c'est la prétendue *action débilitante, déglobulisante* de la cure de Vichy. Ce sujet est assez important pour nous retenir quelques instants.

De même qu'il n'y a pas de fumée sans feu, il est fort probable qu'on a observé des cas où, à la suite d'une saison de Vichy, il y a eu des phénomènes très marqués d'affaiblissement général et d'anémie ; mais, où l'exagération est flagrante, c'est dans la généralisation qu'on a essayé de faire et dans la gravité qu'on a attribuée à ces phénomènes, au point qu'on a été jusqu'à créer, pour caractériser cet état, une cachexie spéciale, la cachexie alcaline. Que les effets d'une saison de Vichy aient pu être désastreux au point d'amener une vraie cachexie, cela ne nous paraît pas théoriquement impossible, quoiqu'il n'y ait rien de bien prouvé à ce sujet. A une époque où l'on administrait l'eau de Vichy à la dose de huit, dix et douze verres par jour, et même plus, et cela à peu près indistinctement pour tout le monde, rien d'étonnant qu'on ait observé des phénomènes de dépression et d'hypoglobulie. Même encore aujourd'hui on voit quantité de gens qui, pensant que pour faire une cure d'eau minérale, il suffit d'aller boire aux sources jusqu'à ce qu'on soit bien désaltéré, réussissent ainsi à se rendre malades assez vite. Cela peut-il prouver quelque chose? De ce qu'il y a des gens qui se morphinisent, s'ensuit-il qu'on doive priver du calme bienfaisant donné par la morphine quelqu'un en proie à des douleurs violentes?

En réalité, il n'y a pas lieu d'agiter le spectre de la cachexie alcaline : c'est une légende qui a fait son temps, et qu'on ne pourrait plus exploiter. Des tendances absolument contraires, et beaucoup plus vraies, se sont même manifestées, et, quelque paradoxal que cela puisse paraître au premier abord, les travaux modernes prouvent que l'eau de Vichy, administrée à dose modérée, ainsi d'ailleurs que la plupart des médecins d'aujourd'hui le pratiquent, serait *reconstituante* dans le sens le plus strict. Il suffit de citer les expériences de Z. Pupier sur des volailles et des chiens, celles de Lalaubie sur des malades chez lesquels la numération des globules, faite avant et après la cure, a montré en dernier lieu une augmentation considérable du nombre des globules, celles plus récentes de Martin-Damourette et Hyadés, pour admettre que l'eau de Vichy, à dose modérée, mérite d'être rangée plutôt parmi les reconstituants que parmi les hyposthénisants. Peut-on refuser cette qualité à un médicament qui réveille l'appétit, facilite la digestion, améliore la nutrition et finalement relève les forces? Que ce dernier phénomène soit une conséquence des autres effets, et non un effet direct, peu importe, pourvu que le résultat définitif soit favorable et qu'il ait pour point de départ l'action de l'eau de Vichy.

Cette idée, encore trop répandue dans le public médical, que la cure de Vichy ne serait pas sans présenter quelque aléa, est en grande partie cause qu'en présence d'un cas grave on hésite souvent à essayer cette médication, de crainte que le malade ne puisse la supporter. Il s'agit donc d'examiner si on peut être *trop malade pour être envoyé à Vichy*. Nous supposons, bien entendu, que le diagnostic a été absolument correct. Dans ce cas, quelque déplorable que soit l'état des voies digestives, quelque ancienne que soit l'affection calculeuse, et quelque affaibli ou anémié que soit le malade, on peut l'envoyer tenter les chances de la cure, pourvu qu'il n'y ait ni ascite, ni complication grave du côté de quelque organe important.

Nous venons de dire, et avec intention, *quelque anémié* que soit le malade : nous sommes, en effet, loin de considérer l'anémie comme une contre-indication à la cure de Vichy, pour une bonne raison, c'est que l'anémie n'est pas, en réalité, une maladie — du moins dans nos climats — mais simplement le résultat de quelque trouble fonctionnel ou organique. Quand donc l'anémie se trouvera liée à quelque affection curable de l'estomac ou du foie, pour nous en tenir aux deux principaux organes justiciables de la cure de Vichy, elle ne pourra constituer, quelque prononcée qu'elle soit, une contre-indication à cette cure. Il ne s'agit pas, en effet, de se demander si un traitement thermal trop énergique ne serait pas de nature à amener des inconvénients plus ou moins sérieux : il faut remonter à la cause de l'anémie et la combattre directement. En pareil cas, plus d'un médecin, n'osant prendre la responsabilité d'envoyer un hépatique très débilité et très anémié à Vichy, ou imbu du préjugé que cette cure

18.

de Vichy ne peut qu'augmenter son anémie, proposera à la place, par exemple, la cure de Royat pour refaire son malade avec l'arrière-pensée de lui faire essayer la cure de Vichy lorsqu'il se sera reconstitué suffisamment. Toute question de clocher mise de côté, nous pensons que c'est un tort.

Envoyer des hépatiques à Royat ou à toute autre station similaire, sous prétexte qu'ils sont anémiques, débilités et qu'on les juge incapables de supporter une cure plus active, ce n'est pas résoudre le problème, c'est l'éluder en quelque sorte : c'est reculer la guérison ou tout au moins l'amélioration du malade. Quelle est, en effet, en pareil cas, l'origine la plus ordinaire de l'anémie? C'est l'état du foie. Personne n'ignore aujourd'hui la part active que prend le foie au processus de désassimilation et à l'élaboration du sang. Or, il est assez logique d'admettre que cette glande, se trouvant dans un état morbide manifeste par le fait de la lithiase, les fonctions dont elle est chargée subissent un ralentissement, une diminution d'activité, un trouble quelconque, dont la conséquence se traduit par une dyscrasie sanguine et une élimination défectueuse des produits excrémentitiels, qui sont la principale source de l'état anémique et d'alanguissement général dont nous parlions plus haut. Vouloir donc commencer par une action reconstituante directe sur le sang, c'est un expédient qui ne peut avoir qu'un résultat momentané et qui ne peut également donner qu'une sécurité de courte durée; sans compter que l'amélioration provisoire de l'état général risque fort d'être suivie ultérieurement d'une aggravation de l'état local.

Mieux vaut donc attaquer résolument la maladie par la médication qui, si elle n'est pas infaillible — puisqu'il n'y en a pas de cette sorte — a le plus de chance d'arrêter

les progrès de l'état morbide et de préparer une guérison
à plus ou moins longue échéance. Reste à adapter la médication aux cas particuliers qui se présentent et à traiter
très doucement les malades qui ont besoin d'être ména-
gés : c'est une question de doses, comme dans toute espèce de médication ; mais ce n'est pas une raison, parce
qu'on a un médicament efficace mais énergique, de se
priver de ses bons effets sous prétexte qu'à dose trop élevée il pourrait avoir — il aurait même sûrement — des
inconvénients.

Nous croyons n'avoir dans ces considérations excédé en
rien ce que la clinique nous permet d'affirmer : nous avons
traité assez d'hépatiques profondément anémiés, surtout
dans notre service de l'hôpital thermal de Vichy, pour
assurer que la cure de Vichy peut être parfaitement
adaptée à des constitutions très débilitées.

Mais si l'anémie et la faiblesse ne sont pas des contre-
indications, il n'en est pas de même de l'état cachectique
et de l'ascite, comme nous le disions plus haut.

Par cachexie, on entend d'ordinaire la misère physiologique particulière inhérente à une diathèse grave. diathèse tuberculeuse, diathèse syphilitique, etc. Mais il y a
une autre cachexie, moins répandue peut-être dans la
clientèle générale, hospitalière ou civile, mais assez fréquente à Vichy : nous voulons parler de la cachexie ictérique, c'est-à-dire celle qui survient chez certains sujets
affectés d'ictère chronique et chez lesquels l'état général a
graduellement empiré. Dans ces cas, il peut arriver que les
fonctions végétatives aient tellement perdu de leur activité que plus rien ne peut les réveiller, et que l'absorption
notamment est réduite. à son minimum de puissance.
Alors il est fort à craindre que l'eau de Vichy non seulement ne triomphe pas de pareilles difficultés, mais même

soit mal supportée. Cependant, comme il ne faut jamais désespérer de la nature tant qu'il n'y a pas de lésion irrémédiable, il n'y a nulle imprudence à tenter la eure pendant quelques jours, avec la plus grande prudence, et en faisant agir concurremment toutes les circonstances adjuvantes. Du reste, les cas de vraie cachexie ictérique auxquels nous faisons allusion sont rares eu égard au nombre d'ictériques auxquels s'applique merveilleusement la cure de Vichy.

Une autre condition également assez défavorable, et qu'on pourrait presque regarder comme une contre-indication, c'est la présence d'ascite, soit que cette complication tienne à un état simplement cachectique, mais sans lésion organique, ou qu'elle soit liée à une lésion hépatique justifiable à la rigueur de la cure de Vichy, comme la cirrhose hypertrophique, ou autre affection du foie. Dans ce cas, en effet, les conditions d'absorption sont souvent tellement modifiées que la cure ne peut produire ses effets habituels. Il ne faudrait cependant pas trop généraliser : avant tout, il faut tenir compte du degré de l'ascite et surtout de l'état général, car s'il est vrai que nous avons vu des sujets affectés d'ascite ne pas pouvoir supporter la cure (les deux cas de ce genre que nous avons observés concernaient des malades atteints de cirrhose hypertrophique arrivée à sa dernière période et qui sont morts peu après), nous en avons vu d'autres moins gravement atteints, du moins sur le moment, et chez lesquels la cure a parfaitement réussi, malgré l'ascite. Nous avons donné des soins à un capitaine retraité chez lequel une cirrhose alcoolique peu avancée et à la période d'hypertrophie avait néanmoins produit une ascite des plus manifestes et dont le malade lui-même avait d'ailleurs conscience. L'état général s'était maintenu encore] bon, grâce à un traitement énergique suivi tout l'hiver. Chez ce malade, la cure de Vichy eut pour résultat de faire disparaître à peu près complètement l'ascite, si bien que cet homme, pour qui la promenade de l'hôtel à l'établissement thermal était une fatigue, était à son départ en état de faire des excursions, de marcher plusieurs heures. Plus tard, malheureusement, les habitudes d'intempérance reprenant le dessus, la maladic fit de nouveaux progrès, l'ascite reparut et la terminaison fatale eut lieu environ un an après.

Il ne faut jamais désespérer d'un cas de lithiase biliaire, quelque intenses et rapprochées que soient les crises, quelque affaibli que soit le malade, pourvu qu'il ne se produise pas de complication trop grave : il peut survenir, en effet, tel accident qui défie à peu près toutes les médications et devant lequel il n'y a plus à songer à la cure : nous voulons surtout indiquer par là la rupture des voies biliaires. En dehors de ces cas extrêmes, nous le répétons, il ne faut jamais désespérer de l'efficacité de la cure de Vichy. Dès le début de notre pratique thermale, nous avons eu à traiter des cas réellement alarmants, assez sérieux pour qu'on eût hésité beaucoup à les envoyer à Vichy, et nous avons été extrêmement surpris nous-même de les voir marcher vers une terminaison favorable; et quand, plus tard, des cas analogues se sont présentés, malgré l'expérience acquise, nous avons toujours été étonné des effets vraiment surprenants de la cure de Vichy. Nous nous rappelons notamment une dame d'Ivry-la-Bataille arrivée dans un état de faiblesse déplorable tenant à des crises répétées et très violentes, accompagnées de vomissements persistants, d'intolérance prolongée et absolue de l'estomac, au point que nous ne pûmes la soutenir qu'à l'aide de lavements nutritifs pendant la première moitié de la cure, et qui se rétablit très bien ; une autre dame, de Dijon, dans un état à peu près analogue, avec prostration extrême, et qui a guéri également. Nous pourrions rapporter encore le cas, encore plus grave peut-être, d'une dame d'Orléans, soignée par le docteur Chipault et vue en consultation par le docteur Siredey, qui passa trois mois à Vichy, pendant lesquels elle fit deux saisons, dont la première tout entière dans son lit, par conséquent dans les conditions de réussite les plus difficiles. Nous avons, du reste, dans d'autres parties de l'ouvrage, fait allusion à ce cas, un des plus graves qu'on puisse rencontrer, et dans lequel les chances de guérison paraissaient bien faibles. Tous ces faits, d'autres encore très sérieux que nous pourrions citer et taut d'autres du même genre observés par nos collègues, montrent qu'il ne faut jamais désespérer du succès de la cure, à condition que le malade ait un entourage intelligent et que l'on puisse régler à son gré et surveiller les moindres détails de la cure et de l'hygiène diététique. C'est surtout dans ces cas difficiles qu'éclate la supériorité de la cure de Vichy sur toutes les autres médications, et c'est surtout par les nombreux cas du même genre qui, tous les ans, depuis bien des années, trouvent à Vichy une amélioration aussi considérable qu'inespérée, que s'est faite la grande réputation de la station thermale dont nous parlons, et qu'elle a été placée hors de pair parmi les stations où l'on traite l'affection calculeuse du foie.

Ce que nous venons de dire nous semble la meilleure réponse à ceux qui craignent encore l'action débilitante de la cure de Vichy pour des sujets fatigués par des crises fréquentes, affaiblis par une alimentation insuffisante du fait de leur dyspepsie habituelle. Sans doute, l'eau de Vichy administrée sans tenir compte de l'état général, c'est-à-dire sans une modération suffisante, peut, comme nous l'avons dit, entraîner des inconvénients assez sérieux et même peut-être des accidents : on peut affirmer néanmoins qu'avec des malades dociles il est toujours facile de les éviter.

Nous avons dit précédemment que pourvu que le diagnostic fût correct, on pouvait, sans trop s'arrêter au degré de résistance du malade, tenter la cure de Vichy. Il est vrai que le diagnostic de l'affection calculeuse n'est pas toujours aisé, et qu'il est des cas assez graves où une erreur est très possible : ainsi, nous avons montré, en traitant du diagnostic différentiel, qu'il est assez difficile, dans certains cas, de se prononcer entre la cholélithiase et le cancer des voies biliaires, d'autant mieux qu'il y a assez souvent relation de cause à effet entre ces deux affections. Si le diagnostic n'est pas bien établi et que l'on craigne d'avoir affaire à un cancer des voies biliaires, est-ce une raison suffisante pour interdire la cure de Vichy et priver le malade des chances d'un traitement approprié ? Évidemment non. Que peut-il en effet arriver de pire ? que la cure soit mal supportée; qu'elle n'amène aucune espèce d'amélioration ? Admettons même qu'elle aggrave la situation, chose qu'on pourra toujours empêcher avec de la prudence : il n'en est pas moins vrai qu'en s'abstenant on risque de ne pas faire bénéficier le malade du traitement qui lui convient le mieux, sans compter que, même dans le cas de cancer, la cure de Vichy peut produire les mêmes effets qu'une bonne médication eupeptique, c'est-à-dire réveiller momentanément les facultés digestives et ranimer un peu la nutrition, ainsi que nous l'avons observé dans un cas où nous avons partagé l'erreur de plusieurs médecins, et dans deux autres où, bien que le diagnostic de cancer nous parût à peu près certain, nous avons fait suivre, plutôt pour l'effet moral que dans l'espoir d'un succès, une cure très mitigée.

Quels sont les résultats de la cure de Vichy ?

Bien que nous ayons déjà exposé les effets immédiats de ce traitement, nous avons à revenir sur cette question pour la compléter et aussi pour l'étendre aux effets éloignés.

L'amélioration produite par la cure de Vichy n'est pas forcément immédiate, et encore moins toujours identique. Il y a tant d'éléments différents en jeu dans un cas pathologique donné, surtout quand il s'agit de maladie chronique, qu'on ne saurait concevoir que la même médication agît exactement de la même façon dans tous les cas analogues. Cette médication n'est d'ailleurs pas toujours conduite de la même manière. Ainsi, d'un côté, variabilité du même traitement (doses, mode de répartition des doses, moyens adjuvants, etc.), variabilité du sujet (arthritisme, tempéraments différents, degré de susceptibilité, âge, etc.), enfin, variabilité dans l'intensité de la maladie. Il s'ensuit qu'il n'y aura rien d'étonnant si tel malade se trouve bien de la cure immédiatement, tel autre plus tard, suivant les circonstances.

Parmi les effets immédiats, nous avons déjà signalé le réveil de l'appétit et l'amélioration des digestions. Bien que ces résultats soient presque constants, ils présentent néanmoins des variations assez sensibles, suivant la façon dont les eaux sont supportées, suivant aussi l'état des intestins. Quand il y a constipation habituelle, les effets immédiats de la cure, c'est-à-dire ceux qui se produisent pendant sa durée, ne sont pas toujours aussi satisfaisants qu'on pourrait l'espérer, d'autant mieux que très souvent la constipation augmente dès les premiers jours du traitement, et avec elle les malaises qui s'y rattachent : d'où l'utilité de veiller là-dessus et d'avoir fréquemment recours aux laxatifs pour peu qu'il y ait tendance à l'arrêt des garde-robes. Nous avons cependant vu des cas où la constipation habituelle, non pas du fait du traitement, mais amenée par la maladie, diminuait sous l'influence de la cure et finissait même par disparaître, sans doute parce que dans ces cas elle tenait uniquement à une atonie et à une insuffisance sécrétoire du tube intestinal. Lorsque les évacuations sont très régulières et que la cure n'apporte aucun trouble de ce côté, l'amélioration vient généralement plus vite, et l'on a souvent des effets immédiats assez marqués, surtout comme sédation des phénomènes douloureux.

Une des particularités les plus intéressantes parmi les effets immédiats, c'est l'action spéciale exercée par la cure de Vichy sur le foie, chez les hépatiques, et qui indique bien une action élective sur cet organe : elle se traduit par toutes sortes de sensations que le malade éprouve dans cette région, mais assez profondément pour être bien sûr que la glande hépatique est en cause ; ce sont des picotements, des rongements, des gonflements et autres sensations aussi difficiles à définir qu'à préciser, mais qui indiquent bien un travail dans cet organe. Poussé beaucoup plus loin, ce travail pourrait aboutir à une vraie crise : mais il se borne souvent aux phénomènes que nous venons de signaler. Nous ne reviendrons pas sur la crise au sujet de laquelle nous nous sommes déjà suffisamment expliqué quelques pages plus haut. Nous n'insisterons pas non plus sur les autres effets immédiats de la cure de Vichy, fatigue thermale, phénomènes de saturation, etc., etc., qui n'offrent rien de particulier chez les hépatiques, et que nous ne décririons que s'il s'agissait d'un ouvrage spécial sur Vichy. Nous tenons cependant à faire une remarque :

c'est qu'il est bon de prévenir les malades que les effets
des eaux pendant la durée de leur traitement ne seront
peut-être pas très brillants, qu'après avoir été assez bien
dans les premiers jours, ils risquent fort d'être moins bien
un peu plus tard, et finalement de quitter la station plus
souffrants qu'à leur arrivée ; ce n'est pas que ce fait soit
général, mais il est loin d'être rare : néanmoins — et fort
heureusement du reste — que la cure ait été facile ou
pénible, que les effets immédiats aient été favorables ou
incertains, cela ne fait rien préjuger des effets consécutifs
et ne peut en compromettre la manifestation.

Les résultats consécutifs, c'est-à-dire ceux qui se produisent après que le malade est rentré chez lui, ne sont
en quelque sorte que la reproduction avec souvent ampli-
fication de ceux obtenus pendant le cours de la cure, mais
cette fois avec un caractère de persistance remarquable, et
qui constitue le principal bienfait de la cure de Vichy.
Ordinairement, quelques semaines après la fin du traitement, on constate que toutes les fonctions ont tendance à
reprendre un cours normal; les malaises d'autrefois dis-
paraissent graduellement, s'ils n'ont déjà disparu, et si
par hasard ils reparaissent par moments sous l'influence
de quelque circonstance favorable, ce n'est plus avec la
même intensité qu'auparavant. Cela est surtout vrai pour
les crises dont la fréquence et l'intensité ont diminué considérablement, à tel point qu'il n'est nullement rare de
voir des malades atteints auparavant de crises mensuelles
ou bimensuelles ne plus en avoir pendant toute une
année, et parfois pendant un plus long délai. Quelques
purgations renouvelées de temps en temps, tous les deux
ou trois mois, favoriseront certainement ces effets.

Il ne faut pas oublier que si, dans la généralité des cas,
les choses se passent ainsi, on peut rencontrer des cas re-

belles à cette médication. Sur plusieurs centaines au sujet desquels nous avons eu des renseignements sur les suites de la cure, nous ne nous rappelons pas en avoir noté plus de six à huit qui se soient montrés réfractaires. Nous avons, de plus, vu quelques cas dans lesquels une première saison ne donnait pas de résultats bien marqués, et qui étaient suivis, après la seconde, d'une amélioration considérable.

Quelle est la durée de la guérison produite par la cure de Vichy ? Nous allons commencer par donner la parole à un étranger, très désintéressé dans la question ; nous exposerons ensuite le résultat de notre expérience sur ce point.

Dans un article intéressant sur les coliques hépatiques (*Dublin Journ. of Med. sc.*, avril 1876), le docteur Th. Hayden, médecin du *Mater Misericordiæ Hospital,* rapporte, entre autres, le cas d'un gentleman qui, pris à l'âge de trente-trois ans de crises hépatiques extrêmement violentes, fut envoyé, au bout de six à huit mois, à Vichy, en 1858. Il fit la cure pendant environ un mois et se mit ensuite, dès son retour à Dublin, à faire très régulièrement pas mal d'exercice, 9 à 10 kilomètres tous les jours avant le déjeuner pendant huit mois. Plus tard, voyant qu'il continuait à aller très bien, il cessa cet exercice, mais continua à suivre un régime assez sévère, évitant les corps gras, les sucreries, etc. Au moment où le docteur Hayden écrivait cela, c'est-à-dire dix-huit ans après, ce gentleman continuait à se très bien porter et à être débarrassé de ses coliques hépatiques. Le docteur Hayden n'est pas suspect d'enthousiasme pour Vichy, car il met ses eaux simplement sur la même ligne que Karlsbad et Marienbad.

Si nous donnons place ici à une observation aussi favorable, ce n'est pas que nous voulions généraliser ; mais on nous trouvera peut-être après cela moins suspect de partialité en faveur de Vichy.

D'ordinaire, l'amélioration produite par une première saison s'étend à tout l'hiver, pour peu que le malade y aide par une hygiène convenable. Vers le printemps, assez généralement, les anciens symptômes tendent à reparaître, avec moins d'intensité cependant. Si l'affection a été traitée dès le début, il n'est pas rare après une seule saison de ne voir reparaître aucune espèce de symptôme indiquant que la maladie persiste toujours, si bien que le malade se croit radicalement guéri et qu'il néglige de compléter ou consolider cette guérison par une seconde saison, ou par un traitement approprié. Il est exceptionnel qu'il n'ait pas à se repentir de sa négligence et que sa sécurité ne soit pas troublée par une nouvelle série de crises qui lui montrent que tout est à peu près à recommencer.

Autant qu'il est permis d'en juger en une matière aussi délicate, nous croyons que la guérison de l'affection calculeuse hépatique est parfaitement possible, et qu'avec un traitement pharmaceutique ou hydro-minéral bien dirigé dans les intervalles des saisons de Vichy, elle peut être obtenue en deux, trois ou quatre saisons *consécutives*, suivant diverses circonstances, et surtout suivant le degré d'ancienneté de la maladie. On objectera, il est vrai, qu'on voit à Vichy quantité de gens qui viennent à cette station depuis huit, dix, quinze ans, et même plus, toujours à la recherche de leur guérison. Le fait est exact ; mais il prouve seulement qu'il y a bien des gens qui trouvent dans la cure de Vichy une médication grâce à laquelle ils vont d'une année à l'autre en assez bon état sans s'astreindre à aucune autre médication, préférant en passer par un mode de traitement qui s'adapte mieux à leurs convenances particulières et qui, s'il les rend esclaves de Vichy, les débarrasse de soins dont ils n'ont pas toujours le temps de s'occuper, et leur donne une sécurité suffisante.

Nous avons déjà, à propos du pronostic et de la terminaison, admis comme possible la guérison de la lithiase biliaire, et nous nous sommes basé principalement sur les résultats de la cure de Vichy. Nous connaissons des malades qui, depuis deux, trois et quatre ans, n'ont plus eu la moindre manifestation pathologique indiquant la persistance de cette affection. S'ensuit-il qu'ils soient guéris? Il est évident qu'on ne saurait être absolument affirmatif. Cette réserve est d'autant plus nécessaire qu'il n'est pas très rare de voir des personnes qui n'ont pas eu de crise ni aucun autre phénomène hépatique bien appréciable pendant dix et quinze ans, et qui, par suite, ayant depuis longtemps cessé tout traitement, sont repris au bout d'un pareil délai, de crises comme autrefois. Mais cela veut-il dire que ces malades n'ont pas été guéris une première fois, et cette guérison pouvait-elle leur conférer une immunité perpétuelle et les empêcher d'être de nouveau atteints de cholélithiase s'ils se retrouvent dans des conditions pathogéniques favorables? Les médecins qui ne voient dans cette affection qu'une manifestation de la diathèse arthritique ou congestive, répondront que cette manifestation avait momentanément disparu : mais que la diathèse restait, et avec elle persistait la disposition à de nouvelles crises hépatiques, pourvu que les circonstances vinssent s'y prêter.

Il est assez difficile, on le comprend, de se prononcer entre ces deux manières de voir, aussi soutenables l'une que l'autre. Ce qui ressort néanmoins des faits et ce qui est indiscutable, c'est que, sous l'influence de la cure de Vichy, faite dans des conditions convenables, répétée deux, trois ou quatre ans de suite, et secondée par un traitement consécutif et une hygiène appropriés, on peut obtenir la guérison de l'affection calculeuse hépatique, ou tout au moins la disparition de ses manifestations pendant un nombre d'années tel qu'on peut considérer ce résultat comme une guérison.

Quant au moment de la saison qui nous paraît le plus favorable pour faire la cure, c'est le mois de mai et juin, jusque vers le 15 ou le 20, et puis du 15 août jusqu'à la fin de septembre. Nous avons remarqué que les hépatiques supportent mal les fortes chaleurs, plus mal en général que les autres malades, surtout quand à cela s'ajoute la fatigue du traitement. Aussi conseillons-nous d'éviter autant que possible le mois de juillet et la première quinzaine du mois d'août.

Nous avons à plusieurs reprises fait allusion, dans ces dernières pages, au traitement consécutif, c'est-à-dire les moyens à employer après la cure pour conserver et augmenter encore l'amélioration amenée par la saison thermale. Il ne faudrait pas croire, comme le font malheureusement beaucoup trop de malades, qu'il suffit de venir faire de temps en temps, voire même tous les ans indéfiniment — pratique dont nous ne sommes pas partisan — une cure à Vichy pour se débarrasser des crises de colique hépatique et acquérir une immunité absolue contre tout retour offensif de la maladie en question. Il ne faut pas oublier, en effet, que la cholélithiase est une affection essentiellement chronique, et qu'il faut par conséquent lui opposer un traitement à peu près chronique, soit par l'hygiène, soit par la matière médicale, soit par les deux réunies. Nous n'avons pourtant pas l'intention d'entrer dans de longs détails sur cette question, d'autant plus que nous avons déjà signalé et apprécié les principaux agents thérapeutiques conseillés contre cette affection ; et puis pour cette excellente raison, qu'il serait très difficile d'indiquer une ligne de traitement en l'absence d'indications précises. Or, les indications sont susceptibles de varier en quelque sorte à l'infini. Il est néanmoins quelques moyens qu'on peut conseiller d'une manière générale, en ce sens qu'ils conviennent dans la majorité des cas, sauf à les subordonner à certaines restrictions. Ainsi, il y a ordinairement utilité à prescrire une purgation peu après la fin de la cure thermale. Après le travail préparatoire des eaux, la purgation peut avoir pour effet de déterminer plus facilement l'expulsion des calculs. Il n'y a, d'ailleurs, nul inconvénient à la renouveler toutes les six à huit semaines. Enfin, comme les effets de la cure thermale, bien qu'à longue portée, finissent par s'épuiser, il est bon d'en favoriser la prolongation par l'administration d'une certaine quantité d'eau de Vichy prise à intervalles éloignés, tous les deux ou trois mois par exemple. Quant à préciser la quantité d'eau minérale et le moment où il faut faire faire ces espèces de saisons artificielles, on comprend que ce n'est guère possible, et qu'il y aura pour cela à tenir compte des particularités de chaque cas.

On s'est demandé à ce propos si la cure de Vichy était bien indispensable — étant donné que les alcalins sont indiqués — et si on ne pourrait pas la remplacer très bien par les saisons artificielles dont nous parlions tout à l'heure, en ayant soin de faire boire la même quantité d'eau qui serait ingérée à Vichy? Est-il besoin de réfuter l'opinion de ceux qui ne voient dans la cure de Vichy que l'absorption d'une certaine quantité de bicarbonate de soude, médication qu'il est aisé de suivre partout aussi bien qu'à Vichy, et que la cure sur place peut être remplacée par un certain nombre de bouteilles d'eau minérale consommée tranquillement chez soi, autrement dit *la cure en chambre?* Tous ceux qui, après avoir pris chez eux soit le bicarbonate de soude en solution, soit de l'eau d'Hauterive ou des Célestins, sont ensuite venus boire, à la source, soit de l'eau de l'Hôpital, soit de la Grande-Grille, ont été à même de se rendre compte qu'il y a autre chose qu'une question de température dans la différence d'effet au point de vue physiologique aussi bien qu'au point de vue thérapeutique.

§ 7. INDICATIONS DES CURES SPÉCIALES.

La *diète lactée* a été conseillée dans des cas d'affection calculeuse hépatique, comme elle l'a été dans une foule d'affections très diverses. En principe, il ne nous paraît pas qu'il y ait lieu d'approuver cette cure, sauf si l'on se trouve en présence de certaines indications particulières que nous allons signaler tout à l'heure. Ce qui nous rend peu partisan de la diète lactée dans la cholélithiase, c'est qu'il y a environ 45 à 50 grammes de matière grasse par litre de lait, et si l'on admet qu'il faut environ 3 litres pour faire l'équivalent de la ration normale du régime mixte ordinaire, c'est donc à peu près 150 grammes de matière grasse qu'on introduira tous les jours dans l'organisme, quantité évidemment trop forte, et qui, au point de vue de l'affection dont nous nous occupons, dans le régime de laquelle on cherche à réduire les corps gras à leur strict minimum, ne tarderait pas à avoir des inconvénients sérieux.

Il est des cas cependant où la diète lactée peut avoir son utilité : c'est lorsqu'on a affaire à des crises très fréquen-

tes, et que par le fait de cet état douloureux on a toutes les
peines du monde pour faire supporter à l'estomac même
les aliments les plus légers. Dans ces cas, il y a en effet
indication à donner à l'estomac un aliment qui, tout en
présentant à la longue des inconvénients, possède le grand
avantage d'être une boisson alcaline, de s'associer on ne
peut mieux aux alcalins et surtout d'imposer à l'estomac
le moins possible de travail digestif, et par là de suppri-
mer une des conditions les plus favorables au développement des crises. Il est facile de voir par là qu'en somme
les indications de la diète lactée dans l'affection calculeuse
hépatique sont assez restreintes.

La *cure de raisin*, au contraire, serait susceptible d'une
plus large application. Si l'on tient compte en effet de l'action complexe exercée par cette cure — dérivation assez
active sur le tube intestinal, activité imprimée à toutes les
sécrétions, introduction dans l'organisme d'un excès d'eau
et surtout de sels végétaux qui se transforment en carbonates, en mettant de l'oxygène en liberté, impulsion
donnée par suite au mouvement de désassimilation, — on
comprend aisément qu'elle soit susceptible d'amener des
résultats très favorables dans la lithiase biliaire. Aussi la
conseillons-nous volontiers soit comme moyen isolé, ou
mieux encore, quand les circonstances s'y prêtent, comme
complément de la saison de Vichy : c'est, en effet, dans ce
moment que la cure de raisin peut donner son maximum
d'action par le fait du commencement de travail de désagrégation opéré ou préparé par le traitement thermal.
Nous n'avons pas, malheureusement, de nombreux faits à
produire à l'appui de l'efficacité de la cure de raisin à la
suite de la cure de Vichy : nous pouvons cependant dire
que dans deux cas, à notre connaissance, dans l'un des-

quels la cure a été faite à Méran, l'autre dans la Haute-Vienne, il y a eu une abondante évacuation de calculs fragmentés et de sable ou gravelle biliaire.

Quant à la pratique de la cure de raisin, dans les détails de laquelle nous ne pouvons entrer ici, nous renvoyons à notre *Traité de l'alimentation*, p. 548.

ARTICLE IV.

Traitement de la crise.

En dehors des complications dont la crise de colique hépatique peut être l'occasion, la douleur, par sa violence ou sa durée, constitue à elle seule un danger parfois très sérieux, ainsi que nous l'avons montré précédemment (voir p. 183 à 192); il y a donc une grande importance à ne pas laisser arriver la douleur jusqu'à ce degré où elle serait susceptible d'amener des accidents graves, et à la combattre dès qu'elle présente un caractère d'intensité assez marqué, ou qu'elle a tendance à se prolonger.

Un mot d'abord sur les révulsifs les plus en usage.

C'est assurément une pratique banale que celle des révulsifs de toute espèce appliqués sur la région du foie ou de l'estomac, depuis les sinapismes jusqu'à la compresse imbibée de chloroforme et recouverte de taffetas gommé, depuis le fer à repasser appliqué très chaud et enveloppé d'un linge, jusqu'aux ventouses sèches, etc. Au sujet de l'efficacité relative de ces divers moyens, il n'est peut-être pas inutile de se mettre en garde contre les enthousiasmes irréfléchis du malade qui aura été subitement soulagé par l'un d'eux et qui depuis lors aura la plus grande confiance dans ce moyen, souvent anodin. Avant d'admettre cette efficacité comme bien démontrée, il est bon de se rappeler

que la durée d'une crise étant chose infiniment variable
et la douleur cessant aussitôt que le calcul a franchi le
cholédoque ou bien est retombé dans la vésicule, il y a à
rechercher si la cessation de la douleur s'est produite par
ou malgré le moyen employé. Quoi qu'il en soit, il est bon
d'avoir recours à ces agents qui ont le grand mérite d'être
inoffensifs, de calmer l'impatience du malade qui aime
qù'on s'occupe de lui, de faire gagner du temps et souvent
de permettre à la crise d'atteindre à son paroxysme et
d'arriver à son terme sans avoir eu besoin de recourir à
des moyens plus actifs.

Ce que nous venons de dire des révulsifs pourrait également s'appliquer aux topiques dits *calmants*, tels que les
cataplasmes laudanisés, adjuvants d'une utilité peu contestable, mais sur l'efficacité desquels il ne faut pas faire
grand fondement, sans compter que la plupart du temps
le malade ne pourra supporter le poids d'un cataplasme
sur la région douloureuse, car parfois le contact de la plus
fine batiste est insupportable.

Un moyen assez simple qui peut diminuer pas mal la
violence de la douleur, c'est de favoriser la production des
vomissements quand il y a un état nauséeux assez marqué
mais sans pouvoir aboutir au rejet. On sait en effet qu'en
général la crise perd beaucoup de son intensité et marche
assez vite vers la terminaison dès que les vomissements se
produisent, et on y arrive aisément soit en touchant le
fond de la gorge avec le manche d'une cuiller, soit avec
des boissons tièdes.

Il ne faudrait cependant pas trop compter qu'avec les
vomissements la douleur diminuera et que la crise tendra
à prendre fin ; il n'est pas rare en effet de voir la crise
persister malgré les vomissements, qui ne font que la rendre plus fatigante et qui ne permettent pas à la malade de

garder les potions calmantes qu'on essaie parfois de lui
faire prendre. Aussi le médecin qui, appelé auprès d'un
malade en proie à une crise de colique hépatique, se sera
contenté de laisser l'ordonnance d'une potion calmante,
fera bien de ne pas tarder à s'assurer que le moyen sur
lequel il comptait n'est pas purement illusoire par le fait
des vomissements.

Si donc les potions opiacées ne sont pas supportées, on
n'aura pas de meilleure ressource que de pratiquer une
injection sous-cutanée de morphine qui est aujourd'hui le
moyen le plus habituellement employé, et qui, il faut bien
le dire, est dans la majorité des cas d'une efficacité vraiment merveilleuse par la pomptitude — parfois même
l'instantanéité — avec laquelle elle calme la douleur ; et
ici la cessation de la douleur suit de si près l'emploi du
moyen qu'il ne peut y avoir de doute sur son efficacité.
Quelques auteurs ont même craint que cette sédation de
la douleur ne s'obtînt que par une sorte de paralysie locale, qui pourrait être un obstacle à la migration des calculs. Or, comme la crise est surtout produite par une
contraction spasmodique des conduits biliaires, il s'ensuit
qu'un agent comme l'opium, qui fait cesser le spasme, est
un moyen on ne peut plus rationnel.

Il faut cependant bien dire, aujourd'hui surtout où
l'emploi des injections de morphine est maintes fois poussé
jusqu'à l'abus, que cette substance n'est pas une panacée
contre les douleurs : il n'est nullement rare de rencontrer
des sujets qui sont non pas rebelles à son action, car on
en éprouve toujours quelque chose, mais qui n'en ressen-
tent que des effets fâcheux, et ne sont nullement débarrassés de leurs douleurs par ce moyen. Nous avons vu plus
d'une fois ce médicament, même administré très prudemment, produire des nausées et des vomissements, un ma-

laise général, de l'abattement, une espèce de sub-délirium tout particulier, et n'influencer nullement les phénomènes douloureux ; certains malades nous ont même déclaré ne plus vouloir y recourir, aimant mieux affronter les douleurs atroces de la crise hépatique que de repasser par les mêmes accidents que leur avait donnés la morphine. Enfin, il ne faut pas oublier non plus que l'on rencontre parfois des sujets qui présentent à l'égard de ce médicament une susceptibilité vraiment effrayante. Il n'y a sans doute à ce fait rien d'extraordinaire, et il en est de la morphine comme de bien d'autres médicaments : mais enfin il est bon de se rappeler que l'on doit toujours, quand on administre la morphine à quelqu'un, tâter le terrain avec grande circonspection pour éviter des mécomptes et peut-être un désastre. C'est parce que nous avons vu des effets extrêmement prononcés et même inquiétants avec de faibles doses, que nous insistons sur cette réserve. Aussi, nous croyons qu'il sera prudent de ne jamais débuter — à moins qu'on sache bien à qui on a affaire — par plus d'un demi-centigramme à la fois, dose qui, d'ailleurs, suffit souvent quand la crise n'est pas d'une violence extraordinaire à émousser considérablement la sensibilité.

Un médicament d'un emploi moins dangereux que la morphine, mais qui n'est cependant pas sans inconvénient, c'est le chloral, qu'on peut donner à l'intérieur à la dose de 1 à 5 ou 6 grammes et même 8 grammes dans une journée, ou en lavement, mode d'administration qui est peut-être préférable. En effet, l'inconvénient du chloral, c'est son action un peu irritante sur la muqueuse digestive, action qu'on parvient à atténuer à l'aide de véhicules appropriés, mais qui existe toujours à un certain degré : aussi arrive-t-il assez souvent qu'il est rejeté. C'est pour cela que la voie intestinale vaut mieux toutes les fois qu'il est aisé d'y avoir recours.

Nous avons parlé, à propos des agents lithontriptiques, d'une substance assez récemment préconisée, l'éther amyl-valérianique. D'après la note citée, cette substance agirait aussi comme anesthésique et produirait un sommeil plus calme et plus tranquille que celui qui est obtenu par le chloral ou l'opium. On l'administrerait sous forme de capsules, contenant chacune 15 centigrammes, à la dose de deux par jour pour procurer le sommeil, et de six en trois fois, à une heure d'intervalle, pour calmer les coliques hépatiques.

Enfin quand, pour quelque raison que ce soit, les moyens précédents ne peuvent être employés, on a encore dans les inhalations de chloroforme un moyen puissant, mais sur les dangers duquel il est inutile d'insister. Il est évident que, très prudemment manié, le chloroforme est un calmant des plus précieux et des plus sûrs. Il y a une vingtaine d'années, le docteur Wannebroucq, présentant à la Société centrale de médecine du Nord un calcul biliaire polyédrique, du volume d'une petite aveline, rendu par une femme de son service, à la suite d'une crise extrêmement violente, pour laquelle on l'avait chloroformée, ce qui avait fait disparaître la douleur et coupé court à la crise, se demandait « si le collapsus, l'état de relâchement général qu'amène l'anesthésie par le chloroforme, en s'étendant jusqu'au canal cholédoque, n'avait pas favorisé sa dilatation, et par conséquent la marche du calcul jusqu'à l'intestin » ? Toutefois, avant de recourir à ce moyen un peu extrême, il sera bon d'examiner l'état du cœur, d'autant mieux que l'excès de la douleur peut déjà avoir tendance à produire un ralentissement et un affaiblissement de l'impulsion cardiaque, voisins de la syncope.

Un moyen qui se rapproche du précédent, c'est de soumettre le patient à une légère éthérisation en lui faisant respirer de l'éther sur un mouchoir ou sur un peu d'ouate. On peut arriver ainsi, sans courir autant de risques qu'avec le chloroforme, à émousser suffisamment la sensibilité pour que la violence de la crise paraisse assez atténuée.

Quand la crise est finie et que les mouvements sont possibles, le malade, qui est encore tout courbaturé par la douleur, se tronvera bien d'un grand bain, même un peu prolongé. A une époque où on n'avait pas la précieuse ressource de la voie hypodermique, quand les potions calmantes étaient vomies, les cataplasmes mal supportés, on faisait mettre le malade au bain, et on l'y laissait une heure, deux heures et même trois heures, et on arrivait souvent à le calmer ainsi. Aujourd'hui, on considérerait ce moyen comme beaucoup trop lent ; aussi est-il à peu près tombé en désuétude comme calmant pendant la crise ; mais il conserve toute son utilité pour en atténuer les suites et en faire même disparaître les traces, et, à ce point de vue, nous ne nous rappelons pas qu'il ait jamais manqué de produire l'effet sédatif que nous en attendions.

Ce résultat obtenu, il y a quelque chose d'absolument urgent à faire, c'est de provoquer des évacuations intestinales, à moins que la crise ne se termine par une débâcle spontanée par le bas, chose assez peu fréquente. Il ne faut pas oublier que toute crise de colique hépatique ayant chance d'aboutir à l'expulsion d'un calcul, il y a grand intérêt à empêcher que ce corps étranger ne séjourne dans l'intestin, où il serait susceptible d'augmenter un peu de volume, et, même sans cette dernière condition, d'y produire une obstruction plus ou moins rebelle, qui peut donner lieu aux dangers les plus sérieux. Pour cette raison, nous considérons cette pratique de la purgation, le lendemain d'une crise, comme de la plus absolue nécessité, sans compter qu'à notre avis c'est un assez bon préservatif contre un retour trop précipité de la crise, et que, du reste, elle ne présente aucun inconvénient qui soit de nature à contre-balancer ses avantages.

FIN.

TABLE DES MATIÈRES

CHAPITRE I.

CARACTÈRES CHIMIQUES ET PHYSIQUES DES CALCULS.
MODE DE FORMATION.

CHAPITRE II.

ETIOLOGIE ET PATHOGÉNIE.

CHAPITRE III.

SYMPTOMATOLOGIE.

CHAPITRE IV.

CHAPITRE V.
PRONOSTIC.

CHAPITRE VI.

www.ingramcontent.com/pod-product-compliance
Ingram Content Group UK Ltd.
Pitfield, Milton Keynes, MK11 3LW, UK
UKHW020121130726
13696UKWH00001B/152